D. Illy (Hrsg.)

Praxishandbuch Videospiel- und Internetabhängigkeit

Daniel Illy (Hrsg.)

Praxishandbuch Videospiel- und Internetabhängigkeit

Ätiologie, Diagnostik und Therapie

1. Auflage

Mit Beiträgen von:
Lisa Kehler, Cuxhaven; Kristin Schneider, Berlin; Prof. Dr. Bert te Wildt, Dießen a. Ammersee

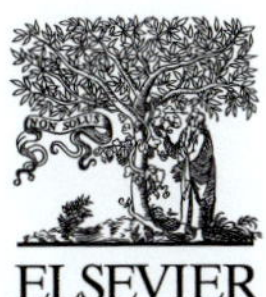

ELSEVIER

Elsevier GmbH, Hackerbrücke 6, 80335 München, Deutschland
Wir freuen uns über Ihr Feedback und Ihre Anregungen an books.cs.muc@elsevier.com

Praxishandbuch Videospiel- und Internetabhängigkeit, Ätiologie, Diagnostik und Therapie, 1. Auflage, von Daniel Illy, Lisa Kehler, Kristin Schneider, Bert te Wildt

ISBN 978-3-437-23091-2
eISBN 978-3-437-06118-9

1. Auflage 2021

Wichtiger Hinweis für den Benutzer
Die medizinischen Wissenschaften unterliegen einem sehr schnellen Wissenszuwachs. Der stetige Wandel von Methoden, Wirkstoffen und Erkenntnissen ist allen an diesem Werk Beteiligten bewusst. Sowohl der Verlag als auch die Autorinnen und Autoren und alle, die an der Entstehung dieses Werkes beteiligt waren, haben große Sorgfalt darauf verwandt, dass die Angaben zu Methoden, Anweisungen, Produkten, Anwendungen oder Konzepten dem aktuellen Wissenstand zum Zeitpunkt der Fertigstellung des Werkes entsprechen.
Der Verlag kann jedoch keine Gewähr für Angaben zu Dosierung und Applikationsformen übernehmen. Es sollte stets eine unabhängige und sorgfältige Überprüfung von Diagnosen und Arzneimitteldosierungen sowie möglicher Kontraindikationen erfolgen. Jede Dosierung oder Applikation liegt in der Verantwortung der Anwenderin oder des Anwenders. Die Elsevier GmbH, die Autorinnen und Autoren und alle, die an der Entstehung des Werkes mitgewirkt haben, können keinerlei Haftung in Bezug auf jegliche Verletzung und/oder Schäden an Personen oder Eigentum, im Rahmen von Produkthaftung, Fahrlässigkeit oder anderweitig übernehmen.

Für die Vollständigkeit und Auswahl der aufgeführten Medikamente übernimmt der Verlag keine Gewähr.
Geschützte Warennamen (Warenzeichen) werden in der Regel besonders kenntlich gemacht (®). Aus dem Fehlen eines solchen Hinweises kann jedoch nicht automatisch geschlossen werden, dass es sich um einen freien Warennamen handelt.
Im Bedarfsfall bei Übersetzungen: Hinweise zu Diagnose und Therapie können sich von den in Deutschland üblichen Standards unterscheiden. Achtung: Die bei den genannten Arzneimitteln angegebenen Dosierungen und Anwendungshinweise können von der deutschen Zulassung abweichen.

Bibliografische Information der Deutschen Nationalbibliothek
Die Deutsche Nationalbibliothek verzeichnet diese Publikation in der Deutschen Nationalbibliografie; detaillierte bibliografische Daten sind im Internet über https://www.dnb.de abrufbar.

21 22 23 24 25 5 4 3 2 1

In ihren Veröffentlichungen verfolgt die Elsevier GmbH das Ziel, genderneutrale Formulierungen für Personengruppen zu verwenden. Um jedoch den Textfluss nicht zu stören sowie die gestalterische Freiheit nicht einzuschränken, wurden bisweilen Kompromisse eingegangen. Selbstverständlich sind immer alle Geschlechter gemeint.

Planung: Ursula Jahn
Projektmanagement: Cornelia von Saint Paul
Redaktion: Dipl.-Biol. Isabella de la Rosée, Höhenkirchen-Siegertsbrunn
Bildredaktion und Rechteklärung: Rita Modl, München
Herstellung: Dietmar Radünz, Leipzig
Satz: Thomson Digital, Noida/Indien
Druck und Bindung: Drukarnia Dimograf Sp. z o. o., Bielsko-Biała/Polen
Umschlaggestaltung: SpieszDesign, Neu-Ulm
Titelfotografie: © tarasov_vl - stock.adobe.com

Aktuelle Informationen finden Sie im Internet unter **www.elsevier.de.**

Vorwort

Die Einleitung dieses Praxishandbuchs mag, entgegen des eigentlichen Stellenwerts solcher Zeilen in anderen Büchern, eines der wichtigsten Kapitel darstellen. Das liegt weniger an der Tatsache, dass ich mich als Herausgeber und Hauptautor dieses Buches an prominenter Stelle profilieren möchte. Im Gegenteil: Ich möchte diese Zeilen nutzen, um Sie zu warnen. Beziehungsweise darauf hinzuweisen, dass Sie ein unfertiges Produkt in den Händen halten. Eines, dessen Wissen vielleicht schon schneller als bei anderen Themen überholt sein wird.

Die Aufnahme der „Gaming Disorder" als Diagnose in die ICD-11 wird durchaus kontrovers diskutiert. Gleichzeitig ist der abhängige Gebrauch dieser sogenannten neuen Medien ein gesellschaftlich omnipräsentes, aber bislang in Fachkreisen wenig beachtetes Randthema. Eine kleine Gruppe von Therapeutinnen, Forscherinnen, Ärztinnen, Sozialarbeiterinnen, Pädagoginnen und allen Berufsgruppen, die ich an dieser Stelle vergessen haben sollte, beschäftigt sich mit dem Thema. Wir (ich darf das an dieser Stelle so sagen) sind eine kleine Gruppe. Mit unseren Vorträgen und Fachtagungen füllen wir keine großen Kongresshallen. Aber wir alle arbeiten leidenschaftlich an einem Thema, das in unserer heutigen digitalen Gesellschaft eine sehr große Wichtigkeit hat: Die Abhängigkeit von Videospielen bzw. allgemeiner ausgedrückt die Abhängigkeit von (digitalen) Medien. Und, das gilt in besonderem Fall für meine Person: Wir grenzen uns deutlich ab gegen Pauschalisierung und unangebrachte Hysterie bezüglich dieses Themas. Es geht uns vor allem darum, den Betroffenen auf Augenhöhe zu begegnen, einen sinnvollen Umgang mit Medien zu erarbeiten, dem Konsum nicht strafend zu begegnen, sondern ihn therapeutisch nutzbar zu machen. Uns interessiert vor allem die Funktion hinter dem Konsum.

Ihnen wird nicht entgangen sein, dass ich bei der Aufzählung eben lediglich die weibliche Anrede genutzt habe. Um diesem leidigen Thema eines jeden Vorworts mal einen neuen Spin zu geben und der Tatsache Rechnung zu tragen, dass viele Seiten in diesem Buch von Frauen geschrieben wurden: Professionelle wollte ich in diesem Buch in der weiblichen Form, Betroffene in der männlichen benennen. Natürlich wären jeweils auch die anderen Geschlechter gemeint gewesen. Leider scheinen wir selbst im Jahr 2020 noch nicht in der Lage zu sein, unseren Gehirnen die Jahrhunderte der kulturell antrainierten maskulinen Form nicht als Selbstverständlichkeit beibringen zu können. Im Lektoratsprozess störte man sich am Lesefluss, an vielen Stellen wurde die Rückkehr zur männlichen Anrede gefordert und deswegen muss ich Ihnen an dieser Stelle leider mitteilen, dass mit Therapeuten und Ärzten auch jeweils die weiblichen Entsprechungen gemeint sind. Entschuldigend sei noch erwähnt, dass alle diese Entscheidungen von Frauen getroffen werden mussten. Hoffentlich können wir in zukünftigen Auflagen das Thema nochmal angehen.

Doch zurück zur oben ausgesprochenen Warnung, ehe Sie das Buch womöglich beiseitelegen. In der von mir sehr geschätzten Reihe dieses Verlages können Sie Praxishandbücher zu den unterschiedlichsten Themen erwerben. Um im psychiatrischen Feld zu bleiben, etwa der Behandlung der Schizophrenie. Was unterscheidet nun unser Buch von dem des Kollegen Peter Falkai? Nun, wenn Sie sich dem Thema dieser schwerwiegenden psychiatrischen Erkrankung umfassend nähern wollen, sei Ihnen der Kauf wärmstens empfohlen. Dort erfahren Sie alles über die Entstehung und Behandlung und können danach guten Gewissens sagen: „Ich fühle mich umfassend über das Störungsbild informiert." Eine ähnliche Aussage darf ich von Ihnen aktuell nach der Lektüre dieses Buches noch nicht erwarten.

Die Erforschung der Schizophrenie spannt sich über mehr als 100 Jahre. 1911 gilt als das Jahr, in dem Eugen Bleuler den Begriff geprägt hat. Nicht zu vergessen natürlich Bénédict Augustin Morel und Emil Kraepelin vor ihm (eine Diskussion, in die ich an dieser Stelle lieber nicht einsteigen möchte).

Der Game Boy kam 1990, die PlayStation erst 1995 nach Europa. Interessanterweise waren es häufig die Videospiele, die eine gewisse technische Vorreiterfunktion einnahmen. Ein Phänomen, das man zum

Beispiel auch bei der Einführung der CD-ROM wenige Jahre zuvor sehen konnte. Natürlich waren das Handgerät von Nintendo und die Spielkonsole von Sony nicht die ersten Geräte, auf denen Videospiele gespielt wurden, aber sie öffneten den bis dahin von Enthusiasten genutzten Markt im Nischendasein einer breiten Öffentlichkeit. Das viel zitierte Spiel „Pong" erschien schon 1972, und zuvor konnte man bereits auf Großrechnern in Universitäten „zocken".

Doch auch abseits der Videospiele stellten die 1990er Jahre einen Umbruch dar. Wer von Ihnen läuft heute noch zur Bank, um handschriftliche Überweisungen auszufüllen? Dass sich zunehmend mehr Privatpersonen in Deutschland mit dem Internet verbanden, ist ebenfalls keine 30 Jahre her. Doch die Technik stand irgendwann nicht mehr nur im Arbeits-, Wohn- oder Kinderzimmer. Das erste iPhone kam 2007 auf den Markt und mit ihm begann der Siegeszug der heute nicht mehr wegzudenkenden Smartphones. Kurzum: In den letzten 30 Jahren hat sich unsere Gesellschaft durch den technischen Fortschritt grundlegend gewandelt. Wir spielen, kaufen und recherchieren anders als vor dieser Zeit. Ja, wir fragen sogar nicht mal mehr nach dem Weg oder lesen Fahrpläne, sondern schauen auf unser Smartphone. Das hat, um auch an dieser Stelle einen bewussten Gegenentwurf zu den Menschen zu setzen, die in diversen Talkshows den Untergang der Menschheit heraufbeschwören, vor allem viele Vorteile. Es kann aber auch Nachteile, wie etwa eine Abhängigkeit, mit sich bringen.

Die Mühlen der Klassifikationssysteme, mit denen wir Krankheiten beschreiben können, mahlen (aus guten Gründen) langsam. Während ich diese Zeilen schreibe, ist die Diagnose der Videospielabhängigkeit in der ICD-11 zwar beschlossen, aber noch nicht gültig. Die ersten wissenschaftlichen Pioniere dieser Erkrankung veröffentlichten bereits in den 1990er Jahren, so auch die wohl bekannteste unter ihnen: Kimberley Young. Dennoch blicken wir auf eine überschaubare Anzahl an Publikationen zurück. Lange Zeit fehlte eine einheitliche Sprache und erschwerte es somit, ein beobachtbares Phänomen zu beschreiben.

Sie ahnen, worauf ich hinaus möchte: Die aktuelle wissenschaftliche Datenlage ist aufgrund der begrenzten Zeit, auf die wir zurückschauen können, noch sehr dünn.

Das macht uns die Arbeit an diesem Buch etwas schwierig. Wir können Ihnen keine seit Jahrzehnten geprüften Fakten präsentieren. Wir müssen uns an vielen Stellen auf unser Bauchgefühl und unsere persönliche Erfahrung verlassen. Ein nicht unerheblicher Wirkfaktor meiner Arbeit mit betroffenen Jugendlichen ist etwa die Tatsache, dass ich selbst Videospiele spiele. Dass meine Patienten von der Behandlung profitieren, sehe ich inzwischen täglich. Ich kann es Ihnen aber (noch nicht) mit harten Zahlen beweisen. Deswegen die Warnung zu Beginn.

Warum Sie dieses Buch trotzdem lesen sollten? Es sind die gleichen Gründe, aus denen auch die Aufnahme in die ICD-11 zu begrüßen ist: Weil Sie damit anerkennen, dass dieses wichtige Thema seinen Stellenwert hat. Weil wir (bei aller noch zu diskutierender Kritik) die Möglichkeit einer Diagnosevergabe brauchen. Weil wir eine einheitliche Sprache sprechen müssen, um effektiv forschen zu können. Weil wir in die fachliche Ausbildung junger Kolleginnen investieren müssen.

Zu wichtig erscheint uns der Stellenwert der Videospiel- und Internetabhängigkeit in Kenntnis des tagtäglich von unterschiedlichen Quellen an uns herangetragenen enormen Therapie- und Aufklärungsbedarfs. Nicht nur in Hinblick auf die Entwicklung psychiatrischer Komorbiditäten Betroffener sowie auf die chronische Gefährdung von Kindern, Jugendlichen und jungen Erwachsenen durch Schulabstinenz und Brüche im Lebensweg.

Die erste Auflage dieses Buches ist genau das: eine Annäherung an das Thema. Je mehr Menschen wir für die Auseinandersetzung mit dem Thema und die Behandlung dieser Erkrankung gewinnen können, desto größer werden unsere Erfahrungswerte, desto besser wird unsere Datenlage.

Spätestens in den hoffentlich kommenden Auflagen werden wir dem Versprechen dieser Reihe Rechnung tragen und Ihnen topaktuelles Wissen(!) von führenden Experten kompakt, übersichtlich und praxisorientiert aufbereitet darlegen. Ich hoffe aber, Ihnen dieses Versprechen in Teilen schon jetzt erfüllen zu können. Wir jedenfalls haben den aktuellen Kenntnisstand nach bestem Gewissen(!) zusammengefasst. Vielen Dank, dass Sie mit Ihrem Interesse an diesem Thema schon jetzt dazu beitragen, dem Thema die ihm gebührende Wichtigkeit zu geben.

Vorab geht mein Dank an alle, die an diesem Buch mitgewirkt haben, sowie im Besonderen an Frau de la Rosée, Frau Jahn und Frau von Saint Paul für die exzellente Umsetzung. Ich danke ferner allen, die mich in Bezug auf dieses Thema beruflich sowie privat unterstützt haben. Der größte Dank jedoch geht an meine Patienten. Gerade wenn man in der Therapie neue Pfade beschreitet und eben nicht alles in einem Buch nachlesen kann, bin vor allem ich derjenige, der aus dieser Arbeit tagtäglich lernen darf. Vielen Dank!

Jetzt lade ich Sie herzlich dazu ein, unserem illustren kleinen Kreis beizutreten.

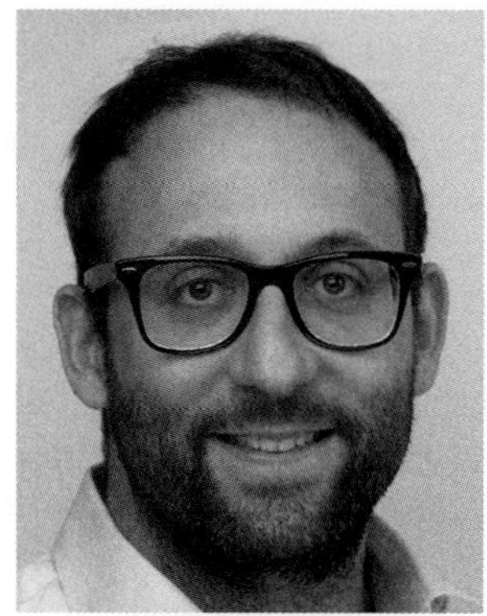

Berlin, im Herbst 2020
Dr. med. Daniel Illy

Adressen

Dr. med. Daniel Illy
Facharzt für Psychiatrie und Psychotherapie
Facharzt für Kinder- und Jugendpsychiatrie und -psychotherapie (voraussichtlich Herbst 2020)
Klinik für seelische Gesundheit im Kindes- und Jugendalter
St. Joseph Krankenhaus Berlin-Tempelhof
Wüsthoffstraße 15
12101 Berlin
www.daniel-illy.de

Lisa Kehler
Diplom Sozialpädagogin/ Bachelor der Psychologie
Niedergelassene Kinder- und Jugendlichenpsychotherapeutin (Verhaltenstherapie) in Cuxhaven
Systemische Beraterin
Praxis für Kinder- und Jugendlichenpsychotherapie
Kirchenpauerstraße 17
27472 Cuxhaven
www.psychotherapie-cuxhaven.info

Kristin Schneider
Sozialarbeiterin/ Systemische Therapeutin (SG)
Lost *in* Space – Beratungsstelle für Internet- und Computerspielsüchtige sowie deren Angehörige
Wartenburgstraße 8
10963 Berlin
www.internetsucht-berlin.de

Prof. Dr. med. Bert te Wildt
Chefarzt der Psychosomatischen Klinik Kloster Dießen, Lehrbeauftragter an der Klinik für Psychosomatische Medizin und Psychotherapie
LWL-Universitätsklinikum Bochum, Ruhr-Universität Bochum
Psychosomatische Klinik Kloster Dießen
Klosterhof 20
86911 Dießen am Ammersee
www.psychosomatik-diessen.de
www.artemed.de

Abbildungsnachweis

Der Verweis auf die jeweilige Abbildungsquelle befindet sich bei allen Abbildungen im Werk am Ende des Legendentextes in eckigen Klammern. Alle nicht besonders gekennzeichneten Grafiken und Abbildungen © Elsevier GmbH, München.

F1039 Rehbein, F. (2014). Computerspiel- und Internetabhängigkeit. In T. Porsch & S. Pieschl (Hrsg.), Neue Medien und deren Schatten (S. 219-243). Göttingen: Hogrefe.

G878 Klaus Wölfling, Christina Jo, Isabel Bengesser, Manfred E. Beutel, Kai W. Müller: Computerspiel- und Internetsucht: Ein kognitiv-behaviorales Behandlungsmanual. Kohlhammer. 2012.

G853 Höcker, A., Engberding, M. & Rist, F. (2017). Prokrastination (2., aktualisierte und ergänzte Auflage). Göttingen: Hogrefe

L231 Stefan Dangl, München

X371 Gamespodcast.de; Magazin Spezial: Den Publishern auf die Bilanz geschaut

Abkürzungen

AbiS	Angebote bei internetbasiertem Suchtverhalten
ADHD	Attention Deficit Hyperacitivity Disorder
ADHS	Aufmerksamkeitsdefizit- / Hyperaktivitätsstörung
AICA-C	siehe OSV-C
AICA-S	siehe OSV-S
AICA-SKI:IBS	strukturelles klinisches Interview zu internetbezogenen Störungen
APA	American Psychiatric Association
AR	Augmented Reality
ARPU	Average Revenue per User
ASD	Autismus-Spektrum-Störung
AWMF	Arbeitsgemeinschaft der wissenschaftlichen medizinischen Fachgesellschaften
BAG KJPP	Bundesarbeitsgemeinschaft der Leitenden Klinikärzte für Kinder- und Jugendpsychiatrie, Psychosomatik und Psychotherapie e. V.
BKJPP	Berufsverband für Kinder- und Jugendpsychiatrie, Psychosomatik und Psychotherapie in Deutschland e. V.
BMG	Bundesministerium für Gesundheit
BPjM	Bundesprüfstelle für jugendgefährdende Medien
BSMAS	Bergen Social Media Addiction Scale
CBS	Compulsive Buying Scale
CIAS	Chen Internet Addiction Scale
CIUS	Compulsive Internet Use Scale
CONSORT	Consolidated Statement of Reporting Trials
CRA	Community Reinforcement Approach
CRAFT	Community Reinforcement And Family Training
CSAS	Computerspielabhängigkeitsskala
CSAS-FE	Computerspielabhängigkeitsskala für Eltern
CSAS-FP	Computerspielabhängigkeitsskala für Partner
CSAS-J	Computerspielabhängigkeitsskala für Jugendliche
CSV-S	Skala zum Computerspielverhalten
CSVk-S	Skala zum Computerspielverhalten bei Kindern und Jugendlichen
C-VAT	Clinical Video Game Addiction Test
DGKJP	Deutschen Gesellschaft für Kinder- und Jugendpsychiatrie, Psychosomatik und Psychotherapie e. V.
DGSF	Deutsche Gesellschaft für Systemische Therapie, Beratung und Familientherapie e. V.
DHS	Deutsche Hauptstelle für Suchtfragen e. V.
Dota	Defense Of The Ancients
DSM	Diagnostic and Statistical Manual
EFT	Eppendorfer Familientherapie
F1	Formel 1
FOGS	Gesellschaft für Forschung und Beratung im Gesundheits- und Sozialbereich GmbH
GAS	Game Addiction Scale
GASA	Game Addiction Scale for Adolescents
GDT	Gaming Disorder Test
GPIUS	Generalized Problematic Internet Use Scale
GTA	Grand Theft Auto
HLS	Hessische Landesstelle für Suchtfragen e. V.
HotS	Heroes of the Storm
IAT	Internet Addiction Test
ICD	International Classification of Disorders
IDS	Internet Disorder Scale
IG	Interventionsgruppe
IGD	Internet Gaming Disorder
IGDS	Internet Gaming Disorder Scale
IGDT	Ten Item Internet Gaming Disorder Test
IPAT	Internet Process Addiction Test
ISS	Internetsuchtskala
ISST	Internet-Sex-Screening-Test
KG	Kontrollgruppe
KJPD	kinder- und jugendpsychiatrischer Dienst
KPC	Kurzfragebogen zum Computergebrauch
LoL	League of Legends
MMOPRG	Massively Multiplayer Online Role-Playing Game
MOBA	Multiplayer Online Battle Arena
MDFT	Multidimensional Family Therapy
MST	Multisystemic Therapy
NPC	Non-player character
OASIS	Online-Ambulanz-Service für Internetsüchtige
OCS	Online Cognition Scale
OFC	orbitofrontaler Cortex

OMPRIS Onlinebasiertes Motivationsprogramm zur Reduktion des problematischen Medienkonsums und Förderung der Behandlungsmotivation bei Menschen mit Computerspielabhängigkeit und Internetsucht
OSV-C Checkliste zum Onlineverhalten (engl. AICA-C)
OSV-S Skala zum Onlinesuchtverhalten (engl. AICA-S)
OSVk-S Skala zum Onlinesuchtverhalten bei Kindern und Jugendlichen
PIE-9 Personal Internet Gaming Disorder Evaluation
PIGDS Parental version of the Internet Gaming Disorder Scale
PIUQ Problematic Internet Use Questionnaire
PMR Progressive Muskelrelaxation
POGQ Problematic Online Gaming Questionnaire
PPUS Problematic Pornography Use Scale
PUBG Playerunknown's Battlegrounds
PVP Problem Video Game Playing Scale
RCT randomisierte kontrollierte Studie (randomized controlled trial)
SCID-IKS Impulskontrollstörungsmodul der Forschungsversion des strukturierten klinischen Interviews für DSM-IV-TR Achse-I-Störungen
SD Standardabweichung
s-IAT Internet Addiction Test, short version
SMAS-SF Social Media Addiction Scale Student Form
SMD Social Media Disorder
SNAS Social Network Addiction Scale
SND Social Network Disorder
SpD sozialpsychiatrischer Dienst
SSNRI selektive Serotonin-Noradrenalin-Wiederaufnahmehemmer
SSRI selektive Serotonin-Wiederaufnahmehemmer
STICA Short-term Treatment for Internet and Computer Game Addiction
USK Unterhaltungssoftware Selbstkontrolle
V. Version
VASC Videogame Addiction Scale for Children
WHA Weltgesundheitsversammlung (World Health Assembly)
WHO Weltgesundheitsorganisation (World Health Organisation)
WoW World Of Warcraft
YDQ Young Diagnostic Questionnaire

Inhaltsverzeichnis

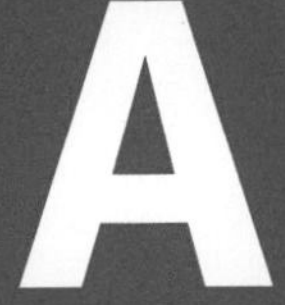

Grundlagen

KAPITEL

1

Daniel Illy

Symptomatik

1.1 Geschichte der Erstbeschreibung

Wie bereits im Vorwort erwähnt, begrüßen wir es sehr, dass man in den letzten Jahren begonnen hat, der Videospiel- und Internetabhängigkeit mehr Aufmerksamkeit zu widmen. Symptomatisch lässt sich diese Erkrankung bereits seit Beginn der 1990er Jahre beschreiben. Im Zuge der Verbreitung elektronischer Medien ließ sich beobachten, dass diese, allen voran das Internet und Videospiele, von einigen Konsumenten in abhängiger Weise genutzt wurden.

Bereits in den 1980er Jahren wurden erste Studien zur Abhängigkeit von Videospielen durchgeführt, die allerdings nur ein geringes Abhängigkeitspotenzial beschreiben konnten (Soper & Miller 1983; Shotton 1989). Die Erstbeschreibung einer „Internetabhängigkeit“ („Internet Addiction Disorder“) geht auf den New Yorker Psychiater Ivan Goldberg zurück und war zunächst ironisch gemeint. Die aufkommende Internet-Euphorie jener Jahre ließ ihn 1995 anhand der allgemeinen Abhängigkeitskriterien des DSM-IV eine Liste von Symptomen erstellen. Er versandte diese per E-Mail an Kollegen und erhielt überraschenderweise starken Zuspruch (Eichenberg & Ott 1999). Nachfolgend etablierte sich die Amerikanerin Kimberley Young als wohl bekannteste Pionierin auf dem Gebiet (Young 1996). Sie war die erste, die systematische Studien durchführte. Anhand der DSM-IV-Kriterien für das Pathologische Glücksspiel arbeitete sie Kriterien für einen pathologischen Internetgebrauch („Pathological Internet Use“) aus. Davon abgeleitet entwickelte sie die ersten Therapieansätze (Young 1999a).

Young (1999b) nahm bereits eine Aufteilung ihrer sogenannten **„Internet Addiction“** in verschiedene

Formen der Abhängigkeit vor:
1. Cybersexabhängigkeit
2. Abhängigkeit von virtuellen Gemeinschaften / Freundschaften in Chats und Internetforen
3. Zwanghafte Nutzung von Netzinhalten in Online-Spielen, Geschäften und Aktionen
4. Informations-Overload im Zusammenhang mit der Nutzung von Datenbanken
5. Computerabhängigkeit im Hinblick auf Spielen und Programmieren unabhängig vom Internet.

Diese sollen im Anschluss noch ausführlich zur Sprache kommen.

Nachfolgend bildeten sich neue Einteilungen heraus. So unterscheidet Petry (2009) etwa zwischen **drei Subtypen:** den „Gamern", „Chattern" und „Surfern" (in absteigender Häufigkeit).

1.2 Findung eines Oberbegriffs

Die enorme Heterogenität in der Beschreibung dieser Erkrankung spiegelt sich bereits in der Findung eines passenden Oberbegriffs wider. Da wären zum Beispiel: Virtual Addiction (Greenfield 1999), Internetsucht (Hahn & Jerusalem 2001), Internet Dependency (Lin & Tsai 2002), Online-Sucht (Farke 2003), Computersucht (Bergmann & Hüther 2006), Pathologische Internetnutzung (Kratzer 2006) oder Internetabhängigkeit (te Wildt 2007), um nur einige zu nennen. Die Autoren verwenden verschiedene Argumente. Manche argumentieren, dass der Begriff Sucht zu vermeiden sei, da er auch nicht bei der Beschreibung des Pathologischen Glücksspiels vorkomme. Die Hinzunahme eines Pathologie-Begriffs ermöglicht zudem eine qualitative Beschreibung des Phänomens. Diese ist zum Beispiel in der Abgrenzung zu nicht abhängigen Viel-Spielern entscheidend.

Im Wesentlichen lassen sich drei von den Forschern genutzte Oberbegriffe identifizieren (te Wild 2009): Am häufigsten wird der Begriff **Sucht** verwendet, weniger häufig der Begriff **Pathologie.** Der Begriff **Abhängigkeit** stellt einen Mittelweg dar und ist aus unserer Sicht zu favorisieren. Er ermöglicht die Zuordnung zu den stoffungebundenen Abhängigkeiten der kommenden Klassifikationssysteme in Abgrenzung zu den stoffgebundenen Abhängigkeiten, trägt aber auch den (biochemischen) Gemeinsamkeiten der beiden Abhängigkeitsgruppen Rechnung. In der täglichen psychotherapeutischen Arbeit lassen sich so auch immer anschauliche Vergleiche zur Tabak- oder Alkoholabhängigkeit ziehen.

Fraglich bleibt die Benennung des Objekts der Abhängigkeit. Was ist denn nun richtig: Videospiele? Gaming? Internet?

1.3 Formen der Abhängigkeit

Wie bereits erwähnt, stand Kerry Young (Young 1999b) vor demselben Problem. Seitdem hat sich der Markt jedoch eher noch weiter in die Breite entwickelt. Streaming-Dienste und Free2Play waren noch kein Thema, Smartphones setzen heutzutage keinen klassischen Spielerechner mehr voraus. Social-Media-Inhalte haben den klassischen Chat nahezu obsolet gemacht. „Informations-Overload im Zusammenhang mit der Nutzung von Datenbanken" – das klingt heute eher skurril. Spiele können heutzutage on-, aber auch offline gespielt werden, ein Umstand, der aktuell auch von vielen Forschenden unzureichend beachtet wird und sich in der unglücklichen Benennung **„Internet Gaming Disorder"** widerspiegelt.

Um alle Formen der Abhängigkeit zu erfassen, ist deshalb ein breiter aufgestelltes Modell von Vorteil. Der Begriff Videospiel ist dabei aus unserer Sicht zu bevorzugen. Er bezieht sich zwar eigentlich neben seiner Herkunft aus den Spielhallen auf die Spiele, die man auf Spielkonsolen (PlayStation, Xbox etc.) spielt, lässt sich jedoch auch auf die klassischen PC-, Smartphone- und Handheld-Spiele anwenden.

Da Spiele jedoch nur einen Teilaspekt der genutzten Medien darstellen, bleibt die Frage nach der restlichen Benennung. „Medienabhängigkeit" würde ganz gut passen, unterschlägt aber die reine Internetnutzung ohne Medienkonsum (z. B. die Kaufsucht). Da letztlich nahezu alle Medien heutzutage online konsumiert werden, bietet sich der Rückgriff auf Kerry Young an. Ihre „Internet Addiction Disorder" wird in der Gesamtheit zur **Videospiel- und Internetabhängigkeit** und liefert damit unserer Ansicht nach die aktuell beste Beschreibung dieses Erkrankungsbildes und somit auch den Titel dieses Buches.

Die einzelnen Formen der Abhängigkeit stellt ➤ Abb. 1.1 anschaulich dar.

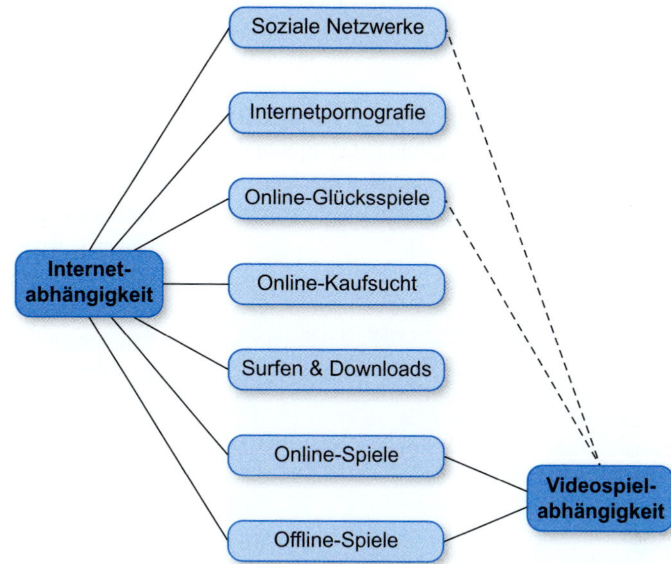

Abb. 1.1 Formen der Videospiel- und Internetabhängigkeit [L231; F1039] (Modifiziert nach: Rehbein F. (2014). Computerspiel- und Internetabhängigkeit. In Porsch T, Pieschl S (Hrsg.): Neue Medien und deren Schatten. Göttingen: Hogrefe 2014; 219–243.)

Demnach stehen mehrere themenspezifische Internetsüchte und die Videospielabhängigkeit nebeneinander. Es wird berücksichtigt, dass sich Videospiele sowohl on- als auch offline in abhängiger Weise konsumieren lassen. Aufgrund der Einbindung von Spielen in Soziale Netzwerke oder beispielsweise der Tatsache, dass Online-Casinos ebenfalls Spiele sind, gibt es weitere Überschneidungen.

Das abhängige Verhalten kann sich folglich auf Videospiele (on- oder offline), Soziale Netzwerke (z. B. Facebook, Instagram, Twitter oder abstrahiert davon andere Kommunikationsformen wie E-Mail und Chat), Internetpornografie, Internetglücksspiel, Internetkäufe, das exzessive Surfen im Internet (Videoportale wie beispielsweise YouTube, Recherche, z. B. auf Wikipedia) oder Downloads (Filesharing) beziehen. Mischabhängigkeiten sind sehr häufig. Steht keine der Nutzungsformen im Vordergrund und geht es hauptsächlich darum, online zu sein, so ist an eine **generalisierte Internetabhängigkeit** zu denken.

Das vorliegende Buch stellt vor allem die Videospielabhängigkeit in vielen Beispielen in den Mittelpunkt. Diese lassen sich aber auch auf die themenspezifischen Internetsüchte oder die generalisierte Internetabhängigkeit anwenden.

1.4 Aufnahme in das DSM-5

Erstmalige Berücksichtigung in einem Klassifikationssystem fand die Erkrankung unter dem Namen **„Internet Gaming Disorder"** im Jahr 2013, als sie von der American Psychiatric Association in das Forschungskapitel des US-amerikanischen Klassifikationssystems für psychische Störungen (DSM-5) aufgenommen wurde. Die unterschiedlichen Benennungen der Störung weiter oben zeigten es bereits: Es war höchste Zeit, eine einheitliche Sprache zu sprechen. Die Internet Gaming Disorder lieferte somit erstmalig eine Definition der Erkrankung und bildete die Grundlage für weitere Untersuchungen.

BEWERTUNG

Die Aufnahme in das DSM-5 gehört zu einem der wichtigsten Schritte in der Anerkennung als Krankheitsbild und stellt rückblickend einen Meilenstein dar. Der Name „Internet Gaming Disorder" ist aus unserer Sicht allerdings etwas unglücklich, da man annehmen könnte, er beziehe sich lediglich auf Online-Spiele. Der Begriff wurde gewählt, um einer Verwechslung mit der ähnlich klingenden „Gambling Disorder" aus dem Weg zu gehen.

1.5 Abhängigkeitskriterien (nach DSM-5)

Das DSM-5 lieferte insgesamt **neun Abhängigkeitskriterien,** welche das Störungsbild auf symptomaler Ebene erstmalig einheitlich beschreibbar machten. An diese Kriterien wurden die meisten diagnostischen Verfahren angelehnt (➤ Kap. 3).

MERKE

Die neun Abhängigkeitskriterien der Internet Gaming Disorder nach DSM-5, hier in der deutschen Übersetzung der Computerspielabhängigkeitsskala (Rehbein 2015a), sind:

1. Gedankliche Vereinnahmung (übermäßige Beschäftigung)
2. Entzugserscheinungen
3. Toleranzentwicklung
4. Kontrollverlust
5. Verhaltensbezogene Einengung (Interessenverlust)
6. Fortsetzung trotz psychosozialer Probleme
7. Lügen/Verheimlichen (Täuschen anderer)
8. Dysfunktionale Gefühlsregulation
9. Gefährdung/Verluste

Sind **fünf der neun Kriterien über einen Zeitraum von 12 Monaten** erfüllt, kann die Diagnose vergeben werden. Ab dem Erfüllen von zwei Kriterien wird von einem „gefährdeten Gebrauch" gesprochen. Eine Unterteilung in leichte, moderate und schwere Abhängigkeit wird in Analogie zu den stofflichen Süchten (dort: 2–3 = mild, 4–5 = moderat, ≥ 6 = schwer) ebenfalls beschrieben, lässt sich aber aufgrund der zusätzlichen Anzahl an Kriterien nicht 1:1 umsetzen. Die Kriterien 1. – 6. stammen von den stoffgebundenen Süchten, die Kriterien 7. – 9. wurden dem Pathologischen Glücksspiel entliehen.

Nachfolgend möchten wir die jeweiligen Symptome anhand von praxisnahen Fallbeispielen schildern und weiterführende Anmerkungen machen.

1. **Gedankliche Vereinnahmung (übermäßige Beschäftigung)**
   Die gedankliche Vereinnahmung beschreibt das Denken an Spielinhalte während anderer Tätigkeiten des Lebens, also z. B. bei der Arbeit oder in der Schule. Gerade der daran haftende Faktor der **Inadäquanz** ist dabei zu beachten. Liegt der Betroffene in seiner Freizeit gemütlich im Liegestuhl auf dem Balkon und denkt über die weitere Progression seines Spielcharakters nach, hat das einen anderen Stellenwert, als wenn er dies bei der Arbeit tut. Die gedankliche Vereinnahmung kann auch in Folge eines sehr immersiven Spieldesigns entstehen. Ein Videospiel, das beispielsweise zum Nachdenken anregt, kann dieses Kriterium erfüllen. Hier wäre eine Pathologie gründlich zu prüfen. Andererseits neigen gewisse Free2Play-Spiele dazu, den Spieler mit zeitlichen Schranken zu konfrontieren, und fordern so mehrfach täglich seine Aufmerksamkeit. Jemand, der so beispielsweise jede Stunde gezwungen wird, an den Spielinhalt zu denken, ist womöglich eher gefährdet, dieses Abhängigkeitskriterium zu erfüllen. Es lohnt sich an dieser Stelle also genauer nachzufragen und auch die Spielinhalte zu berücksichtigen.
2. **Entzugserscheinungen**
   Dieser Punkt wird von Gegnern der Verhaltenssüchte oft kritisch gesehen, lässt sich klinisch aber gerade im Kinder- und Jugendbereich anschaulich erkennen. Natürlich sind die Entzugserscheinungen bei stofflichen Süchten ausgeprägter, im Bereich abhängigen Verhaltens lassen sich aber einige psychische Auffälligkeiten beschreiben. Gerade nach abruptem Entzug (z. B. durch sanktionierende Maßnahmen der Erziehungspersonen) kommt es bei Betroffenen zu **Unruhe und aggressivem Verhalten.** Dies kann sich im Extremfall zu fremdaggressiven Übergriffen steigern. Eine psychomotorische Unruhe lässt Betroffene beispielsweise durch die Wohnung laufen. Ferner zeigen sich vegetative Zeichen wie Tachykardie, Schwitzen, Tremor und Schlafstörungen.
3. **Toleranzentwicklung**
   Die Toleranzentwicklung zeigt sich vor allem in einer zunehmenden Spielzeit der Betroffenen. Um den gleichen Effekt (beispielsweise Entspannung) zu verspüren, muss im zeitlichen Verlauf einer Abhängigkeit **immer mehr konsumiert** werden. Das Konzept ist von stofflichen Süchten gut bekannt. Teilweise verändern sich jedoch auch die Spielinhalte der Abhängigen. Analog zur Abhängigkeit von pornografischen Medien können Spiele ausgewählt werden, die beispielsweise hinsichtlich der Gewaltdarstellung, aber auch hinsichtlich der Forderung des Spielers im zeitlichen Verlauf in ihrer Intensität steigen. An

dieser Stelle ist es aus unserer Sicht erneut sehr hilfreich, sich mit den jeweiligen Spielinhalten der Betroffenen auseinanderzusetzen.

4. **Kontrollverlust**
Der Kontrollverlust beschreibt die **Unfähigkeit des Spielers, die Häufigkeit und Dauer des Spielens selbstständig zu begrenzen.** Anfang und Ende der Spieltätigkeit können vom Betroffenen nicht mehr selbstbestimmt reguliert werden. Je jünger die betroffenen Kinder, desto eher haben Eltern entsprechende Durchsetzungskompetenzen. Nicht selten kommt es mit der Ablösung vom Elternhaus zu Auffälligkeiten in diesem Bereich, da übergeordnete Regularien wegfallen. Auch wenn wir pauschale „Bildschirmzeiten" teilweise kritisch sehen (sie ersetzen die aus unserer Sicht wichtige Medienkompetenz der Eltern in keinem Fall), finden sich an diesem Punkt einige Ansatzmöglichkeiten in der Elternberatung. Wichtig ist hierbei wieder die Abgrenzung zum normalen Spieler. Gedanken wie „Nur noch eine Runde …", oder „Dieses eine Level noch …" kennt jeder, der Videospiele spielt. Sie sind Folge eines guten Gamedesigns. Entscheidend ist hierbei das 12-Monats-Kriterium. Normalspieler erleben möglicherweise einen passageren Kontrollverlust. In der Regel lässt die Faszination eines Videospiels aber mit der Zeit nach. Kritisch sehen wir hierbei sogenannte Service-Games, also bewusst auf langfristige Spielbarkeit ausgelegte Spielkonzepte.

5. **Verhaltensbezogene Einengung (Interessenverlust)**
Die verhaltensbezogene Einengung äußert sich typischerweise darin, dass Betroffene angeben, **früheren Hobbies nicht mehr nachzugehen.** Die gesamte freie Zeit wird auf den Konsum ausgerichtet. Es kann hilfreich sein, sich beispielsweise frühere sportliche Aktivitäten schildern zu lassen. Häufig berichten Betroffene, dass es ihnen irgendwann „keinen Spaß" mehr gemacht habe, beispielsweise in den Fußballverein zu gehen. Der Interessenverlust kann sich auch auf **soziale Kontakte** erstrecken. Reale Freundschaften laufen aus und werden nur teilweise durch Online-Bekanntschaften ersetzt. Wichtig erscheint uns an dieser Stelle die Abgrenzung zu einer möglicherweise komorbid bestehenden depressiven Episode.

6. **Fortsetzung trotz psychosozialer Probleme**
Die Fortsetzung des Konsums im Bewusstsein der daraus entstehenden psychosozialen Probleme ist ein zentrales Merkmal von Suchterkrankungen und auch im Fall der Videospiel- und Internetabhängigkeit von großer Relevanz. Dieses Kriterium bietet i.d.R. eine gute Trennschärfe zwischen Vielspielern und Abhängigen. **Streit in der Familie oder Partnerschaft, schulische oder berufliche negative Folgen** durch das Spielen, all das wird von abhängigen Videospielern in Kauf genommen, um den Konsum aufrechtzuerhalten. In der Angehörigen- und Elternarbeit sind es diese Probleme, die meist zuerst genannt werden, da i.d.R. ein großer Leidensdruck vorliegt.

7. **Lügen / Verheimlichen (Täuschen anderer)**
Zur Aufrechterhaltung des Konsums müssen Betroffene nicht selten lügen, bzw. heimlich (z. B. in der Nacht) spielen. Dies kann beispielsweise vor der eigenen Partnerin oder den Eltern sein. Auch der erfundene Todesfall in der Familie, um Verabredungen mit Freunden auszuweichen, gehört dazu. Das Sich-nicht-eingestehen-wollen erstreckt sich häufig auch auf die eigene Person, etwa durch (unbewusst) falsche Angaben der tatsächlichen Spielzeit. Das Kriterium wurde vom Pathologischen Glücksspiel abgeleitet und zeigt hier teilweise weitere Überschneidungen. Bei klassischen Online-Glücksspielen, aber auch bei durch sogenannte Mikrotransaktionen (kleine, im Spielverlauf gezahlte Geldbeträge) kostenintensiven Free2Play-Spielen werden entstandene Geldverluste seitens der Betroffenen häufig vertuscht.

8. **Dysfunktionale Gefühlsregulation**
Der Einsatz von Suchtmitteln zur Regulation von Gefühlen ist jedem Menschen bildlich vor Augen. Der Raucher, der sich nach einer stressigen Situation hastig eine Zigarette anzündet, soll hier als Beispiel dienen. Umso überraschender ist es, dass dieses Kriterium bislang nicht in den klassischen Suchtkriterien der stofflichen Abhängigkeiten auftaucht. Auch Videospiele werden als Reaktion auf aversiv erlebte Gefühle konsumiert. Die in der Schule erhaltene schlechte Note führt beispielsweise zum sofortige Konsum nach dem Heimkehren. Ein Teufelskreis aus weniger Lernen, weiterem Leistungsabfall, noch mehr spielen

kann entstehen. Lerntheoretisch gesehen führt ein solches Verhalten auf Dauer zu einer dysfunktionalen Gefühlsregulation. Nämlich dann, wenn Videospiele irgendwann die einzige Möglichkeit werden, mit negativen Gefühlen umzugehen.

9. **Gefährdung / Verluste**
   Hierunter werden Verlust oder Gefährdung des Schul-, Ausbildungs-, Studien- oder Arbeitsplatzes aufgrund des Spielens sowie Beziehungsabbrüche mit Angehörigen, Partnern oder Freunden subsummiert. Zur Erfüllung des Kriteriums muss es nicht zum endgültigen Verlust gekommen sein, es reicht schon der drohende Verlust. Den kennen viele der abhängigen Patienten. „Wenn du nicht endlich weniger spielst, dann setzen wir dich vor die Tür!“ oder „Wenn du nicht endlich aufhörst, dann trenne ich mich von dir!“, sind vielzitierte Sätze. Interessant ist hierbei ebenfalls, dass dieses Phänomen ja auch bei stofflichen Süchten bekannt ist, jedoch abermals vom Pathologischen Glücksspiel abgeleitet wurde. Es ist, mit Ausnahme sehr medienaversiver Angehöriger, ein ziemlich sicheres Unterscheidungskriterium zwischen Abhängigen und Normalspielern.

1.6 Wissenschaftliche Bewertung der Symptome (DSM-5)

Die Historie der Auflistung der im letzten Abschnitt dargestellten Symptome nach DSM-5, die letztlich aus einer Kombination der stofflichen Abhängigkeitskriterien mit drei weiteren Kriterien des Pathologischen Glücksspiels herrührt, stellt eine sehr entscheidende Frage in den Raum: Decken die Kriterien nach DMS-5 wirklich die klinische Realität der Internet Gaming Disorder ab?

Bereits die Anmerkungen zu den einzelnen Kategorien unsererseits lassen vermuten, dass es in der Forschung verschiedene Ansichten zum Stellenwert der einzelnen Abhängigkeitskriterien gibt (Billieux et al. 2015; Griffiths et al. 2016). So fordern etwa einige Kollegen die Beachtung eines weiteren Abhängigkeitskriteriums: des **Craving.** Darunter versteht man das starke Verlangen nach dem Konsum. Es gibt erste Hinweise darauf, dass dieses bei der Alkoholabhängigkeit sehr starke Kriterium auch bei der Videospiel- und Internetabhängigkeit eine Rolle spielen könnte (Müller et al. 2019).

Viele Studien zur generellen Validität der DSM-5-Kriterien gibt es bislang nicht. Király et al. konnten in einer 2017 publizierten Studie immerhin die Validität, Reliabilität und Eignung der Kriterien anhand des **Ten Item Internet Gaming Disorder Tests (IGDT-10)** bestätigen. Es gelang ihnen sogar, die Schwergradeinteilung genauer zu prüfen. „Continuation“, „preoccupation“, „negative consequences“ und „escape“ waren mit niedrigeren Schweregraden verbunden, während „tolerance“, „loss of control“, „giving up other activities“ und „deception“ mit höheren Schweregraden verbunden waren. Auch der vorgeschlagene Cutoff-Wert der Kriterien (bei 5) konnte in der statistischen Analyse bestätigt werden. Dennoch sehen auch sie einen großen weiteren Forschungsbedarf. Insgesamt gesehen schienen „preoccupation“ and „escape“ wenig Aussagekraft über die Schwere der Abhängigkeit zu haben. Dies wird gestützt durch die Tatsache, dass dies ja auch erwünschte Zustände eines nicht pathologischen Freizeitkonsums sind.

Rehbein et al. (2015b) beschrieben Interessenverlust, Entzugssymptome und Toleranzentwicklung als aussagekräftigste Kriterien bei Adoleszenten. Lemmens et al. konnten 2015 Entzugssymptome und Fortsetzung des Konsums als hochsensitiv und den Kontrollverlust als hochspezifisch ausmachen.

CAVE

Die Auflistung ließe sich noch fortsetzen, erscheint jedoch an dieser Stelle wenig zielführend. Prinzipiell lassen sich gegenwärtig zur Validität der vorgeschlagenen Diagnosen keine allgemeingültigen Angaben machen. Wir greifen das Thema im Zuge der diagnostischen Verfahren noch einmal auf. Mehr dazu erfahren Sie im ➤ Kap. 3.

Unklar blieb lange Zeit zudem, ob sich die DSM-5-Kriterien auch auf andere internetbezogene Störungen übertragen ließen. Im DSM-5 werden die in ➤ Kap. 1.3 vorgestellten Subtypen aufgrund unzureichender Datenlagen nämlich exkludiert. Die neun Abhängigkeitskriterien beziehen sich bislang nur auf die Internet Gaming Disorder. Müller et al. konnten 2019 immerhin aufzeigen, dass die generelle diagnostische Genauigkeit für die Kriterien Kontrollverlust und Craving (deren Stellenwert sie dadurch nochmals betonen) bei den sogenannten internetbezogenen Störungen zwischen 76,6 % und 92 % liegt.

Die Kriterien für die dysfunktionale Gefühlsregulation waren nicht signifikant.

BEWERTUNG

In Anlehnung an das in ➤ Abb. 1.1 vorgestellte Modell der einzelnen Abhängigkeitsformen erscheint es uns aufgrund der bereits ausführlich beschriebenen Überlappung der einzelnen Konsumbereiche sinnvoll, hier nicht zu akademisch Maß zu nehmen. Das mag unwissenschaftlich sein; aufgrund der schlechten Datenlage scheint es aktuell aus therapeutischer Sicht aber ratsamer, zuzulassen, dass ein rein internetabhängiger Patient auch durch Symptome der Internet Gaming Disorder beschrieben werden kann. Entscheidend ist ja der subjektive Leidensdruck des Betroffenen, der nicht vor widersprüchlichen Datenlagen Halt macht. In Anbetracht dessen werden wir im weiteren Verlauf weiterhin alle internetbezogenen Störungen ansprechen, wenn wir von der Videospielabhängigkeit sprechen. Abschließend ist es uns bei der noch sehr uneinheitlichen Datenlage nochmals ein Anliegen, zu betonen, dass die Abhängigkeitskriterien sowieso im Kontext und vor der individuellen Lebensgeschichte des Patienten gesehen werden sollten. Eine umfassende Anamnese und Kenntnis der Spielinhalte schlagen vermutlich auch in Zukunft jeden noch so spezifischen Test.

1.7 Geplante Aufnahme in das ICD-11

Den Schwierigkeiten mit der Qualität der neun Kriterien des DSM-5 geht das aktuell online verfügbare **β-Draft des ICD-11** (WHO 2019) ein wenig aus dem Weg, indem es die Anzahl der Kriterien reduziert.

MERKE

Aller Voraussicht nach wird die finale Fassung des ICD-11 folgende Kriterien berücksichtigen:
1. Kontrollverlust
2. Interessenverlust
3. Fortsetzung trotz negativer Konsequenzen

+ Zusatzkriterium: Funktionale Beeinträchtigung aufgrund des Konsums.

Zum Zeitpunkt der Entstehung dieses Kapitels war noch nicht klar, ob wirklich alle drei Kriterien erfüllt sein müssen.

Das Zusatzkriterium wird lediglich in einem Freitext aufgegriffen. Demnach muss es zu „signifikanten Einschränkungen in persönlichen, familiären, schulischen, beruflichen oder anderen Lebensbereichen" kommen. Dieser Nachsatz schmiegt sich ein wenig an das neunte Abhängigkeitskriterium des DSM-5 an, ohne das Schlagwort „Gefährdung" bzw. „Verluste" klar zu benennen.

Dieses Zusatzkriterium, das im Kinder- und Jugendbereich ja ohnehin im Rahmen des multiaxialen Klassifikationssystems (Remschmidt et al. 2017) auf Achse 6 berücksichtigt wird (psychische, soziale, berufliche / schulische Leistungsfähigkeit), wird aller Wahrscheinlichkeit nach jedoch erfüllt sein müssen, ansonsten besteht ja auch kein Krankheitswert im eigentlichen Sinn. Bei Erwachsenen (ohne Nutzung des multiaxialen Klassifikationssystems) wären Einschränkungen in der Lebensgestaltung denkbar (Beruf, Partnerschaft, etc.). Bei Erwachsenen (und natürlich auch bei Kindern) ergeben sich ferner Funktionseinschränkungen aus den somatischen Folgen des Konsums (➤ Kap. 5).

BEWERTUNG

Bei Erscheinen des ICD-11 weichen diese schwammigen Formulierungen hoffentlich klareren Bezeichnungen. Die Annahme, dass man im Kinder- und Jugendbereich die 6. Achse des multiaxialen Klassifikationsschemas nutzen können wird, ist etwa unsere eigene Interpretation der bislang vorliegenden Informationen.

Trotz des auf lediglich drei Kriterien eingeschränkten Katalogs hat man hier, bei unsicherer Datenlage, vermutlich auf einige der am besten mit einer schweren Einschränkung korrelierenden Kriterien zurückgegriffen. Jedenfalls dann, wenn man die zuvor in ➤ Kap. 1.6 beschriebene unzureichende Datenlage als sinnvolle Grundlage annimmt.

Hans-Jürgen Rumpf konnte im Rahmen des X. Symposiums des Fachverbands Medienabhängigkeit in Mainz (Rumpf 2019) berichten, dass man aufgrund der Reduktion der Kriterien (auf drei gegenüber den neun der DSM-5) aktuell davon ausgehe, Prävalenzraten unterhalb von 0,7 % zu erhalten. Sollten es doch nur zwei Kriterien werden, dürften sich die Zahlen den bislang höheren, dann aber auch sehr heterogenen Prävalenzraten (➤ Kap. 6) angleichen.

Bei anderen Aspekten besteht weniger Klärungsbedarf: Die bis dato lediglich im englischen Original vorliegende und als „Gaming Disorder" bezeichnete Erkrankung kann entweder hauptsächlich on- oder offline vorliegen.

1

BEWERTUNG

Diese grundsätzliche Unterteilung ist unserer Meinung nach, wie bereits an anderer Stelle zur Genüge beschrieben, eigentlich nicht sinnvoll. Sie widerspricht der Tatsache, dass meist ein Mischkonsum vorliegt, den man dann eigentlich in der Restkategorie (unspezifiziert) klassifizieren müsste. Vermutlich wird sich die Online-Form als häufigste Form durchsetzen, da zunehmend mehr Abhängigkeiten bei Online-Spielen bestehen. Die Eindeutschung des Begriffs „Gaming" bleibt abzuwarten. Es gibt aus unserer Sicht im deutschen Sprachgebrauch keine wirklich passende Entsprechung, sodass man vermutlich auch von Gaming sprechen wird. Immerhin ist der aus der Subkultur (die sich selbst als Gamer bezeichnen) stammende Begriff mittlerweile auch im Sprachalltag sehr geläufig. Oder aber man folgt unserer These und spricht von „Videospielern" und der Videospielabhängigkeit.

Im β-Draft des ICD-11 folgt der Hinweis, dass das Verhalten entweder fortlaufend oder episodisch wiederkehrend auftreten kann.

BEWERTUNG

An dieser Stelle sehen wir Gefahr, dass eine zu leichtfertige Diagnosevergabe nicht pathologische Vielspieler erfassen könnte (auch wenn diese wahrscheinlich das 3. Kriterium nicht erfüllen werden).

Die **Symptome müssen für 12 Monate bestehen.** Bei einer entsprechenden Schwere der Erkrankung wäre auch eine frühere Diagnosevergabe möglich.

BEWERTUNG

Diese Einschränkung begrüßen wir enorm, macht sie das Helfersystem doch wesentlich handlungsfähiger, wenn wirklich „Gefahr im Verzug" ist.

Bipolare Störungen (I und II) werden ausgeschlossen, ebenso das sogenannte „hazardous gaming", was man vielleicht mit „gefährdeten Gamern" wörtlich oder analog zu den stofflichen Süchten als missbräuchlichen Gebrauch eindeutschen könnte.

Diese nicht abhängigen, aber gefährdeten Videospieler jedenfalls nehmen durch ihr On- oder Offline-Spielen physische oder psychische Nachteile für sich oder andere in Kauf. Dieses Risiko kann durch die Frequenz des Spielens, die damit verbrachte Zeit, die Vernachlässigung anderer Interessen und Lebensbereiche, Risikoverhalten hinsichtlich der Spiele (wahrscheinlich ist darunter auch Geldverlust zu verstehen) oder nachteiligen Folgen des Spielens oder einer Kombination entstehen. Betroffene seien sich dieser Gefährdung bewusst, würden ihr Spielverhalten jedoch nicht verändern.

BEWERTUNG

Sehen Sie beim Lesen dieser Zeilen auch mehr definierte Kriterien als bei der Gaming Disorder? Für uns fühlt sich das nicht nach einer wirklichen Vorstufe an, anders, als wir es bei den Entwicklungen stofflicher Süchte hin zu Abhängigkeiten kennen.

Wenn das ICD-11 in naher Zukunft erscheinen wird, haben Therapierende und Ärzte in Deutschland endlich die Möglichkeit, videospiel- und internetabhängige Patienten spezifisch zu behandeln. Die unpassende Vergabe einer Impulskontrollstörung ist Vergangenheit und es braucht keine zusätzlichen psychiatrischen Komorbiditäten mehr, um kostendeckend arbeiten zu können.

BEWERTUNG

Insofern ist die Aufnahme in das ICD-11 ausdrücklich zu begrüßen, auch wenn die Diagnosevergabe aller Voraussicht nach weiterhin über das DSM-5 erfolgen wird. Hier wird international gesehen auch am meisten Forschung betrieben werden, sodass in Zukunft ggf. weitere Abhängigkeitskriterien in das ICD-11 aufgenommen werden sollten (wenn sie sich denn als solche erweisen). Letztlich geht aber bei ausschließlicher Anwendung der ICD-11-Kriterien sehr viel entscheidende Information (die man klinisch, wie etwa am Beispiel der dysfunktionalen Emotionsregulation, deutlich sehen kann) verloren. Es besteht zudem die Gefahr, dass Betroffene entweder nicht (es treffen nur die Kriterien nach DSM-5 zu) oder zu schnell (es treffen nur die drei Kriterien nach ICD-11 zu) diagnostiziert werden. Da in Zukunft nicht nur Abhängigkeits-Experten (die über die neun Abhängigkeitskriterien informiert sind und ihre Anamnese daran ausrichten) Diagnosen vergeben werden, sondern beispielsweise auch Haus- und Kinderärzte, ist dieser Punkt ebenfalls kritisch zu sehen.

1.8 Fallbeispiele

Nachfolgend wollen wir einige Fallbeispiele schildern, anhand derer sich die Aussagekraft von DSM-5 und ICD-11 überprüfen lässt.

Fallbeispiel

Der 15-jährige Patient kommt in Begleitung seiner Eltern nach vorangegangener Vorstellung beim Kinder- und Jugendpsychiatrischen Dienst (KJPD) und mit dringender Empfehlung einer stationären Behandlung. Seit sechs Monaten besteht eine vollständige Schulabstinenz. Auf den aktuellen Konsum angesprochen, schildert der Patient, dass er vor allem „Fortnite" und „Rainbox Six Siege" spiele. Er habe sich überlegt, die Schule abzubrechen, um professioneller „Twitch-Streamer" zu werden. Die Eltern zeigten sich mit der aktuellen familiären Situation überfordert. Fremdanamnestisch ließ sich ein verschobener Tag- / Nacht-Rhythmus eruieren. Ambulante Hilfsmaßnahmen waren zuletzt gescheitert, da niemand mehr den Patienten habe erreichen können.

In der Exploration gibt der Patient an, nicht nachvollziehen zu können, warum man sich Sorgen um ihn mache. Er habe schließlich einen Lebensplan gefasst, der einfach nur nicht zu den „spießigen" Vorstellungen seiner als Juristen tätigen Eltern passe. Er beschäftige sich sehr viel mit Gaming, habe ja schließlich auch ein berufliches Interesse daran und bereits einige Turniere gewonnen. Andere Hobbies habe er keine mehr. Den Versuch einer Reduktion der Spielzeit habe er nie unternommen, ebenso habe sich seine Spielzeit in den letzten 12 Monaten nur unwesentlich verändert. Lediglich nach der Entscheidung, nicht mehr in die Schule zu gehen, habe er natürlich mehr Zeit für das Spielen gehabt. Entzugserscheinungen werden verneint. Er spiele zuletzt auch heimlich in der Nacht, um den Diskussionen mit seinen Eltern aus dem Weg zu gehen. Erst auf mehrfache Nachfrage gibt er an, manchmal zu spielen, um sich danach besser zu fühlen. In der Schule sei er zuletzt Mobbing ausgesetzt gewesen.

Dieser fiktive Patient könnte 1:1 aus der ambulanten Sprechstunde des Autors dieses Kapitels stammen. Was passiert, wenn man nun die Kriterien der Diagnosesysteme anwendet?

Vermutlich erfüllte Kriterien nach DSM-5: Gedankliche Vereinnahmung (übermäßige Beschäftigung), verhaltensbezogene Einengung (Interessenverlust), Fortsetzung trotz psychosozialer Probleme, Lügen / Verheimlichen (Täuschen anderer), dysfunktionale Gefühlsregulation und Gefährdung / Verluste werden erfüllt.

Entzugserscheinungen, Toleranzentwicklung und Kontrollverlust lassen sich aktuell nicht sicher fassen.

Vermutlich erfüllte Kriterien nach ICD-11: Interessenverlust, Fortsetzung trotz negativer Konsequenzen. Funktionale Beeinträchtigung gegeben (Schule und Familie).

Kontrollverlust lässt sich nicht sicher fassen. Aufgrund der Schwere der Symptomatik wäre an eine frühere Diagnosevergabe (nach sechs Monaten) zu denken.

Kommentar: Das Problem liegt auf der Hand. Nach ICD-11 wäre eine Diagnosevergabe fraglich (es bleibt, wie bereits geschildert, abzuwarten, ob in der finalen Fassung wirklich alle Kriterien erfüllt sein müssen oder die fremdanamnestischen Hinweise ausreichen). In seiner gesamten Schilderung, die der eines typischen jugendlichen Videospielabhängigen entspricht, lässt sich die Diagnose nach DSM-5 jedoch vergeben. Zudem finden wir aufgrund der breiteren Kriterien eine Vielzahl an therapeutischen Ansatzmöglichkeiten. So ließe sich nun etwa vor dem Hintergrund der Mobbing-Erfahrungen gut therapeutisch in die Thematik einsteigen. Die virtuelle Welt, in welcher der Patient offenbar erfolgreich zu sein scheint, könnte beispielsweise einen dysfunktionalen Eskapismus bedingen. Spielinhalte („Ich bin einer der Besten") könnten in die reale Welt übertragen werden („Ich habe meine Stärken").

Fallbeispiel

Der 26-jährige Mathematikstudent stellt sich fremdmotiviert in Begleitung der 24-jährigen Freundin in einer Beratungsstelle für Gaming vor. Die Freundin gibt an, gehört zu haben, dass Videospiele nun offiziell als Erkrankung anerkannt seien, und möchte, dass man ihrem Freund dringend helfe. Dieser erklärt, dass ihn die Hysterie seiner Freundin extrem nerve und dass sein Hobby immer wieder Anlass zu Beziehungsstreitigkeiten biete. Damit sie „endlich aufhöre zu nerven" sei er heute jedoch mitgekommen.

1

Der Student schildert, dass er mit einer Gruppe von Freunden „World of Warcraft“ spiele. Er tue dies seit vielen Jahren. Die Spielzeit variiere sehr stark, je nach Verfügbarkeit der anderen, seinen studentischen Pflichten und den Angeboten, die ihm das Spiel mache. Manchmal verliere er auch gänzlich die Lust am Spielen und kehre dem Spiel für einige Monate den Rücken. Er spiele in solchen Zeiten nur bei längeren Busfahrten Tetris auf dem Handy. Grund für den Ärger mit seiner Freundin ist die jüngst erschienen Möglichkeit, wieder in eine ursprüngliche Version des Online-Rollenspiels einsteigen zu können. Daraufhin habe man „die alte Crew“ zusammengetrommelt und begonnen zu spielen. Da gerade Semesterferien seien, verbringe er teilweise bis zu acht Stunden täglich in dem Spiel. Wenn seine Freundin abends unterwegs sei, spiele er auch dann, ansonsten aber meist untertags. Montags spiele er in den Semesterferien gar nicht, da er dort immer mit einem Freund für ein Radrennen trainiere. Seine Mitgliedschaft im Fitnessstudio habe er gerade pausiert, das werde ihm „zu viel“ im Moment. Er gibt an, aktuell sehr oft an das Spiel zu denken, schließlich stünden einige wichtige Ereignisse bevor. Manchmal schaffe er es nicht, pünktlich aufzuhören, da er den „Raid“ noch fertig machen wolle. Er achte aber sehr darauf, keine langen „Raids“ anzufangen, wenn er mit seiner Freundin verabredet sei, und verstehe deswegen ihre Aufregung nicht. Er habe schließlich Semesterferien. Das nächste Semester sei wirklich sehr stressig, da sein Studienabschluss anstehe. Er wolle „diesen letzten Sommer“ nochmal mit seinen Kumpels genießen.

Vermutlich erfüllte Kriterien nach DSM-5: Gedankliche Vereinnahmung (übermäßige Beschäftigung), Kontrollverlust, verhaltensbezogene Einengung (Interessenverlust), Fortsetzung trotz psychosozialer Probleme und Gefährdung / Verluste werden erfüllt. Allerdings ist das Spielverhalten zu episodisch – das 12-Monats-Kriterium wird nur passager erfüllt – um klar von einer Abhängigkeit sprechen zu können.

Entzugserscheinungen, Toleranzentwicklung, Lügen / Verheimlichen (Täuschen anderer) und dysfunktionale Gefühlsregulation werden nicht erfüllt.

Vermutlich erfüllte Kriterien nach ICD-11: Interessenverlust, Kontrollverlust und Fortsetzung trotz negativer Konsequenzen werden erfüllt. Funktionale Beeinträchtigung gegeben (nur in der Partnerschaft). Bei wiederkehrendem episodischem Spielen könnte man dazu geneigt sein, die Diagnose zu vergeben.

Kommentar: Das Problem bei diesem „Patienten“: Er ist eigentlich keiner. Ein unbedarfter Hausarzt könnte ihn aber vielleicht zu einem solchen machen. Wieder fehlen uns wichtige Symptome aus dem DSM-5, die ein runderes Bild ergeben. Der junge Mann hat aktuell ein riskantes Spielverhalten, ist vielleicht sogar längerfristig „gefährdet“. Aber er ist nicht abhängig, insbesondere bei Beachtung der Umstände (Semesterferien, Stellenwert der Freizeitgestaltung, grundlegender Streit mit der Freundin).

Das Beispiel aus unserem Kulturkreis hat schlimmstenfalls Auswirkungen auf den Betroffenen selbst. Doch auch gesamtgesellschaftlich kann die Vergabe einer falschen Diagnose nachteilige Effekte haben.

CAVE

Ein gewissenhaftes Vorgehen ist vor allem im Hinblick auf einen **Missbrauch der Diagnose** wichtig. Im asiatischen Raum, so die Angst einiger Kritikerstimmen vor der generellen Schaffung einer Diagnose (Aarseth et al. 2017), könnte die Diagnose das Betreiben sogenannter Gaming Addiction Camps legitimieren. Das sind Einrichtungen, in denen videospielende Jugendlichen mit Hilfe eines (militärischen) Drills „umerzogen" werden sollen. Mal abgesehen davon, dass dieser Punkt für eine in unseren Augen unberechtigte Gesamtkritik genutzt wird (die Diagnose ist wichtig und richtig!), zeigt sie dennoch anschaulich, dass bei der Vergabe von (psychischen) Diagnosen mit Bedacht vorgegangen werden sollte.

Die Fallbeispiele zeigen, dass es hilfreich sein kann, sich bei der Diagnosestellung nach ICD-11 die DSM-5-Kriterien bewusst zu machen. Gerade bei der Beschreibung von menschlichen Verhaltensweisen ist eine besonders genaue Beschreibung der Symptomatik von entscheidender Bedeutung, da klare objektive Kriterien mitunter fehlen.

BEWERTUNG

Es bleibt zu hoffen, dass in Zukunft weitere Symptome (die es klinisch unbestreitbar gibt) Einzug in das ICD-11 halten. Diese Abhängigkeitskriterien ermöglichen in Zusammenschau mit einer umfassenden Anamnese und Kenntnis der Spielinhalte die beste Möglichkeit, eine diagnostische Entscheidung zu treffen.

LITERATUR

Aarseth E, Bean AM, Boonen H, et al. Scholars' open debate paper on the World Health Organization ICD-11 Gaming Disorder proposal. Journal of Behavioral Addictions 2017; 6(3): 267–270.

American Psychiatric Association. Diagnostic and statistical manual of mental disorders: DSM-5. Arlington, VA: American Psychiatric Association; 2013.

Bergmann W, Hüther G. Computersüchtig: Kinder im Sog der modernen Medien. Düsseldorf: Patmos; 2006.

Billieux J, Schimmenti A, Khazaal Y, Maurage P, Heeren A. Are we overpathologizing everyday life? A tenable blueprint for behavioral addiction research. Journal of Behavioral Addictions 2015, 4(3): 119–123.

Eichenberg C, Ott R. Suchtmaschine – Internetabhängigkeit: Massenphänomen oder Erfindung der Medien? c't Magazin für Computertechnik 1999; 19(99): 106–111.

Farke G. OnlineSucht: wenn Mailen und Chatten zum Zwang werden. Stuttgart: Kreuz-Verlag; 2003.

Greenfield DN. Virtual addiction: help for netheads, cyberfreaks, and those who love them. Oakland, CA: New Harbinger Publications; 1999.

Griffiths MD, van Rooij AJ, Kardefelt-Winther D, et al. Working towards an international consensus on criteria for assessing internet gaming disorder: a critical commentary on Petryet al. (2014). Addiction 2015; 111(1): 167–175.

Hahn A, Jerusalem M. Internetsucht: Jugendliche gefangen im Netz. In: Raithel J (Hrsg.): Risikoverhaltensweisen Jugendlicher. Wiesbaden: VS Verlag für Sozialwissenschaften 2001; 279 ff.

Illy D, Florack J. Ratgeber Videospiel- und Internetabhängigkeit: Hilfe für den Alltag. München: Elsevier; 2018.

Király O, Sleczka P, Pontes HM, Urbán R, Griffiths MD, Demetrovics Z. Validation of the Ten-Item Internet Gaming Disorder Test (IGDT-10) and evaluation of the nine DSM-5 Internet Gaming Disorder criteria. Addictive Behaviors 2017; 64: 253–260.

Kratzer S. Pathologische Internetnutzung: Eine Pilotstudie zum Störungsbild. Lengerich: Pabst Science Publishers; 2006.

Lemmens JS, Valkenburg PM, Gentile DA. The Internet Gaming Disorder Scale. Psychological Assessment 2015; 27(2): 567–582.

Lin SS, Tsai C-C. Sensation seeking and internet dependence of Taiwanese high school adolescents. Computers in Human Behavior 2002; 18(4): 411–426.

Müller KW, Beutel ME, Dreier M, Wölfling K. A clinical evaluation of the DSM-5 criteria for Internet Gaming Disorder and a pilot study on their applicability to further Internet-related disorders. Journal of Behavioral Addictions 2019, 8(1): 16–24.

Murali V, George S. Lost online: an overview of internet addiction. Advances in Psychiatric Treatment 2007; 13: 24–30.

Petry J. Dysfunktionaler und pathologischer PC- und Internet-Gebrauch. Göttingen: Hogrefe; 2009.

Rehbein F. Computerspielabhängigkeitsskala CSAS. ein Verfahren zur Erfassung der Internet Gaming Disorder nach DSM-5. Göttingen: Hogrefe; 2015.

Rehbein F, Kliem S, Baier D, Mößle T, Petry NM. Prevalence of internet gaming disorder in German adolescents: diagnostic contribution of the nine DSM-5 criteria in a state-wide representative sample. Addiction 2015; 110(5): 842–851.

Remschmidt H, Schmidt MH, Poustka F. Multiaxiales Klassifikationsschema für psychische Störungen des Kindes- und Jugendalters nach ICD-10 Mit einem synoptischen Vergleich von ICD-10 und DSM-V. Bern: Hogrefe, Vorm. Verlag Hans Huber; 2017.

Rumpf HJ. Reagieren auf das digitale Zeitalter: Die Entwicklung von S1-Leitlinien. X. Symposium des Fachverbands Medienabhängigkeit 2019 in Mainz. 18.9.2019.

Shotton MA. Computer addiction: a study of computer dependency. Basingstoke: Taylor & Francis; 1989.

Soper WB, Miller M J. Junk-time junkies: An emerging addiction among students. School Counselor 1983; 31(1): 40–43.

te Wildt B, Putzig I, Zedler M, Ohlmeier M. Internetabhängigkeit als ein Symptom depressiver Störungen. Psychiatrische Praxis 2007; 34(S3): 318–322.

te Wildt B. Stand der Forschung zum Phänomen der Internetabhängigkeit. Materialien zum 1. Symposium des Fachverbands Medienabhängigkeit am 22. & 23.10.2009 http://www.fv-medienabhaengigkeit.de/fileadmin/pdf_doc/internetabhaengikeit02.pdf [Aufgerufen am 3.10.2019].

WHO. ICD-11 – Mortality and Morbidity Statistics. https://icd.who.int/browse11/l-m/en#/ http://id.who.int/icd/entity/338347362. 2019 [Aufgerufen am 3.10.2019].

Young KS. Psychology of Computer Use: XL. Addictive Use of the Internet: A Case That Breaks the Stereotype. Psychological Reports 1996; 79(3): 899–902.

Young KS. Internet addiction: symptoms, evaluation and treatment. In: VandeCreek L, Jackson TL (Hrsg.): Innovations in clinical practice: A source book. Sarasota, FL: Professional Resource Press 1999a; 351–352.

Young KS, Pistner M, O'Mara J, Buchanan J. Cyber Disorders: The Mental Health Concern for the New Millennium. CyberPsychology & Behavior 1999b; 2(5): 475–479.

KAPITEL

2 Ätiologie und Pathogenese

Lisa Kehler

2.1 Einleitung

In den Medien wird über **digitale Demenz** (Spitzer 2014) diskutiert und vor den Gefahren der Nutzung digitaler Medien durch Kinder und Erwachsene stetig gewarnt. In der jüngeren Vergangenheit wurden Amokläufe auf den Spielkonsum der Attentäter zurückgeführt, ja sogar gefordert, dass die Digitalisierung, so wie sie sich derzeit entwickelt, gestoppt werden müsse.

Was aber unterscheidet die Vielzahl von Nutzern, die das Internet ohne eine Pathologie selbstverständlich nutzen, von denen, die eine Störung und Leidensdruck entwickeln?

Was macht die Gefahr von Computerspielen aus? Wie kommt es, dass der Großteil der Nutzer völlig unbeschadet Computer spielen kann, sich sogar positive Effekte von Computerspielen im therapeutischen und pädagogischen Bereich nachweisen lassen? Was macht die „gefährdete" Minderheit der Spieler so besonders? Welche Risikofaktoren bestehen, und können wir eventuell sogar präventiv affine Computerspieler und ihre Angehörigen anhand einer Risikoeinschätzung beraten?

Die Internet Gaming Disorder (IGD) oder Videospiel- und Internetabhängigkeit steckt wie bereits beschrieben (➤ Kap. 1) als „junge" Diagnose noch nahezu in den Kinderschuhen der Forschung. Welche Ursachen der Entwicklung eines pathologischen Computerspiels zugrundeliegen können, wird in den letzten Jahren erforscht. Dies steht allerdings noch recht am Anfang. Im Folgenden geben wir einen Überblick über die Ergebnisse einiger für uns relevanter aktueller Studien, die sich mit unterschiedlichen Erklärungs- und Entstehungsmodellen beschäftigen.

Dabei fokussieren wir zusammenfassend auf die Erklärungsmodelle der unterschiedlichen Schulen.

2.2 Lernpsychologische Erklärungsansätze

Wie auch bei der stoffgebundenen Abhängigkeit liegen dem **lernpsychologischen integrativen Erklärungsmodell** für die Entstehung und Aufrechterhaltung der Abhängigkeit sowohl Lernprozesse der klassischen und operanten Konditionierung als auch neurobiologische Veränderungen zugrunde.

Klassische Konditionierung bedeutet, dass aus einem neutralen Reiz oder Stimulus (z. B. Einspielmusik Computerspiel, comicartige Welt) durch mehrfache Verknüpfung konditionierte Reize werden, die eine erlernte konditionierte Reaktion (Verlangen nach Computerspiel) auslösen. Beispiel: Tim ist gestresst und setzt sich an den Computer, um das erste Mal das Game Fortnite (unkonditionierter Stimulus) zu spielen; es ertönt die Einspielmusik, die comicartige Welt erscheint (neutraler Stimulus). Er hat Spaß und Freude am Spiel (unkonditionierte Reaktion). Durch häufige Wiederholung dieses Lernprozesses wird selbst das Hören einer Einspielmusik oder das Sehen der Fortnite-Tänze automatisch aufs Game fokussieren und ist somit mit dem Spiel verknüpft. Gerade bei Fortnite gibt es ein breites Merchandise, sodass die Gamer im Alltag oftmals mit Schlüsselreizen konfrontiert werden.

Bei der **operanten Konditionierung** zeigt sich durch den Erfolg im Spiel ein besonderer Lerneffekt, der weiteres Spielen fördert. Beispiel: Tim ist von der Schule total gestresst und angespannt. Er setzt sich an die Konsole und „zockt", die erste Runde geht an ihn und er siegt. Seine Anspannung sinkt, er fühlt sich euphorisch und gut. Hierbei spielt das Belohnungssystem, wie bei allen Abhängigkeiten, eine entscheidende Rolle. Er siegt. Das Belohnungssystem schüttet nun lusterzeugende Stoffe (Dopamin) aus. Das erlebte gute Gefühl animiert zur erneuten Wiederholung des Verhaltens, damit sich schnell wieder die Euphorie einstellt. Ein solcher Mechanismus ist auch von psychotropen Substanzen bekannt. Der Spieler kann negative Effekte wie Stress und Einsamkeit „vermeiden" und erlernt somit eine inadäquate Stressbewältigung, die wiederum in „stressigen" Situationen als **maladaptives Coping,** auch medienfokussiertes bzw. mediales Coping genannt, Computerspielen nutzt (Wölfling et al. 2008). Die Vermeidung und der Wegfall von unangenehmen Gefühlen wie Trauer und Wut werden mittels negativer Verstärkung (operantes Konditionieren) aufrechterhalten. Diese **emotionsregulierende Stressverarbeitungsstrategie** (➤ Kap. 15.2) bei Ärger und Frustration dient durch Lernmechanismen immer stärker dazu, negative Gefühle zu vermeiden, sodass funktionale Coping-Strategien, die vielleicht früher genutzt wurden (z. B. Abreagieren über Sport), „verlernt" und nicht mehr genutzt werden (können). Durch den kurzfristen Erfolg der Vermeidung des unangenehmen Gefühls entwickelt sich langfristig ein Teufelskreis, da keine Alternativen außer „Zocken" im Umgang mit belastenden Stressoren vorhanden sind (Wölfling et al. 2013).

In Anlehnung an Küfner & Bühringer (1997) zeigen Wölfling et al. (2013) ein **Teufelskreismodell,** das den erhöhten Anreiz und die Automatisierung von Computerspiel- und Internetnutzung mit Hilfe von drei Komponenten erklärt: dem **intrapsychischen Teufelskreis,** der sich durch Coping-Defizite, suchtbezogene Grundannahmen, beeinträchtigte Selbstwahrnehmung und unrealistische Wirkungserwartungen bedingt, dem **neurobiologischen Teufelskreis** mit Toleranzentwicklung und Suchtgedächtnis und dem **psychosozialen Teufelskreis** mit veränderter Familieninteraktion, sozialen Folgeschäden und dem Mangel an Alternativressourcen. Das pathologische Spiel füttert wiederum diese drei Komponenten, sodass ein Ausstieg aus der Abhängigkeit immer schwerer wird, da weniger Alternativen zur Verfügung stehen (Wölfling et al. 2013). Vertiefende und weiterführende Informationen zum Teufelskreismodell sind in ➤ Kap. 16.2 nachzulesen.

Ein weiteres Modell ist das **neurobiologische Homöostasemodell der Verhaltenssucht** (nach Grüsser & Thalemann 2006), welches besagt, dass, wenn positive und negative Stressoren eine Abweichung im körpereigenen biochemischen Gleichgewicht entstehen lassen, der Betroffene eine Verhaltensstrategie (z. B. das Spielen) einsetzen wird, um das Gleichgewicht wiederherzustellen. Dabei schleicht sich eine Toleranz ein, sodass immer intensiver gespielt werden muss, um den ausgleichenden Effekt zu erhalten. Was bedeutet das? Ein Spieler, der Schwierigkeiten mit positiven und auch negativen Emotionen hat, nutzt das „Game", um sich wieder in seinen „Normalzustand" zu bringen. Jegliche emotionalen Gefühlszustände lösen das Verlangen nach dem Spiel aus, da Spannungszustände nicht ausgehalten werden können (Grüsser & Thalemann 2006).

Dong & Potenza postulierten 2014 ein **kognitiv-behaviorales Modell,** das zu einer Videospiel- und Internetabhängigkeit führen kann. Dies beinhaltet drei kognitive Komponenten: motivationale Impulse im Zusammenhang mit Belohnungssuche und Stressreduktion, Verhaltenskontrolle in Bezug auf exekutive Hemmung sowie Entscheidungsfindung (Dong & Potenza 2014).

Mit Hilfe eines **integrativen Störungsmodells** lässt sich ein individuell erarbeitetes Entstehungs- bzw. Störungsmodell mit dem Betroffenen erarbeiten, das für die Entwicklung der Therapieplanung und den Therapieerfolg existenziell ist (➤ Box 2.1).

BOX 2.1

Exkurs: Integratives ätiologisches Modell zur Computerspiel- und Internetsucht von Wölfling & Müller 2009

Ein erstes integratives ätiologisches Modell der Computerspiel- und Internetsucht stellten Wölfling und Müller, abgeleitet von internationalen Forschungsbemühungen, klinischen Fallbeobachtungen und allgemeinen Modellen der Suchtentstehung, 2009 vor. Das Modell beinhaltet mögliche Einflussvariablen, Konsequenzen und aufrechterhaltene Bedingungen der Internetabhängigkeit. *„Die Grundannahme des Modells fußt auf einem Set an klassischen Persönlichkeitsdispositionen, die in dem Modell als Vulnerabilitätsfaktoren interpretiert werden können. Hierunter zusammengefasst sind die Big-Five-Faktoren Introversion, Neurotizismus und Gewissenhaftigkeit. Erstere spielen in diverseren Modellen zur Suchtgenese eine Rolle" (Wölfling et al. 2013, S. 35).* Es zeigte sich eine deutlich über der Norm liegende Ausprägung von Neurotizismus bei gleichzeitig stark verminderter Extraversion und Gewissenhaftigkeit bei Betroffenen sowie eine hohe Ausprägung des Sensation-Seekings und der Impulsivität. Diese einzigartige Kombination an Persönlichkeitsfaktoren aus diesem Set kann sich, so Wölfling, bei solchermaßen vulnerablen Individuen auf Verhaltensebene unter anderem in einer habituellen sozialen Gehemmtheit äußern. Hinzu kommen ein verhältnismäßig gering ausgeprägtes Leistungsmotiv (in der realen Welt) sowie eine defizitäre Veranlagung in Dimensionen der Selbstorganisation und Selbststrukturierung. Mit diesem hypothetischen Set macht das Individuum in seiner Entwicklung und Auseinandersetzung mit der Umwelt entsprechende Lernerfahrungen, die sowohl positiv als auch negativ sind. Entscheidend scheint jedoch, wie mit den negativen Erfahrungen, die sich möglicherweise durch selektive Aufmerksamkeit auf negative Lernerfahrungen manifestieren, umgegangen wird. Es zeigte sich, dass das Coping-Verhalten bei Betroffenen eher defizitär ausgebildet war, sodass negative Erfahrungen weniger funktional und adaptiv verarbeitet werden konnten und vermeidende Copingstrategien genutzt wurden. Dabei kam durch mangelnde positive Erfahrungen auch eine schwach ausgeprägte soziale Kompetenz erschwerend hinzu. Da sich Lernerfahrungen stetig wiederholen und durch mangelnde soziale Kompetenz und Selbstwirksamkeit keine alternativen Strategien erlernt werden, werden die eigenen kognitiven Schemata über z. B. die eigenen Leistungen und sozialen Kontakte als deutlich negativ interpretiert. Darauf kann eine soziale Ängstlichkeit bis hin zur Schuldistanz folgen, die durch das Ausbleiben von schulischen und sozialen Erfolgen noch verstärkt wird. Die eigenen Kompetenzen werden als gering eingestuft und es besteht eine geringe Belastbarkeit (Wölfling et al. 2013). In der Interaktion mit der virtuellen Umwelt lassen sich für das Individuum neue positive Lernerfahrungen machen. *„Also beginnt die Risikoperson, sich anderen Resorts als den üblichen zuzuwenden. Sie fängt an, ebenfalls wieder vermittelt durch Lernprozesse, welche dieses Mal jedoch mit positiven Verstärkern besetzt sind, sich in dem als sicher wahrgenommenen häuslichen Bereich verstärkt einer Leidenschaft zu widmen, die ihr schon immer Freude bereit hat, Computerspielen" (Wölfling et al. 2013, S. 37).* Durch intensives Spielen stellen sich zügig Spielerfolge ein, wodurch der Betroffene einen virtuellen hohen Status erreichen kann. Auch soziale Interaktion „online" fördert positive Lernerfahrungen und steigert das Gefühl der Selbstwirksamkeit. Endlich wird die langersehente Anerkennung online wieder erlebt. Es zeigte sich, dass Computerspielsüchtige schon in jüngeren Jahren häufiger Computerspiele genutzt haben als die Vergleichsgruppe. So erlebten die Betroffenen schon früh positive Lernerfahrungen im Spiel und vernachlässigten im Verlauf vorherige Freizeitaktivitäten zu Gunsten des Spiels. Neue oder weitere Stressoren, innerfamiliär wie das mögliche Eingreifen der Eltern oder negatives Feedback aus der Schule, führen zu einer weiteren Steigerung des Computerspielverhaltens, das sich zum medienfokussierten Coping entwickelt hat (Wölfling et al. 2013).

CAVE

Hohe Werte im Bereich Neurotizismus bei Probanden sind häufig in Verbindung mit der Internet Gaming Disorder zu finden. Diese Probanden neigen dazu, sich ängstlich, allein und schuldig zu fühlen, sodass Internet Gaming möglicherweise Einsamkeit und Angst reduziert und so zu einer Entwicklung der IGD führt (Bouna-Pyrrou et al. 2018).

2.3 Psychodynamische Ätiologie

Aus der psychoanalytischen Sicht haben Pathologien ihren Ursprung im Unbewussten. Freud nahm eine Unterteilung der Persönlichkeitsanteile in ein irrationales und impulsives Es, ein bewertendes Über-Ich und ein rationales, vermittelndes Ich vor. Überträgt man dieses Modell auf die Internetabhängigkeit, so kann man ein stark ausgeprägtes Es bei gleichzeitig schwachem Über-Ich und Ich postulieren (Moll & Thomasius 2019). Weiter wird abhängiges Verhalten in diesem Sinne als Resultat der Fixierung auf die orale Phase gesehen, welche durch einen desorganisierten Stil und Mangel an Selbstkontrolle gekennzeichnet ist. Sullivans interpersonelle Theorie besagt, dass frustrierende Erfahrungen in der Kindheit zu sozialen Ängsten führen, die wiederum ein deutlicher Risikofaktor für die Entwicklung einer Videospiel- und Internetabhängigkeit sind (Moll & Thomasius 2019).

Eine Forschergruppe um Christiane Eichenberg von der Sigmund-Freud-Universität Wien mit dem Fokus auf Bindungsstile und Internetnutzungsverhalten konnte bestätigen, dass **bindungsunsichere Nutzer** ein deutlich **stärkeres suchtartiges Online-Verhalten** zeigen als sicher gebundene Nutzer. *„Die Annahme, dass unsicher gebundene Personen häufiger eine Tendenz zu suchtartigem Internetnutzungsverhalten zeigen, konnte bestätigt werden, wobei vor allem ambivalente Bindungsstrategien mit auffälliger Internetnutzung assoziiert waren. Bezüglich der Nutzungsmotive spielten für ambivalent-verschlossen gebundene Personen die Motive ‚Anonymität' und ‚soziale Unterstützung' eine signifikant wichtigere Rolle bei der Internetnutzung als bei sicheren und bedingt sicheren Nutzern. Außerdem nannten als auffällig klassifizierte Internetnutzer häufiger Anonymität, emotionale Unterstützung, Eskapismus und soziale Kompensation als für die Internetnutzung wichtige Beziehungsmotive" (Eichenberg et al. 2016, S. 45)*. Bindungsstile erklären allerdings nicht die inhaltliche Internetnutzung (Eichenberg et al. 2016).

Ein weiterer tiefenpsychologischer Kollege, der Diplompsychologe, Psychotherapeut und Kulturwissenschaftler Dr. van Loh ergänzt: *„Auch in der psychoanalytischen Perspektive kommt es zum einen häufig zu einer Reduktion des Digitalen auf aggressive Computerspiele und Sucht, zum anderen werden diese verstärkt aufgegriffen, wenn es um dramatische Ereignisse und die Psyche von Täterfiguren geht … Die Tendenz der psychoanalytischen Theorie jedoch, die eigene histrionische Neugier in den Hintergrund zu drängen, lässt sich in gewisser Weise im Hinblick auf Winnicotts Theorem des falschen Selbst als die hysterische Angst deuten, nicht genügend Anerkennung zu bekommen, die im digitalen Raum befriedigt wird" (van Loh 2018, S. 99)*. Er führt in seinem Buch unterschiedliche Theorien an, wie z. B. *„mit Freud festzuhalten, dass Computerspiele dazu in der Lage sind, infantile Wünsche zu erfüllen, da sie es dem Subjekt umgehend ermöglichen, den Widerspruch von Lebendigkeit und Unbelebtheit in Anbetracht der durch sie entstehenden neuen Möglichkeiten des Lustgewinns als eine untergeordnete Frage fallen zu lassen. Dadurch aber geben die technischen Geräte dem Subjekt die Möglichkeit, die archaische Ängste zu überwinden: Sie müssen nicht mehr im Kampf bewältigt werden (…), sondern stellen dem Menschen die Möglichkeit in Aussicht, die technischen Geräte an die Stelle der Bedrohung selbst treten zu lassen …" (van Loh 2018, S. 102)*.

Insgesamt muss festgehalten werden, dass etablierte psychodynamische ätiologische Modelle zur Videospiel- und Internetabhängigkeit weitgehend fehlen und weitere Forschung unabdingbar ist.

2.4 Systemische Erklärungsansätze

Weitere Erklärungsansätze finden sich in der systemischen Betrachtungsweise. Nicht umsonst stellen sich meist die Familien und nicht die Betroffenen selbst in den Beratungsstellen vor. Die Videospiel- und Internetabhängigkeit eines Jugendlichen aktiviert das gesamte **System Familie.**

„Zu den tieferen Ursachen kann z. B. ein Vaterkonflikt oder die Trennung von einem Elternteil gezählt werden. … Gamer tauchen oft in virtuelle Welten ab, um heldenhaft Kämpfe auszutragen, weil sie innerhalb der Familie kaum etwas zu sagen haben. Der im Alltag abwesende Vater drückt dem Sohn gegenüber kaum Anerkennung aus und schon gar nicht für die hart erkämpften Siege in der virtuellen Welt. Damit lässt er ihm kaum Chancen auf eine respektierte, wertgeschätzte Position in der Familie. Die Entwicklung zum erwachsenen Mann, der für sein eigenes Leben autonom Verantwortung übernehmen kann und trotzdem mit den Eltern emotional verknüpft bleibt, ist sozusagen in einer Triangulation blockiert. Gleichzeitig kann es sein, dass Väter das Problem bagatellisieren und die Mutter bei der Grenzsetzung alleine lassen. Oft sind auch die Mütter innerlich ambivalent

in Bezug auf die Autonomieentwicklung der Söhne. Internetabhängigkeit, die in Extremformen die Adoleszenz überdauert, bringt den Sekundärgewinn mit sich, dass der Familie der schmerzhafte Ablösungsprozess und die damit verbundene Neuorientierung oder allenfalls Trennung des Elternpaares erspart bleibt. Die Kosten für eine solche Blockierung sind allerdings beträchtlich, indem die Autonomieentwicklung der Familienmitglieder verunmöglicht oder sehr eingeschränkt wird", so *Franz Eidenbenz (2015)*. Es kommt häufig zu Hierarchieverschiebungen innerhalb der Familie, sodass die Eltern-Hierarchie gestört ist und es nicht gelingt, Haltung zu zeigen und Grenzen zu setzen. Auch kann durch die Videospiel- und Internetabhängigkeit von anderen Konflikten (z. B. Trennungstendenzen, psychischen Erkrankung der Eltern usw.) abgelenkt werden, da das System sich intensiv mit dem Betroffenen auseinandersetzen muss. Das Suchtverhalten hat somit eine stabilisierende Funktion, sodass erst nach Veränderung der Symptomatik andere Themen innerhalb der Familie auftauchen können (Eidenbenz 2015).

Aus den systemischen Erklärungsansätzen lassen sich direkte Interventionen für das Familiensystem ableiten, die für die Behandlung existenziell sind. Näheres zum Thema Interventionen mit dem Familiensystem findet sich in ➤ Kap. 9.

MERKE

Spannend ist die Frage, welchen Einfluss abwesende Väter oder auch Mütter haben.

CAVE

Es wird deutlich, wie wichtig die Väter für Jugendliche sind!

2.5 Biopsychosoziale Erklärungsansätze

Die biopsychosozialen Erklärungsansätze sehen biologische, psychologische und soziale Faktoren für sich genommen und in ihren komplexen Wechselwirkungen miteinander verantwortlich für die Entstehung und Aufrechterhaltung von Störungen. Im Folgenden geben wir einen Überblick über biologische, psychologische und soziale Faktoren bei der Entstehung von Videospiel- und Internetabhängigkeit.

Aus älteren Untersuchungen wissen wir, dass sich Spieler mit einem pathologischen Konsum auf **kortikaler Ebene** von Vielspielern unterscheiden. Dabei gibt es auch Unterschiede im Genre des Spiels (z. B. mehr Arousal bei MMORPG-Spielern als bei anderen Genres). Zu den unterschiedlichen Genres finden Sie weitere Erklärungen in ➤ Kap. 17.2. Zudem zeigten Computerspielabhängige eine tiefere emotionale kortikale Verarbeitung, woraus sich schließen lässt, so Wölfling, *„dass für computerspielsüchtige Personen das Spiel eine viel höhere, teilweise vorbewusste emotionale Einfärbung erfährt und somit auch mit einer erhöhten (automatischen) Motivation einhergeht, das Spiel zu nutzen" (Wölfling et al. 2013, S. 15)*.

Sugaya et al. (2019) geben in ihrer Metaanalyse Einblicke in die aktuellen Erkenntnisse zu den **biopsychosozialen Faktoren** bei Kindern und Jugendlichen mit einer Videospiel- und Internetabhängigkeit. Dabei zeigten Jugendliche mit Videospiel- und Internetabhängigkeit in verschiedenen Studien ähnliche soziale und psychologische Auffälligkeiten. Jugendliche mit pathologischem Spielverhalten litten unter *Depressionen, Verhaltensstörungen, emotionalen Störungen, Hyperaktivität und höherer Stressanfälligkeit*. Ein großer Teil der Jugendlichen hatte *Schwierigkeiten mit Gleichaltrigen*. Auch fielen die betroffenen Jugendlichen durch *aggressives Verhalten, Regelverletzungen, emotionale* und *soziale sowie kognitive Probleme* (z. B. Konzentrationsschwierigkeiten) und *dysfunktionale Bewältigungsstrategien* auf. Weiter tätigten sie im Vergleich zu „Vielspielern" höhere finanzielle Investitionen. *Impulsives Verhalten* sowie *Sensation-Seeking* wurde bei Betroffenen mit dem pathologischen Spielen in Verbindung gebracht. Zudem zeigte eine vorhandene IGD negative Effekte auf den Schlaf und die Schulleistungen Heranwachsender. Bildgebende Verfahren bei Heranwachsenden mit IGD lieferten Hinweise, dass diese eine beeinträchtigte kognitive Kontrolle bei auffälligen Funktionen im präfrontalen Kortex und im Striatum aufwiesen. Persistierendes pathologisches Online-Spielen verschlimmerte abnormale Gehirnfunktionen (Sugaya et al. 2019).

Kircaburun et al. (2019) betrachteten in ihrer Pilotstudie auch **psychosoziale Faktoren in der Kindheit.** Die Frage ist hier, inwieweit früh erlebte **traumatische Erfahrungen** in Beziehungen die Entwicklung einer Internet Gaming Disorder beeinflussen. Das hypothetische Modell ging davon aus, dass erlebte Kindheitstraumata (sexueller Missbrauch, physischer und psychischer Missbrauch sowie emotionale und psychische Vernachlässigung) als negative Folgen mangelndes Selbstbewusstsein, Einsamkeit, soziale Ängstlichkeit und Depression sowie ein negatives Körperbild auslösen können. Es bestätigte sich, dass alle unabhängigen und Moderatorvariablen, ausgenommen das negative Körperbild, mit IGD-Symptomen korrelieren. Die depressiven Symptome waren die einzige signifikant vermittelnde Variable zwischen emotional erlebtem Trauma in der Kindheit und IGD. Für die anderen Variablen zeigte sich kein signifikantes Ergebnis. Als zentrales Ergebnis wurde deutlich, dass Online-Spieler, die in der Kindheit emotionalen Missbrauch oder Vernachlässigung erlebt hatten, in höherem Ausmaß an depressiven Symptomen litten und diese depressiven Symptome wiederum einen Risikofaktor für die Entwicklung einer IGD darstellten (Kircaburun et al. 2019).

Wie auch bei vielen anderen Störungsbildern wird der **familiären Beziehung und Bindung** eine entscheidende Rolle in der Entstehung einer IGD beigemessen. „Unproblematische Spieler“ hatten in ihrer Familie einen guten Familienzusammenhalt und die Eltern zeigten eine wachsame Haltung, wohingegen problematische Spieler von vielen Konflikten mit den Eltern und kaum Beziehungserleben berichteten. Präventiv wirkt möglicherweise ein Elternhaus, das über Regeln für das Online-Spielen verfügt (Bonnaire & Phan 2017). Wie dies mit den Eltern erarbeitet werden kann, wird in ➤ Kap. 9 ausführlich besprochen.

Als **Risikofaktoren innerhalb der Familie** zeigten sich Disharmonie (Wang et al. 2014) oder inkonsistentes Elternverhalten (Kveton & Jelinek 2016). Ein hohes Level an familiärem Zusammenhalt (Adams et al. 2018) und eine positive Beziehung zum Vater (Schneider et al. 2017) konnten als protektive Faktoren ermittelt werden. Weiterhin scheinen bestimmte Persönlichkeitsmerkmale wie hoher Neurotizismus, Impulsivität und Aggression eine IGD zu begünstigen (Mallorquí-Bagué et al. 2017). Die Studie von Throuvala et al. (2019) untersuchte die Rolle der Familie und der Persönlichkeitsmerkmale (Selbstachtung, Selbstwirksamkeit, Neurotizismus und Kontrollüberzeugung [locus of control]) im Zusammenhang mit IGD, eine Kombination aus kognitiver und Bindungsperspektive. Die Betrachtung der IGD im Zusammenhang mit interpersonellen Beziehungen ist kaum erforscht, für die Prävention bzw. Behandlung jedoch ein wichtiger Baustein. In den genannten Studien wurde der Zusammenhang zwischen den erinnerten väterlichen und mütterlichen Kindheitserfahrungen, der erlebten Akzeptanz oder Ablehnung sowie den Persönlichkeitsmerkmalen im Selbstkonzept und IGD untersucht. Je mehr ein Kind in der Kindheit Ablehnung durch die Eltern erfahren hat, desto wahrscheinlicher wird es ein geringeres Selbstkonzept entwickeln, was wiederum die Wahrscheinlichkeit erhöht, ein pathologisches Spielverhalten zu entwickeln. Eine Videospielabhängigkeit sollte, so die Autoren, im großen Kontext der Adoleszenz mit der kritischen, normativen Entwicklungsaufgabe zwischen 18 und 29 Jahren betrachtet werden, die für Heranwachsende Herausforderungen im individuellen, aber auch sozialen Bereich bedeutet. Diese Entwicklungsphase stellt einen besonderen Risikofaktor für die Entwicklung einer IGD dar. Das Bindungsverhalten, geprägt durch Akzeptanz im Umgang mit dem Kind, hat also einen protektiven Einfluss, um normative Krisen verarbeiten zu können und Strategien im Umgang mit Stress zu entwickeln. Ein liebevolles Elternverhalten federt negative Effekte ab. Heranwachsende, die ein ablehnendes Elternverhalten erfahren haben, nutzen Computerspiele zur Gratifikation; in Krisensituationen fliehen sie vor dem realen Leben in die Virtualität, um Zugehörigkeit und Sicherheit zu erleben. Das fehlende Bindungsverhalten wird sozusagen online kompensiert (Throuvala et al. 2019).

MERKE

Es wird deutlich, wie existenziell Präventionsarbeit gerade mit den Eltern ist, um frühzeitig Kompetenzen im Umgang mit Stress und Medien zu erwerben!

CAVE

In den Studien finden wir zumeist männliche Probanden. Die Studienlage zur Videospiel- und Internetabhängigkeit ist eher dünn. Mit den geschlechtsspezifischen Aspekten beschäftigt sich die Forschergruppe Wölfling, Müller, Dreier und Beutel aktuell (➤ Kap. 6.2).

2.6 Neuropsychologische Erklärungen

Was passiert bei der Videospiel- und Internetabhängigkeit im Gehirn der Betroffenen? Was führt dazu, von Computerspielen abhängig zu werden? Die Antwort der Hirnforschung: All diese Tätigkeiten, Spielen, Surfen und Liken, aktivieren im Gehirn vor allem unser „Lustzentrum" oder Belohnungssystem. Welche Gehirnregionen spielen nach aktuellem Stand ebenfalls eine wichtige Rolle? Im Folgenden wird ein Überblick über verschiedene Studien zu hirnstrukturellen Ursachen gegeben.

Für die Entwicklung einer Abhängigkeit werden im Gehirn das mesotelenzephale Dopaminsystem und die intrakranielle Selbststimulation, lokalisiert im Mesenzephalon (Mittelhirn), verantwortlich gemacht. Aus diesem System projizieren dopaminergene Neuronen aus dem mesotelenzephalen Dopaminsystem (genau gesagt aus zwei Kernen des Mittelhirns, der Substantia nigra und der Area tegmentalis ventralis) in verschiedene Regionen des Telenzephalons (Endhirn), einschließlich Neocortex, limbischem Cortex, Tuberculum olfactorium, der Amygdala, des Septums, des dorsalen Striatums und insbesondere des Nucleus accumbens. Vor allem die Neuronen, die aus der Area tegmentalis ventralis zum Nucleus accumbens wirken, werden mit der belohnenden Wirkung der Gehirnstimulation in Verbindung gebracht. Dieses System wird auch **Belohnungssystem** genannt, da hier die Mechanismen für natürliche Verstärkungen sowie Belohnungen und Lustgewinn ablaufen, die auch bei abhängig machenden Substanzen eine entscheidende Rolle spielen. Ist der Botenstoff an den Rezeptor des Nucleus accumbens angedockt, sendet dieser Erregungspotenziale an andere Gehirnstrukturen, welche dann Glücksgefühle wie Zufriedenheit und Freude auslösen. Aktiviert wird das Belohnungssystem durch alle möglichen Reize: Schokolade beim Fernsehen, Sex oder ein unerwarteter Sieg im Spiel verursachen das „Glücksgefühl". Auf diese Weise werden wir motiviert, bestimmte Anreize oder Dinge ständig zu wiederholen. Physiologischer Reiz und belohnende Antwort stehen dabei in einem bestimmten Verhältnis. Vermutlich dient dieser Mechanismus der Selbsterhaltung (Pinel et al. 2019).

Auch der Zusammenhang von „Liking"- und „Wanting"-Mechanismen im Gehirn und die Entwicklung von Abhängigkeiten sind in Bezug auf Videospiel- und Internetabhängigkeit interessant. „Wanting" (wollen) wird durch ein robustes Gehirnsystem mit Dopamin-Projektionen vermittelt, während „Liking" (mögen) durch ein eingeschränktes Gehirnsystem aus kleinen hedonischen Hotspots vermittelt wird. Dopamin, also der „Wanting"-Mechanismus, steht somit für „Ich will das!". Es geht demnach nicht mehr so sehr um das Vergnügen (Liking), sondern um die Motivation, etwas immer wieder zu erleben. Nach der **Sensibilisierungstheorie** entsteht durch wiederholten Konsum ein starkes, von der Lust abgekoppeltes Verlangen nach der Droge. Gier und Genuss fallen deutlich auseinander (Craving). Die Sensibilisierungstheorie zeigt, wie sich das „Wanting" über die Zeit zu einer Sucht steigert, unabhängig vom „Liking", erklärt durch eine Sensibilisierung des mesolimbischen Systems. Sie besagt, dass der psychologische Prozess des Motivierens, eine Belohnung zu „wollen", andere Gehirnmechanismen aufweist als das hedonistische „Liken" derselben Belohnung. Die Sensibilisierung der Dopamin-bezogenen Hyperreaktivität fördert speziell ein übermäßiges „Wollen" und verstärkt somit die Abhängigkeit (Berridge & Robinson 2016).

Wir wissen mittlerweile, dass sich zwischen den „Normalspielern" und den „Computerspielabhängigen" Unterschiede im Gehirn und den Denkfunktionen darstellen, wie zum Beispiel das Erleben von Craving bei den Abhängigen (Dong et al. 2020). Es wird auch deutlich, dass bei Betroffenen ein genussvoller Konsum von Videospielen schwer möglich ist, wenn immanente Faktoren im Spiel bestehen. Ein Aspekt, der bei der Erarbeitung einer Teilabstinenz unbedingt bedacht werden sollte.

Weiter zeigt die Gruppe der pathologischen Internetspieler im Vergleich zu den anderen Spielern eine verstärkte Aktivität im orbitofrontalen Cortex und eine verringerte Aktivität im rechten anterioren cingulären Cortex. Dies erklären sich Wang et al. auch mit hohem Spielverlangen und Schwierigkeiten in der Unterdrückung des „Craving" (Wang et al. 2014). Die Gruppe der abhängigen Spieler strebte nach sofortiger Zufriedenstellung bzw. hatte Schwierigkeiten im Belohnungsaufschub sowie eine beeinträchtigte Fähigkeit der Impulshemmung. Näheres zum Thema Prokrastination findet sich in ➤ Kap. 15.5. Diese Auffälligkeiten sind nach Aussage der Autoren mit der reduzierten Hirnaktivität im dorsolateralen präfrontalen Cortex und dem bilateralen inferioren frontalen Gyrus zu erklären. Ebenso zeigen sich Auffälligkeiten im Volumen der grauen Masse des Gehirns bei Vielspielern (Zhang & Brand 2018).

Jin-Tao Zhang und Matthias Brand (2018) geben eine Zusammenfassung über den Forschungsstand bezüglich der **neuronalen Mechanismen,** die mit einer IGD im Zusammenhang stehen könnten. Dabei zeigen sich bei abhängigen Spielern eine verschlechterte Reaktionshemmung, ein schwächeres Arbeitsgedächtnis sowie Schwierigkeiten in der Entscheidungsfindung und Emotionsregulation. Neben diesen kognitiven Mechanismen, die mit einer reduzierten Funktionalität des Präfrontalcortex in Verbindung gebracht werden, bestätigen sich Auffälligkeiten im neuronalen Belohnungssystem, wie sie sich auch bei stoffgebundenen Süchten darstellen. Für die Auffälligkeiten im Belohnungssystem bei Spielern mit einem übermäßigen Konsum werden reduzierte neuronale Reaktionen in der inferioren parietalen Region sowie im medialen, orbitofrontalen, ventromedialen und präfrontalen Kortex verantwortlich gemacht. Dies stellte sich in bildgebenden Verfahren dar, als Vielspieler häufiger die Reaktion nicht wählten, die zuvor durch symbolische (aber nicht monetäre) Belohnung verstärkt wurde (Zhang & Brand 2018).

CAVE

In der Pubertät findet nochmal eine neurologische „Umbauphase" im Präfrontalcortex statt; dies könnte eine Erklärung für die kritische Phase der Pubertät sein.

Weitere Ergebnisse aus Studien lassen auf eine Interaktion von drei neuronalen Systemen schließen: ein hyperaktives System der Impulskontrolle, eine Hyperaktivität im Bereich der Reflexion und eine Verschärfung des interozeptiven Bewusstseins (Wang et al. 2014).

Als valide zeigen sich weiter Auffälligkeiten der Probanden im Bereich der Impulsivität, verbunden mit einer mangelnden Selbstkontrolle, die wiederum gehirnphysiologisch mit Funktionen des Präfrontalcortex zusammenhängen. Wie bei anderen Abhängigkeiten auch, spielt das Belohnungssystem wie beschrieben eine entscheidende Rolle. Das Volumen des Nucleus accumbens, der mit dem Belohnungssystem assoziiert ist, korreliert mit Werten der IGD (Bouna-Pyrrou et al. 2018).

Impulsivität, so eine Studie von Kim et al. (2019), ist einer der wichtigsten Risikofaktoren für die Entwicklung einer IGD. Zudem ist eine verringerte frontostriatale Konnektivität mit exzessiven Onlinespielen verbunden. Der orbitofrontale Cortex (OFC) spielt auch hier eine zentrale Rolle bei der Steuerung der Impulsivität. Im Vergleich zur Kontrollgruppe zeigte sich bei der IGD-Gruppe eine verringerte Konnektivität im OFC. Die mangelnde Impulskontrolle steht auch hier wiederum im Zusammenhang mit dem Abhängigkeitsverhalten. So könnte eine Videospiel- und Internetabhängigkeit als eine Regulationsstörung, ausgelöst durch mangelnde Aktivität in der frontostriatalen Region, erklärt werden (Kim et al. 2019).

MERKE

Trotz der Hinweise auf eine mangelnde Impulskontrolle bei Internet- und Videospielabhängigen ist es sinnvoll und erforderlich, eine eigene Diagnose mit spezifischen Abhängigkeitskriterien zu stellen. Entscheidend ist eine von den Kriterien abgeleitete spezifische Behandlung für die Betroffenen, die die Diagnose F63 (abnorme Gewohnheiten und Störungen der Impulskontrolle) nicht leisten kann.

Die in der bildgebenden Diagnostik gefundenen ätiologischen Aspekte werden durch laborchemische Untersuchungen ergänzt. Im Bereich der Biomarker gibt es Hinweise darauf, dass Zusammenhänge zwischen dem pränatalen Testosteron und der Entwicklung einer IGD bestehen; dies gelte allerdings nur für weibliche Probanden (Zhang & Brand 2018).

MERKE

Bei ähnlichen Störungsbildern bestehen genetische Dispositionen, wie z. B. bei der Alkoholabhängigkeit, die über Generation dazu führen, dass die Störung vermehrt auftritt. Es lässt sich somit vermuten, dass eine Weitergabe von Generation zu Generation auch bei der Videospiel- und Internetabhängigkeit eine Rolle spielen wird. Hier besteht ebenfalls weiterer Forschungsbedarf.

2.7 Resilienz- und Risikofaktoren

Aus der Resilienzforschung wissen wir, dass trotz eines vorhandenen Risikos (z. B. spielsüchtiger Vater) **Schutzfaktoren** bestehen, die zu einer psychischen

Widerstandsfähigkeit führen. Betroffene können so Krisensituationen bewältigen, ohne dass sich eine psychische Störung entwickelt. Bezogen auf die Entwicklung einer Videospiel- und Internetabhängigkeit haben sich noch keine spezifischen Resilienzfaktoren nachweisen lassen. Im Folgenden werden die allgemeinen und für die Praxis relevanten Resilienzfaktoren sowie die bereits bekannten spezifischen Risikofaktoren für eine Videospiel- und Internetabhängigkeit dargestellt.

BOX 2.2

Exkurs: Resilienzmodell

Die Definition von Resilienz wandelt sich je nachdem, welcher Maßstab in den Fokus genommen wird, sodass auf eine Vielzahl von Definitionen zurückgegriffen werden kann. Generell schwierig gestaltet sich die Operationalisierung von Resilienz als Widerstandsfähigkeit gegenüber bedeutenden Belastungen. *„Unter Resilienz wird die Fähigkeit von Menschen verstanden, Krisen im Lebenszyklus unter Rückgriffe auf persönliche und sozial vermittelte Ressourcen zu meistern und als Anlass für Entwicklung zu nutzen" (Welter-Enderlin 2006, S. 13).* Entscheidend ist, dass Resilienz, die psychische Widerstandsfähigkeit gegenüber biologischen, psychologischen und psychosozialen Entwicklungsrisiken, kein angeborenes zeitliches, stabiles, übergreifendes Persönlichkeitsmerkmal ist. Durch die Plastizität unserer Lebensspanne kann Resilienz anhand von dynamischen und kompensatorischen Prozessen als positive Anpassungsleistungen jederzeit (wieder) erworben werden. Resilienz ist an zwei Bedingungen geknüpft: erstens das Bestehen einer Risikosituation und zweitens die positive Bewältigung dieser Risikosituation (Schmitt 2009).

Noeker & Petermann (2008) benennen folgende **allgemeine Merkmale und personale Faktoren,** die sich bei erlebten nicht-normativen Krisen in der Forschung als besonders **begünstigend für eine resiliente Entwicklung** gezeigt haben: genetische und epigenetische neurobiologische Dispositionsfaktoren, positive Temperamentsausstattung während der Kleinkindzeit, gute Intelligenz und Problemlösefertigkeiten, effektive Fertigkeiten zur Emotionsregulation und Verhaltenssteuerung, positives Selbstkonzept (Selbstvertrauen, hoher Selbstwert, hohe Selbstwirksamkeitserwartung), positive und optimistische Grundeinstellung gegenüber dem Leben, Grundvertrauen und die Fähigkeit, dem Leben einen Sinn abgewinnen zu können, sowie von der sozialen Umgebung positiv bewertete Persönlichkeitsmerkmale (Begabung, Humor, hohe Attraktivität) (Noeker & Petermann 2008). Selbstwirksame Kinder verfügen über hohe internale Kontrollüberzeugungen. Sie haben das Gefühl, Situationen kontrollieren zu können, und sie besitzen einen realistischen Attributionsstil. Sie gehen davon aus, über ausreichende Kompetenzen zu verfügen, um kritische Situationen zu bewältigen und mit ihrem eigenen Handeln Einfluss nehmen zu können. Diese hohe Selbstwirksamkeitserwartung ist ein wichtiger protektiver Faktor der Resilienz, da sie aktive Bewältigungsversuche fördert (Fröhlich-Gildhoff & Rönnau-Böse 2009). Der Umgang mit belasteten Ereignissen und die zur Verfügung stehenden Copingstrategien stehen, wie bereits beschrieben, im deutlichen Zusammenhang mit der Entwicklung einer Videospiel- und Internetabhängigkeit.

Einen weiteren Überblick geben Noeker & Petermann (2008) zu den **umfeldbezogenen Ressourcen in der Familie:** wenig Streit zwischen den Eltern, enge Beziehung des Kindes zu mindestens einer responsiven Erziehungsperson, positiver Erziehungsstil (warmherzig, strukturiert, interessiert am Wohlergehen des Kindes, anspruchsvolle, aber gleichzeitig erfüllbare Verhaltenserwartungen), positive Geschwisterbeziehungen, hohes erzieherisches Engagement der Eltern, sozioökonomische Absicherung, Wohlstand und gute Bildung der Eltern, Wertebildungen und spirituelle Überzeugungen in der Familie. Protektive umfeldbezogene (soziale) Ressourcen zur Förderung einer positiven Entwicklung trotz belastender Umstände beziehen sich neben der Familie auch auf das weitere Umfeld der Kinder. Diese werden von Noeker & Petermann (2008) als **netzwerkbezogene Merkmale** beschrieben: Verfügbarkeit sozialer Unterstützung, stabile und vertrauensvolle Beziehungen zu wohlmeinenden und fürsorglichen Erwachsenen sowie Gleichaltrigen, niedrige Gewaltbereitschaft in der häuslichen Umgebung, bezahlbare Wohnsituation, Zugang zu Freizeit- und Bildungseinrichtungen, ökologische Umfeldbedingungen (Wasser, Luft etc.), gut ausgebildete und engagierte Lehrer, Verfügbarkeit von schulischer Nachmittagsbetreuung und Freizeitangeboten (Sport, Musik, Kunst), Vermittlung beruflicher Perspektiven und Integration (Noeker & Petermann 2008).

CAVE

Genetische und psychosoziale Faktoren wirken also zusammen und bedingen sich gegenseitig.

2

MERKE

Ergebnisse aus der Resilienzforschung in Bezug auf die Entwicklung einer Videospiel- und Internetabhängigkeit sind besonders für die Praxis interessant und stehen erst am Anfang.
Warum werden trotz des Erlebens nichtnormativer Krisen wie Trennung, Mobbing und psychischer Erkrankung der Eltern nur relativ wenig Jugendliche in dieser sensiblen Entwicklungsphase abhängig? Bei der großen Anzahl an Spielern von beispielsweise Fortnite gibt es trotz der „süchtig machenden" Mechanismen nur einen geringen Teil an pathologischen Spielern. Welche Schutzfaktoren besitzen diese resilienten Spieler? Trotz Risikofaktoren entwickeln sie keine Abhängigkeit. Wir können also in der Prävention und Behandlung von Betroffenen mit einer Videospiel- und Internetabhängigkeit sowohl die personellen Ressourcen stärken wie auch das Selbstvertrauen und Selbstwirksamkeitserleben durch erlebnisorientierte Methoden ausbauen. Aber auch die umfeldbezogenen Ressourcen lassen sich im therapeutischen und beraterischen Kontext stärken und erweitern. Mehr dazu in ➤ Kap. 9.

Wann sind Videospiele also **Risikofaktoren** oder **protektive Faktoren bzw. Ressourcen?** Vor allem in der Elternarbeit lohnt es sich, auf diese feinen Nuancen zu schauen, denn für einen Sozialphobiker ist es oftmals sogar ein gutes Übungsfeld online in Kontakt zu gehen, um mit dieser positiven Erfahrung offline Kontakte aufzubauen und auszubauen.

Das **Risikofaktorenkonzept** unterscheidet zwischen zwei Merkmalen: kindbezogenen Vulnerabilitätsfaktoren und Risikofaktoren oder Stressoren. Die kindbezogenen Vulnerabilitätsfaktoren beziehen sich auf die biologischen und psychologischen Merkmale des Kindes. Die Risikofaktoren oder Stressoren ergeben sich aus der psychosozialen Umwelt des Kindes. Vulnerabilitätsfaktoren lassen sich weiterhin in die primären Faktoren, die genetischen Dispositionen, also das, was das Kind von Geburt an mitbringt, und die sekundären Faktoren, die in der Interaktion mit der Umwelt entstehen wie z. B. unsichere Bindungsorganisation oder geringe Fähigkeiten zur Selbstregulation, unterteilen. Für eine erfolgreiche Selbstregulation bedarf es dreierlei Phasen: Die Selbstbeobachtung, die Selbstbewertung und schließlich die Selbstreaktion. Diese Funktionen sind bei abhängigen Nutzern häufig deutlich eingeschränkt.

Wir wissen bereits, dass das männliche Geschlecht ein Vulnerabilitätsfaktor für die Entwicklung einer IGD ist und das weibliche Geschlecht als Vulnerabilitätsfaktor für die Entwicklung einer Abhängigkeit von sozialen Netzwerken gilt (Bouna-Pyrrou et al. 2018).

In ➤ Tab. 2.1 sind Risikofaktoren wie elterliche psychische Erkrankung, niedriger sozioökonomischer Status oder auch Erziehungsdefizite sowie Vulnerabilitätsfaktoren aufgelistet.

Für die Prävention und die Beratung von Angehörigen und Betroffenen ist es auch wichtig, zu schauen, welche protektiven Faktoren das Videospielen und der Internetkonsum bieten (➤ Tab. 2.2).

Vielleicht hatten Sie beim Lesen dieser Zeilen auch einen bestimmten Patienten vor Augen, bei dem Sie das Computerspielen als Risikofaktor für die Entwicklung einer weiteren komorbiden Störung oder Reduzierung des sozialen Funktionsniveaus aufgefasst haben. Vielleicht fallen Ihnen aber auch Beispiele ein, in denen der Konsum eine protektive Komponente hatte?

Tab. 2.1 Vulnerabilitäts- und Risikofaktoren für die Entwicklung einer Videospiel- und Internetabhängigkeit

Vulnerabiliätsfaktoren	Risikofaktoren
• Impulsivität • Neurotizismus • mangelnde Selbstkontrolle • Craving • mangelnde Selbstregulation • mangelnde Copingstrategien • Stresserleben und -verarbeitung • erlebte Traumata • Angst, Einsamkeit • Genderabhängigkeit: männlich (IGD), weiblich (SND) • komorbide Störungen	• ablehnendes Elternhaus • Eltern-Kind Konflikte • Junges Erwachsenalter, Pubertät • Avatar nutzen • fehlende Beziehungen und soziale Ressourcen • Mobbing • mangelnde finanzielle Ressourcen • Spielezeit • Ingame-Gewinne, Lootboxen

Tab. 2.2 Mögliche protektive Faktoren des Videospielens bei moderatem Konsum

Protektive Faktoren
• erhöht Glücksgefühle • erhöht soziale Interaktion • reduziert Stresslevel • gesteigerte Erfolgserlebnisse • höhere emotionale Stabilität • Entwicklung von Selbstkontrolle • soziales Engagement • Frustrationserleben lernen

MERKE

Da die Diagnose nun gerade erst „in der Pubertät steckt", stehen Längsschnittstudien mit Blick auf Resilienzfaktoren kaum zur Verfügung. Gerade für die Prävention der Videospiel- und Internetabhängigkeit sind die Resilienzfaktoren bzw. protektiven Faktoren interessant, da sich hieraus direkt Angebote an Familien, Jugendliche und Erwachsene ableiten lassen.

LITERATUR

Adams BLM, Stavropoulos V, Burleigh TL, Liew LWL, Beard CL, Griffiths MD. Internet Gaming Disorder Behaviors in Emergent Adulthood: a Pilot Study Examining the Interplay Between Anxiety and Family Cohesion. International Journal of Mental Health and Addiction 2018; 17(4): 828–844.

Berridge KC, Robinson TE. Liking, wanting, and the incentive-sensitization theory of addiction. American Psychologist 2016; 71(8): 670–679.

Bonnaire C, Phan O. Relationships between parental attitudes, family functioning and Internet gaming disorder in adolescents attending school. Psychiatry Research 2017; 255: 104–110.

Bouna-Pyrrou P, Aufleger B, Braun S, et al. Cross-Sectional and Longitudinal Evaluation of the Social Network Use Disorder and Internet Gaming Disorder Criteria. Frontiers in Psychiatry 2018; 9: 692.

Dong G, Potenza MN. A cognitive-behavioral model of Internet gaming disorder: Theoretical underpinnings and clinical implications. Journal of Psychiatric Research 2014; 58: 7–11.

Dong G, Wang M, Liu X, Liang Q, Du X, Potenza MN. Cue-elicited craving-related lentiform activation during gaming deprivation is associated with the emergence of Internet gaming disorder. Addict Biol 2020; 25(1): e12713.

Eichenberg C, Dyba J, Schott M. Bindungsstile, Nutzungsmotive und Internetsucht. Psychiatrische Praxis 2016; 44(01): 41–46.

Eidenbenz F. Systemische Therapie bei Internetabhängigkeit – Phasenmodell. Suchttherapie 2015; 16(04): 179–186.

Fröhlich-Gildhoff K, Rönnau-Böse M. Resilienz. München: Ernst Reinhardt; 2009.

Grüsser-Sinopoli, SM, Thalemann R. Computerspielsüchtig?: Rat und Hilfe. Bern: H. Huber.2006.

Kim J-Y, Chun JW, Park CH, et al. The Correlation between the Frontostriatal Network and Impulsivity in Internet Gaming Disorder. Scientific Reports 2019; 9(1): 1191.

Kircaburun K, Griffith MD, Billieux J. Psychosocial factors mediating the relationship between childhood emotional trauma and internet gaming disorder: a pilot study. European Journal of Psychotraumatology 2019; 10(1): 1565031.

Küfner H, Bühringer G. Alkoholismus. In: Halweg K, Ehlers A (Hrsg.): Psychische Störungen und ihre Behandlung. Enzyklopädie der Psychologie. Göttingen: Hogrefe; 1996.

Kveton P, Jelinek M. Parenting styles and their relation to video game addiction. International Journal of Psychological and Behavioural Sciences 2016; 10(6): 1961–1964.

Mallorquí-Bagué N, Fernández-Aranda F, Lozano-Madrid M, et al. Internet gaming disorder and online gambling disorder: Clinical and personality correlates. Journal of Behavioral Addictions 2017; 6(4): 669–677.

Moll B, Thomasius R. Kognitiv-verhaltenstherapeutisches Gruppenprogramm für Jugendliche mit abhängigem Computer- oder Internetgebrauch: das „Lebenslust statt Onlineflucht"-Programm. Göttingen: Hogrefe; 2019.

Noeker M, Petermann F. Resilienz: Funktionale Adaptation an widrige Umgebungsbedingungen. Zeitschrift für Psychiatrie, Psychologie und Psychotherapie 2008; 56(4): 255–263.

Pinel JPJ, Barnes SJ, Pauli P. Biopsychologie. Hallbergmoos: Pearson; 2019.

Schmitt G. Resilienz und verwandte Konzepte. Bewährungshilfe 2009, 56(4): 325–344.

Schneider LA, King DL, Delfabbro PH. Family factors in adolescent problematic Internet gaming: A systematic review. Journal of Behavioral Addictions 2017; 6(3): 321–333.

Spitzer M. Digitale Demenz – Wie wir uns und unsere Kinder um den Verstand bringen. München: Droemer Knaur; 2014.

Sugaya N, Shirasaka T, Takahashi K, Kanda H. Bio-psychosocial factors of children and adolescents with internet gaming disorder: a systematic review. BioPsychoSocial Medicine 2019, 13: 3.

Throuvala MA, Janikian M, Griffiths MD, Rennoldson M, Kuss DJ. The role of family and personality traits in Internet gaming disorder: A mediation model combining cognitive and attachment perspectives. Journal of Behavioral Addictions 2019; 8(1): 48–62.

van Loh J. Digitale Störungen bei Kindern und Jugendlichen. Stuttgart: Klett-Cotta; 2018.

Wang C-W, Chan CLW, Mak K-K, Ho S-Y, Wong PWC, Ho RTH. Prevalence and Correlates of Video and Internet Gaming Addiction among Hong Kong Adolescents: A Pilot Study. The Scientific World Journal 2014: 1–9.

Welter-Enderlin R, Hildenbrand, B. Resilienz – Gedeihen trotz widriger Umstände. Heidelberg: Carl-Auer; 2006.

Wölfling K, Thalemann R, Grüsser SM. Computerspielsucht: Ein psychopathologischer Symptomkomplex im Jugendalter. Psychiatrische Praxis 2008; 35(5): 226–232.

Wölfling K, Müller KW. Computerspielsucht. In: Batthyany D, Pritz A (Hrsg.): Rausch ohne Drogen – Substanzungebundene Süchte. Wien New York: Springer 2009;291–307.

Wölfling K, Jo C, Bengesser I, Beutel ME, Müller KW. Computerspiel- und Internetsucht: ein kognitiv-behaviorales Behandlungsmanual. Stuttgart: Kohlhammer; 2013.

Zhang JT, Brand M. Editorial: Neural Mechanisms Underlying Internet Gaming Disorder. Frontiers in Psychiatry 2018; 9: 404.

KAPITEL

3 Diagnostik

Kristin Schneider

3.1 Zwei Klassifikationssysteme – DSM-5 und ICD-11

Die Diagnose einer Videospiel- und Internetabhängigkeit kann bislang international noch nicht wie andere Störungsbilder einheitlich nach standardisierten und operationalisierten Kriterien der *International Classification of Disorders* (ICD-10 / derzeit 11. Revision) der Weltgesundheitsorganisation (WHO) oder des *Diagnostic and Statistical Manual* (DSM) der American Psychiatric Association (APA) gestellt werden (➤ Kap. 1). In Deutschland behilft man sich bei der Einordnung bis zum heutigen Tag mit der Diagnose einer Impulskontrollstörung (ICD-10: F 63.8 „Sonstige abnorme Gewohnheiten und Störungen der Impulskontrolle") oder alternativ nach Schuhler et al. (2009) der „sonstigen, nicht näher bezeichneten Persönlichkeits- und Verhaltensstörung" (F 68.8; Steffen & Petersen 2014). Wie bereits dargelegt (➤ Kap. 1.2), werden diese Diagnosen der Komplexität des Erkrankungsbildes jedoch nicht gerecht. Seit 2013 hat die Onlinevideospielabhängigkeit als „Internet Gaming Disorder" im **DSM-5** ihren Platz als **Störungsbild in Sektion III** gefunden, sprich als Diagnose, die weiterer Forschung bedarf (➤ Kap. 1.4, ➤ Kap. 1.5, ➤ Kap. 1.6). Während der Entstehung dieses Buches wurde nach zwölfjähriger Entwicklungsarbeit die elfte Revision der internationalen statistischen Klassifikation der Krankheiten (ICD-11) von der Weltgesundheitsversammlung (World Health Assembly, WHA) in Genf beschlossen und mit ihr die „Gaming Disorder" als **international anerkannte Störung** (➤ Kap. 1.7). Voraussichtlich kann ab dem Jahr 2022 eine Videospielabhängigkeit (online / offline) diagnostiziert werden. Anderes internetbezogenes Suchtverhalten wird vorerst dort nicht explizit genannt. Die damit verbundenen Diagnosekriterien werden in ➤ Kap. 1.5, ➤ Kap. 1.6 und ➤ Kap. 1.7 ausführlicher beleuchtet.

Das Streben nach einem Goldenen Standard

Wie in ➤ Kap. 1 beschrieben, gibt es eine Bandbreite an unterschiedlichen Begrifflichkeiten für das Phänomen der Videospiel- und Internetabhängigkeit. Der damit verbundene fehlende Konsens in der Forschung hat zur Folge, dass viele verschiedene Instrumente zur Beurteilung des Phänomens mit oft inkonsistenten Kriterien entwickelt wurden. Die Verwendung nicht einheitlicher Begrifflichkeiten und Testverfahren liefert unzureichende Informationen zu Diagnostik, Prävalenzraten, zum klinischen Verlauf und zur Behandlung (➤ Kap. 6.1, ➤ Kap. 10). Die erheblichen Unterschiede innerhalb der Literatur erschweren den Überblick über den aktuellen Forschungsstand der Diagnostik und die Testverfahren immens und erscheinen oft verwirrend, wie auch die Autorenschaft dieses Buches feststellen musste. Bei der Entwicklung geprüfter Testverfahren besteht aufgrund dieser Situation ein regelrechter Wettbewerb um den noch zu besetzenden Platz eines internationalen Diagnostik-Standards.

MERKE

In der Forschung im Bereich der Videospiel- und Internetsucht besteht kein Konsens hinsichtlich der Definition und genauen Charakterisierung des Phänomens Videospiel- und Internetabhängigkeit. Die Unübersichtlichkeit durch die Heterogenität der Nomenklatur sowie die Verwendung nicht standardisierter Bewertungsinstrumente verdeutlicht die Dringlichkeit einer Vereinheitlichung, um sowohl aus wissenschaftlicher als auch praktischer Sicht die Qualität der Forschung und Versorgung zu verbessern.

3.2 Testverfahren/Screening-Instrumente

In den vergangenen zehn Jahren bemühten sich diverse internationale Arbeitsgruppen um die Entwicklung von Testinstrumenten, um die Erforschung und Behandlung von Videospiel- und Internetabhängigkeit voranzutreiben. Eine Übersicht über die bisher entwickelten diagnostischen Verfahren bieten beispielsweise die Historie von Rehbein (2015) im Manual zur Computerspielabhängigkeitsskala (CSAS) sowie die Übersichten der Arbeitsgruppen um King et al. (2013), Bischof et al. (2016), Kuss et al. (2019) und Costa & Kuss (2019). Der Rasanz der Entwicklungen und den damit verbundenen Neuerungen ist es geschuldet, dass viele der dort aufgeführten Tests mittlerweile überholt sind, speziell durch die Klassifikation der Internet Gaming Disorder im DSM-5 (APA 2013). Die meisten aktuellen Screeningverfahren orientieren sich mit ihrer Item- und Skalenkonstruktion an DSM-5-Kriterien (➤ Kap. 1). Es sind, insbesondere nach der Einführung des DSM-5, eine Reihe von Diagnostik-Testverfahren entwickelt worden, die zusätzlich zu der pathologischen Internetnutzung spezifisch das Videospielverhalten (Gaming) erfassen. „*Insgesamt ist die Lage [jedoch] unübersichtlich und die Anzahl der Verfahren hoch; es fehlt ein einheitlicher Standard*" (Rumpf & Bischof 2018), weshalb seit einiger Zeit auf die Notwendigkeit einer Standardisierung der Testverfahren hingewiesen wird (Kuss et al. 2014; Pontes et al. 2014; King et al. 2013). Eine Zusammenstellung bisher entwickelter Testverfahren finden Sie in ➤ Tab. 3.3.

Im Wesentlichen lassen sich die derzeit vorhandenen diagnostischen Testverfahren in zwei Kategorien einteilen: solche, die entweder das Online-Verhalten im Allgemeinen erfassen, und solche, die spezifische internetsüchtige Verhaltensweisen messen, in den allermeisten Fällen das Computerspielverhalten. Fragebögen, die die verschiedenen Nutzungsformen (Gaming, Social Media, Online-Shopping, Online-Pornografie, Surfen …) benennen und abfragen (➤ Abb. 3.1), kommen selten vor.

MERKE

Es existieren national sowie international eine Vielzahl von diagnostischen Testverfahren in Form von Selbsteinschätzungsinstrumenten, die eine erste diagnostische Einschätzung einer Videospiel- und Internetabhängigkeit ermöglichen. Sie erfassen meist entweder das Videospielverhalten im Speziellen oder das Onlineverhalten im Allgemeinen; nur wenige ermöglichen eine Exploration der unterschiedlichen internetbezogenen Nutzungsformen (➤ Abb. 3.1).

Insbesondere im klinischen Bereich wird für eine aussagekräftige Diagnostik vorrangig eine Kombination aus **Selbstbeurteilungsinstrumenten** in Form von **Fragebögen** und **standardisierten klinischen Interviews** verwendet, wobei Letzteres eine höhere Validität der Ergebnisse aufweist. Sie ermöglichen, die komplexen Symptome eines Störungsbildes präziser zu erfassen und damit die Diagnose besser abzusichern. Während bereits einige, teils auch gut validierte Testfragebögen entwickelt wurden, fehlte es bislang allerdings noch an diagnostischen klinisch validierten Interviewleitfäden, mit welchen spezifisch eine Videospiel- und Internetabhängigkeit durch strukturierte

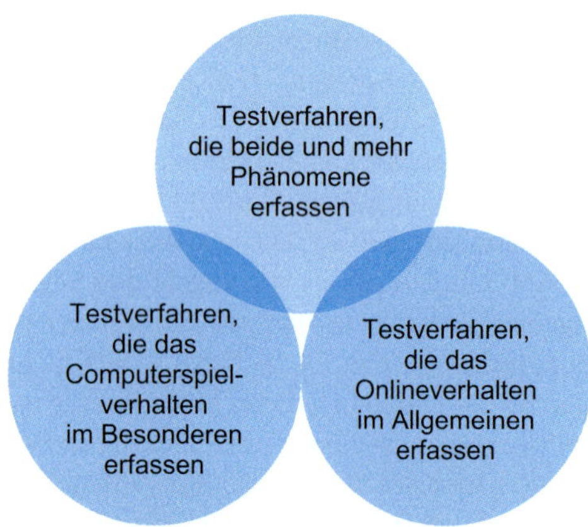

Abb. 3.1 Kategorien der diagnostischen Testverfahren zu Videospiel- und Internetabhängigkeit [L231]

Exploration diagnostiziert werden kann. Bisher in Forschungsprojekten bereits verwendete Leitfäden stellen das semistrukturierte Interview **SCID-IKS** (Impulskontrollstörungsmodul der Forschungsversion des strukturierten klinischen Interviews für DSM-IV-TR Achse-I-Störungen; First et al. 2002) und das anamnestische Kurzinterview „Checkliste zum Onlineverhalten" (**OSV-C, engl. AICA-C**) dar (vgl. Müller et al. 2018). Seit 2017 existiert mit dem **AICA-SKI:IBS** nun ein erstes deutschsprachiges klinisch validiertes „Strukturelles klinisches Interview zu internetbezogenen Störungen" (Müller & Wölfling 2017), welches eine ausführliche strukturelle Exploration aller diagnostischen Kriterien für das Störungsbild sowie eine Erfassung der unterschiedlichen Nutzungsbereiche (wie On- / Offline-Spiele, Online-Pornografie, Social Media ...) und relevanten Merkmale der Betroffenen ermöglicht. Das Instrument wurde vorrangig für (junge) Erwachsene konzipiert, jedoch kann es mit altersgerechter Anpassung der Sprache auch bei Jugendlichen verwendet werden.

Ergänzend kommen **Fremdeinschätzungsfragebögen** zum Einsatz, die in den meisten Fällen die Einschätzung der Familienangehörigen abbilden. Als mögliche Fragebögen bieten sich hier die Computerspielabhängigkeitsskala für Eltern und Partner (**CSAS-FE, CSAS-FP;** Rehbein et al. 2015) sowie die „Parental version of the Internet Gaming Disorder Scale" (**PIGDS;** Wartberg et al. 2019) an.

Da sich im Beratungsprozess bei den Betroffenen häufig auch komorbide Störungen offenbaren, die einer psychiatrischen und / oder psychotherapeutischen Behandlung bedürfen, ist eine umfangreiche Diagnostik erforderlich. Der Band „Diagnostische Verfahren in der Psychotherapie (Diagnostik für Klinik und Praxis)" (Geue et al. 2016) liefert hier eine umfangreiche Übersicht und stellt bewährte und häufig eingesetzte Verfahren in der psychotherapeutischen Praxis und Forschung vor.

CAVE

Der alleinige Einsatz von Selbstbeurteilungsfragebögen sichert die Diagnose einer Videospiel- und Internetabhängigkeit noch nicht ausreichend ab und sollte unbedingt durch die Anwendung eines strukturierten klinischen Interviews ergänzt werden.

MERKE

Es sollte nicht außer Acht gelassen werden, dass eine Erweiterung der diagnostischen Anamnese durch den Einsatz eines Fremdbeurteilungsinstruments für Bezugspersonen (z. B. Eltern, Partner) die Außenwahrnehmung als soziale Variable besser abbildet und wichtige Informationen für die weitere Diagnostik und den weiteren Beratungsverlauf liefern kann.

Aktuelle diagnostische Testverfahren – eine Auswahl

Eine eindeutige Angabe, welches Testverfahren am häufigsten im deutschsprachigen und / oder internationalen Raum Verwendung findet, lässt sich zum aktuellen Zeitpunkt aufgrund des fehlenden Standards und der heterogenen Studienlage (Bischof et al. 2016) nur schwer vornehmen. In ➤ Tab. 3.1 und ➤ Tab. 3.2 werden zunächst die anerkanntesten und gängigsten Diagnostikinstrumente zur Messung von Videospiel- und Internetabhängigkeit detailliert vorgestellt. Abschließend soll die Zusammenstellung in ➤ Tab. 3.3 einen Überblick über weitere bislang entwickelte diagnostische Testverfahren geben und durch ihre Unterteilung in die Messschwerpunkte des Online-Verhaltens allgemein und Computerspielverhaltens als spezifische Form einen erweiterten Einblick in die Diagnostikforschung ermöglichen.

Die Zusammenstellung im Rahmen der Literaturrecherche erfolgt nach bestem Wissen und erhebt keinen Anspruch auf Vollständigkeit.

Zur Erfassung weiterer spezifischer internetsüchtiger Verhaltensweisen neben dem Computerspielverhalten kann mittlerweile auch auf Testverfahren zurückgegriffen werden, die beispielsweise die Nutzung von sozialen Netzwerken, das (Online-)Kaufverhalten oder den Pornografiekonsum abbilden. Beispielhaft für **Screeningverfahren zur diagnostischen Einschätzung**

- **des Social-Media-Verhaltens:** Bergen Social Media Addiction Scale (BSMAS), Andreassen et al. 2016; Social Network Addiction Scale (SNAS), Gökdaş et al. 2019; Social Media Addiction Scale Student Form (SMAS-SF), Şahin 2018; Social Media Disorder Scale (SMD), van den Eijnden et al. 2016;

- **des (Online-)Kaufverhaltens:** Fragebogen zum pathologischen Kaufen (Pathological Buying Screener, Müller et al. 2015) und die international verwendete Compulsive Buying Scale (CBS), Müller et al. 2010;
- **des (Online-)Pornografiekonsums:** der am häufigsten verwendete Internet-Sex-Screening-Test (ISST), Delmonico & Miller 2003; die Problematic Pornography Use Scale (PPUS), Kor et al. 2014, und der an sexuelle Online-Aktivitäten angepasste kurze Internet-Suchttest (IAT-Sex), Wéry et al. 2016.

CAVE

Die oben genannten Testverfahren dienen zur ersten Einschätzung im Rahmen eines umfassenden Diagnostikverfahrens und zur weiteren Behandlungsplanung. Ein Screening kann prinzipiell zu deutlichen Über- oder Unterschätzungen führen und ersetzt keine Diagnostik.

MERKE

Der alleinige Nachweis der klinischen Kriterien für eine Videospiel- und Internetabhängigkeit erlaubt noch nicht die Diagnose einer solchen, da, wie in ➤ Kap. 1 erläutert, hierfür auch ein **Zeitkriterium von 12 Monaten** erfüllt sein muss und verschiedene Ausschlusskriterien überprüft worden sein müssen.

Tab. 3.1 Aktuelle diagnostische Testverfahren zur Messung von Videospiel- und Internetabhängigkeit

Testverfahren	Inhalt
CIUS (Compulsive Internet Use Scale) (Meerkerk et al. 2009; arab., franz. V.: Khazaal et al. 2011, 2012; deutsche V.: Wartberg et al. 2014; in vier Versionen [CIUS-14/CIUS-9/CIUS-7/CIUS-5], acht Sprachen: Lopez-Fernandez et al. 2019)	• Erfassung **der problematischen Internetnutzung** (außer Spielnutzung) • national und international weit verbreitet, vergleichbar • **14 Items** • 5-stufige Likert-Skala von 0 (nie) bis 4 (sehr häufig) • Grenzwert für auffällige Nutzung mit Summenwert von 28 Punkten; für epidemiologische Werte Grenzwert 30 Punkte, für klinische Anwendung Grenzwert 24 Punkte (Müller et.al. 2018) • exzellente interne Konsistenz (Cronbachs Alpha) der dt. Version • keine klinische Validierung
Short-CIUS (short version) (Bischof et al. 2016)	• als kurze Version verfügbar • **5 Items** • 5-stufige Likert-Skala von 0 (nie) bis 4 (sehr häufig), Summenwert von 0–20 P. • Cut-off von 7 oder mehr Punkten weist auf eine internetbezogene Störung hin • wird eine höhere Spezifität (weniger falsche positive Befunde) gewünscht, wird ein Cut-off von 9 empfohlen
IAT (Internet Addiction Test) (Young 1998)	• Erfassung des **Internetnutzungsverhaltens** und der daraus resultierenden subjektiven Beeinträchtigungen im Alltag • **20 Items** • 5-stufige Likert-Skala von 1 (sehr selten) bis 5 (fast immer) • Grenzwerte: 20–49 = normaler Bereich, 50–79 = Beeinträchtigung durch exzessive Internutzung, 80–100 = starke Beeinträchtigung durch Internetkonsum • hohe interne Konsistenz (Cronbachs Alpha) einer übersetzten deutschen Version • in der Forschung das gebräuchlichste Instrument (Müller et.al. 2018) • jedoch bislang keine klinische Validierung
s-IAT (short version) (Pawlikowski et al. 2013)	• als kurze Version verfügbar • **12 Items** • 5-stufige Likert-Skala von 1 (nie) bis 5 (sehr oft), Summenwerte von 12–60 P. • zufriedenstellende interne Konsistenz (Cronbachs Alpha)

Tab. 3.1 Aktuelle diagnostische Testverfahren zur Messung von Videospiel- und Internetabhängigkeit *(Forts.)*

Testverfahren	Inhalt
AICA-SKI:IBS (strukturiertes klinisches Interview zu internetbezogenen Störungen) (Müller & Wölfling 2017)	• strukturiertes klinischen Interview zu **internetbezogenen Störungen** (SKID-Diagnostik) • orientiert an den **neun DSM-5-Kriterien** für Internet Gaming Disorder, erweitert um **Craving** und erweitert zur Erfassung **verschiedener Nutzungsformen (Filter):** Online-Spiele, soziale Netzwerke, Online-Glücksspiele, Online-Erotikangebote, Streaming ...) ergänzt um Module zur weiteren Erfassung des Mediennutzungsverhaltens und relevanter Patientenmerkmale • geeignet zur Eingangs- und Prozessdiagnostik (veränderungssensitiv) • primär für den Bereich des (jungen) Erwachsenenalters • Einschätzung auf einer Skala von 0 (nicht erfüllt) bis 5 (sicher erfüllt) einzeln auf Basis der gestellten Fragen, Summenwerte (0–30 Punkte) • Grenzwert ab 13 Punkten für eine internetbezogene Störung • Ergebnis in drei Schweregraden (milde, moderate, schwere Ausprägung) • **klinisch validiert!**
OSV-C (Checkliste zum Onlinesuchtverhalten; engl. **AICA-C**) (Wölfling et al. 2012)	• halbstrukturiertes Interview für ein klinisches Fremdrating nach Checklistenvorbild • basiert auf **6 Kernkriterien** internetbezogener Störungen • Einschätzung auf einer Skala von 0 (nicht erfüllt) bis 5 (sicher erfüllt) • gute diagnostische Trennschärfe (Sensitivität: 85,1 %, Spezifität: 87,5 %) (Wölfling et al. 2012)
OSV-S (Skala zum Onlinesuchtverhalten; engl. **AICA-S**) (Wölfling et al. 2010; Wölfling et al. 2016; Müller et al. 2019)	• Selbstbeurteilungsinstrument • Erfassung von **verschiedenen Nutzungsformen (Filter): Onlinespiele, soziale Netzwerke, Online-Glücksspiele, Online-Erotikangebote, Streaming ...** • als Version für Kinder und Jugendliche verfügbar • Version spezifisch für Computerspielverhalten verfügbar (CSV-S; Wölfling et al. 2011) • mit Berücksichtigung des Kriteriums **„Craving"** • 14 diagnoserelevante Items von insgesamt **16 Items** • 5-stufiges Antwortformat von 0 (nie) bis 4 (sehr oft) • Grenzwerte: 0–7,0 = unauffälliges, 7,0–13,0 = missbräuchliches, ab 13,5 = abhängiges Nutzungsverhalten • empirisch geprüfte psychometrische Qualität und gute diagnostische Genauigkeit (Sensitivität 80,5 %, Spezifität 82,4 %) • hohe interne Konsistenz (Cronbachs Alpha)
AICA-Sshort (Wölfling et al. 2016)	• kurze Version des AICA-S • **6 Items** • 5-stufige Likert-Skala von 0 (nie) bis 4 (sehr oft)
CSAS (Computerspielabhängigkeitsskala) (Rehbein et al. 2015)	• Erfassung des Computerspielverhaltens nach DSM-5 • Online- und Offlinespiele auf unterschiedlichen Geräten • 4 Versionen: Jugendliche 7.–10.Klasse / Erwachsene 16–49 Jahre / Fremdbeurteilung durch Angehörige oder nahestehende Bezugspersonen • **18 Items** • 4-stufiges Antwortformat von 0 („stimmt nicht") bis 3 („stimmt genau") • Ermittlung der täglichen Spielzeit bzw. des CSAS-Summenwerts sowie der Anzahl erfüllter Diagnosekriterien • Einsatz im Beratungs- oder klinischen Kontext • Ergebnis in 3 Abstufungen: unauffällig, gefährdet, pathologisch • interne Konsistenz (Cronbachs Alpha) der Gesamtskala liegt in der Gesamtstichprobe Jugendlicher (N = 3189) für die Version CSAS-J bei $\alpha = 0{,}94$, und in der Gesamtstichprobe Erwachsener (N = 609) für die Version CSAS-E bei $\alpha = 0{,}94$ • Normwerte (Stanine-Werte und Prozentrangbänder) werden ausschließlich für die Selbstbeurteilungsversionen berichtet

3

Tab. 3.2 Aktuelle diagnostische Testverfahren zur Messung von Videospiel- und Internetabhängigkeit bei Kindern und Jugendlichen

Testverfahren	Inhalt
OSVk-S / CSVk-S (Skala zum Onlinesuchtverhalten / Computerspielverhalten) (Wölfling et al. 2010) siehe auch: **OSV-S** (Skala zum Onlinesuchtverhalten; engl. **AICA-S**) (Wölfling et al. 2010; Wölfling et al. 2016; Müller et al. 2019)	• Selbstbeurteilungsinstrument • Erfassung von **verschiedenen Nutzungsformen: Onlinespiele, soziale Netzwerke, Online-Glücksspiele, Online-Erotikangebote, Streaming ...)** • Altersbereich 13–18 Jahre • 14 diagnoserelevante von insgesamt **16 Items** • 4-stufiges Antwortformat von 0 (nie) bis 4 (sehr oft) • Einsatz im Beratungs- und therapeutischen Kontext • Ergebnis / Grenzwerte: 0–7,0 = unauffälliges, 7,0–13,0 = missbräuchliches, ab 13,5 = abhängiges Nutzungsverhalten • auch verwendbar für die Selbst- und Fremdbeurteilung bei Jugendlichen (➤ Tab. 3.1)
CSAS-J und **CSAS-FE** (Computerspielabhängigkeitsskala) (Rehbein et al. 2015)	• Erfassung des **Computerspielverhaltens** nach DSM-5 • Online- und Offlinespiele auf unterschiedlichen Geräten • Selbstbeurteilungsinstrument, ergänzend Fremdbeurteilung verfügbar (CSAS-FE / CSAS-P) • Altersbereich: Jugendliche der 7.–10. Klasse (12–16 Jahre) • **18 Items** • 4-stufiges Antwortformat von 0 („stimmt nicht") bis 3 („stimmt genau") • Ermittlung der täglichen Spielzeit bzw. des CSAS-Summenwerts sowie der Anzahl erfüllter Diagnosekriterien • Einsatz im Beratungs- oder klinischen Kontext • Ergebnis in 3 Abstufungen: unauffällig, gefährdet, pathologisch • Normwerte (Stanine-Werte und Prozentrangbänder): für die Version CSAS-J liegen geschlechts- und jahrgangsspezifische, schulformübergreifende Normen für Schüler allgemeinbildender Schulen in der 7.–10. Klasse vor; für die Version CSAS-E stehen geschlechts- und altersspezifische Normen für die Altersgruppen 16–30 Jahre und 31–49 Jahre zur Verfügung
PIGDS (Parental version of the internet Gaming Disorder Scale) (Wartberg et al. 2019)	• Erfassung des **Computerspielverhaltens** nach DSM-5 • Fremdbeurteilungsinstrument • Altersbereich: 12–16 Jahre • **9 Items** • 2-stufiges Antwortformat (ja / nein) • Einsatz im Beratungs- und therapeutischen Kontext • Ergebnis in 2 Abstufungen: kein Verdacht; Verdacht auf eine Gaming Disorder bzw. problematische Nutzung von Computerspielen / Grenzwerte: 0–5 = kein Verdacht; 5–9 = Verdacht

Tab. 3.3 Gesamtübersicht der diagnostischen Testverfahren zur Messung von Videospiel- und / oder Internetabhängigkeit

Internetnutzungsverhalten	Online(Computerspielverhalten)
AICA-SKI:IBS Strukturiertes klinisches Interview (Müller & Wölfling 2017) **AICA-C (Checkliste)** / deutsch **OSV-C** (Wölfling et al. 2012)	
AICA-S short (Wölfling et al. 2016) **AICA-S** (Wölfling et al. 2010; Wölfling et al. 2016; Müller et al. 2019) / deutsch **OSV-S** Skala zum Onlinesuchtverhalten	
Short CIUS short version CIUS (Bischof et al. 2016) / **CIUS** Compulsive Internet Use Scale (Meerkerk et al. 2009; arab., franz. V.: Khazaal et al. 2011, 2012; deutsche V.: Wartberg et al. 2014; in vier Versionen [CIUS-14 / CIUS-9 / CIUS-7 / CIUS-5], acht Sprachen: Lopez-Fernandez et al. 2019)	**PIGDS** Parental version of the Internet Gaming Disorder Scale (Wartberg et al. 2019), basiert auf IGDS
IDS9-SF Internet Disorder Scale – Short Form (Pontes & Griffiths 2016)	**GDT** Gaming Disorder Test (Pontes et al. 2019) (chin.,engl.,dt.,türk.)
IPAT Internet Process Addiction Test (Northrup et al. 2015)	**IGDT-10** Ten-Item Internet Gaming Disorder Test (Király et al. 2015, 2017; ungar., iran., norw., tschech., peruan., frz., engl. Validierung: Király et al. 2019; chin. V.: Chiu et al. 2018)
IDS-15 Internet Disorder Scale (Pontes & Griffiths 2017; pers. V.: Lin et al. 2018, ital. V.: Monacis et al. 2018)	**VASC** Videogame Addiction Scale for Children (Yılmaz et al. 2017)
ISS-10 (short) / ISS-20 (Hahn et al. 2014, 2015) **ISS** Internetsuchtskala (Hahn & Jerusalem 2001)	**C-VAT 2.0** Clinical Assessment Tool (Van Rooij et al. 2017)
s-IAT (Pawlikowski 2013) **IAT** (Young 1998a)	**PIE-9** Personal Internet Gaming Disorder Evaluation (Pearcy et al. 2016)
PIUQ Problematic Internet Use Questionnaire (Demetrovics et al. 2008)	**IGDS9-SF** Internet Gaming Disorder Scale – Short-Form (Pontes & Griffiths 2015; slov. V.: Pontes et al. 2016a; portug. V.: Pontes & Griffiths 2016b; ital. V.: Monacis et al. 2016; pers. V.: Wu et al. 2017; poln. V.: Schivinski et al. 2018)
CIAS Chen Internet Addiction Scale (Mak et al. 2003)	**CSAS** Computerspielabhängigkeitsskala (dt./engl.; Rehbein et al. 2015) **CSAS-I** (Mößle et al. 2007) und **CSAS-II** (Rehbein et al. 2009; Rehbein, Kleimann et al. 2010) basiert auf ISS
GPIUS Generalized Problematic Internet Use Scale (Caplan 2002)	**IGDS** Internet Gaming Disorder Scale bzw. **IGDS-short** (Lemmens et al. 2015)
OCS Online Cognition Scale (Davis et al. 2002)	**IGD-20** Internet-Gaming-Disorder-20-Test (Pontes et al. 2014; span. V.: Fuster et al. 2015; arab. V.: Hawi 2017)
IAT Internet Addiction Test (Young 1998a) **YDQ** Young Diagnostic Questionnaire (Young 1998b)	**POGQ / POGQ-SF** Problematic Online Gaming Questionnaire (Demetrovics et al. 2012)
	CSV-S Skala zum Computerspielverhalten (Wölfling et al. 2011) **CSVk** (Grüsser et al. 2005;Thalemann et al. 2004)
	KPC Kurzfragebogen zum Computergebrauch (Petry et al. 2010)
	PVGU Pathological Video Game Use (Gentile et al. 2011) PGS Pathological Gaming Scale (Gentile 2009)
	GAS Game Addiction Scale (Lemmens 2009; Khazaal et al. 2016, 2018)
	PVP Problem Video Game Playing Scale (Tejeiro Salguero & Morán 2002)

Diagnostik im Jugendalter – exzessives Verhalten in der Adoleszenz

Jugendliche sind diagnostisch unter besonderer Berücksichtigung der **Adoleszenzphase** zu betrachten. Aufgrund wesentlicher und komplexer neurobiologischer und psychosozialer Entwicklungsprozesse (wie u. a. der Autonomieentwicklung sowie der Hirnreifungsprozesse) kann diese Zeit mit **zeitlich begrenzten Verhaltensauffälligkeiten** einhergehen. Wie in ➤ Kap. 7 beschrieben, ist bei pubertierenden Heranwachsenden öfter ein bisweilen exzessives, gelegentlich auch depressives Verhalten mit Stimmungsschwankungen sowie Selbstunsicherheiten zu beobachten. Depressive Verstimmungen sowie exzessives Verhalten vor allem in Bezug auf Videospiel- und Internetnutzug können demnach zeitlich begrenzt auftreten, ohne in eine dauerhaft suchtartige Nutzung überzugehen (Müller & Wölfling 2017). Die Jugendlichen, die phasenweise exzessiv Videospiele und Onlinemedien konsumieren, können passager demnach bei einer diagnostischen Messung gewisse Abhängigkeitskriterien erfüllen, weshalb der Ausprägungsgrad (die Punktzahl) im Verlauf schwanken kann. Mit der Frage, wie stabil eine Videospiel- und Internetabhängigkeit bei Jugendlichen über einen Verlauf von einem Jahr ist, beschäftigte sich erstmals die Längsschnittstudie von Wartberg et al. (2018). Von insgesamt 985 Jugendlichen zeigte eine Gruppe von 142 Jugendlichen (14,4 %) über ein Jahr hinweg eine konsistente Videospiel- und Internetabhängigkeit, bei den anderen Gruppen konnte entweder nur bei der ersten Messung eine Abhängigkeit festgestellt werden (10,2 %) oder zeigte sich erstmals zum zweiten Messzeitpunkt ein Jahr später (11,7 %). Diese hohe Variabilität kann laut Wartberg et al. (2018) durch die Entwicklungsphase der Pubertät erklärt werden, in der die biologischen, mentalen und sozialen Veränderungen möglicherweise verschiedene Verhaltensmuster schneller oder intensiver beeinflussen können als in anderen Lebensphasen. Weitere Längsschnittstudien sind erforderlich, um zu untersuchen, wie sich die Stabilität einer Videospiel- und Internetabhängigkeit über ein Jahr hinaus verhält und inwieweit die Ergebnisse der Studien auf die Allgemeinbevölkerung oder die verschiedenen Altersgruppen übertragbar sind (Wartberg et al. 2018). Des Weiteren sollte, wie bereits erwähnt, nicht außer Acht gelassen werden, dass eine Erweiterung der diagnostischen Anamnese durch den Einsatz eines Fremdbeurteilungsinstruments für Bezugspersonen (z. B. Eltern, Partner) die Außenwahrnehmung als soziale Variable besser abbildet und wichtige Informationen für die weitere Diagnostik und den weiteren Beratungsverlauf liefern kann.

Die Diagnose einer Videospiel- und Internetabhängigkeit insbesondere bei Kindern und Jugendlichen sollte in jedem Fall mit Bedacht und im Rahmen einer **umfassenden Anamnese** gestellt werden. Sie stellt jedoch im Bedarfsfall eine notwendige und bedeutende Grundlage für eine spezifische Behandlung dar, die einerseits (frühzeitig) zur Verbesserung der Problematik beitragen, andererseits eine Verschlimmerung verhindern kann. Die Gemeinsame Suchtkommission der kinder- und jugendpsychiatrischen Fachgesellschaft und Verbände (DGKJP, BAG KJPP, BKJPP) positioniert sich hier deutlich zu medienbezogenen Störungen im Kindes- und Jugendalter. In einem Positionspapier, vorgestellt von Thomasius (2019), begrüßt sie ausdrücklich die erstmalige Aufnahme der Videospielabhängigkeit (Gaming Disorder) in das neue ICD-11 (WHO 2019), obgleich sie eine Erweiterung des Störungsbildes um weitere medienbezogene Anwendungen (Social-Media-Sucht etc.) vorschlägt. Die Kommission betont, dass es aus entwicklungspsychologischer Sicht in den letzten Jahrzehnten keinen im Ausmaß vergleichbaren neu aufgetretenen Einflussfaktor auf die Kindheit und Adoleszenz wie digitale Medien gab, der auf der einen Seite viele Chancen bereithält, jedoch auf der anderen Seite mit Blick auf die Prävalenzzahlen für vulnerable Gruppen eben auch viele Risiken für eine Suchtentstehung beinhalten kann. Die Kommission verdeutlicht die Relevanz präventiver Maßnahmen sowie der Behandlung durch ambulante, teilstationäre oder stationäre kinder- und jugendpsychiatrische und -psychotherapeutische Maßnahmen und gibt hierzu klare Handlungsempfehlungen heraus.

MERKE

Aufgrund besonderer neurologischer und psychosozialer Umstände innerhalb der Adoleszenzphase (➤ Kap. 7) sind eine Differenzialdiagnostik im Hinblick auf kinder- und jugendpsychiatrische Beeinträchtigungen, sprich Komorbiditäten (➤ Kap. 4), sowie eine ausführliche Anamnese der familiären Situation, die möglicherweise familientherapeutische oder andere therapeutische Interventionen indiziert, unerlässlich (➤ Kap. 7).

MERKE

Etwaige Unterschiede von Selbst- und Fremdbeurteilung lassen sich im weiteren Diagnostik- und Behandlungsprozess explorativ nutzen.

Für Kinder und Jugendliche im Alter von ca. 12–18 Jahren (frühestens 10. Lj.) existieren verschiedene Testverfahren zur ersten Einschätzung (➤ Tab. 3.2).

CAVE

Nicht alle Fragebögen sind für Kinder und Jugendliche geeignet. Einige besitzen eine für Kinder unpassende Ansprache und Fragen, die nicht an ihre Lebenswelt angepasst sind. Es empfiehlt sich, auf Fragebögen zurückzugreifen, die speziell für Kinder und Jugendliche entwickelt wurden (➤ Tab. 3.2).

Kritik an den bestehenden Testverfahren

- Fehlen einer klinischen Validierung in nahezu allen Fällen für den klinisch-diagnostischen Bereich (Müller et al. 2018; King et al. 2013; Király et al. 2015; Pontes & Griffiths 2014)
- Fehlen von Normtabellen (King et al. 2013, in Müller & Wölfling 2017)
- Einige Testverfahren sind teilweise zu langwierig, daher nicht optimal für groß angelegte Umfragen.
- Sie spiegeln nicht speziell die neun IGD-Kriterien wider.
- Sie verwenden verschlungene Formulierungen, die für die Betroffenen, insbesondere Jugendliche, möglicherweise schwer zu verstehen und zu beantworten sind (Kuss et al. 2018).
- Eine einfache Aufsummierung aller neun diagnostischen Kriterien nach DSM-5 ohne weitere Abstufung wird kritisch diskutiert, da diese sich durch Unterschiede in ihrer Trennschärfe und in ihrem diagnostischen Mehrwert auszeichnen (Müller & Wölfling 2017).

Fazit

Trotz der relativ hohen Zahl empirischer und klinischer Studien, die in den vergangenen Jahren zu Formen der Videospiel- und Internetabhängigkeit durchgeführt wurden, fehlt es an Vergleichbarkeit, fehlt es an einem einheitlichen Standard. Die Recherche zu diesem Kapitel zeigte deutlich die unübersichtliche Forschungslage zur Diagnostik einer Videospiel- und Internetabhängigkeit, was eine Beschreibung und Bestandsaufnahme des Status quo immens erschwerte. In der Forschung besteht weitgehend Konsens darüber, dass Handlungsbedarf für eine Harmonisierung von Testverfahren und die Setzung von Standards besteht (z. B. King et al. 2013; Rumpf et al. 2018; Pontes & Griffiths 2014; Griffiths et al. 2014; Bischof et al. 2016; Stavropoulos 2019; Pontes et al. 2019; Costa & Kuss 2019; Kuss et al. 2014 2019), jedoch zeichnet sich bislang noch keine Standardisierung ab

Für die Entwicklung von Standards fehlen bislang:

- einheitliche Begrifflichkeit der Erkrankung (bisher meist Internet und Computerspiele getrennt)
- Einbeziehung der unterschiedlichen Nutzungsbereiche (wie On- / Offlinespiele, Social Media, …)
- Identifizierung der bestimmenden Merkmale / Kriterien einer Internet- / Computerspielabhängigkeit (Modifizierung / Anpassung, bisher Basis noch Alkohol und Glücksspiel)
- interkulturelle Daten zur Zuverlässigkeit und Validität der diagnostischen Kriterien
- Bestimmung der Prävalenzraten in repräsentativen epidemiologischen Proben in Ländern weltweit (Schivinski et al. 2018)

Mit der Anerkennung von „Gaming Disorder" durch die WHO (WHO 2019) ist eine Verbesserung der Forschungslage durch bessere Finanzierung und Delegation bestimmter Arbeitsgruppen (z. B. Entwicklung der S1-Leitlinien [Rumpf, 2019]) nicht nur zu erwarten, sondern auch dringend notwendig – vor allem für die Betroffenen. Weitere Forschung ist essenziell, um zukünftig einen differenzierteren Überblick mit mehr Trennschärfe zur Diagnostik zu geben.

Übersicht zu weiteren diagnostischen Testverfahren zur Messung von Videospiel- und/oder Internetabhängigkeit

Erfahrungsgemäß untersuchen die meisten derzeit vorhandenen Testverfahren zu Videospiel- und Internetabhängigkeit **entweder das Onlineverhalten allgemein oder das Computerspielverhalten als spezifische Form** (➤ Tab. 3.3). Um Orientierung

3

und Übersichtlichkeit zu schaffen, werden einige der zu Teilen bereits erwähnten (➤ Tab. 3.1) und weitere Testverfahren mit den Messschwerpunkten des Onlineverhaltens und des Computerspielverhaltens getrennt aufgelistet. Die Tabelle ist hier als Zusammenfassung zu verstehen, die sich aus bereits existierenden Übersichten relevanter wissenschaftlich Publizierender (Bischof et al. 2016; Kuss et al. 2018) und der weiteren Literaturrecherche ergibt. Eine eindeutige Angabe, welches Testverfahren am häufigsten im deutschsprachigen und / oder internationalen Raum Verwendung findet, lässt sich zum aktuellen Zeitpunkt aufgrund des fehlenden Standards und der heterogenen Studienlage (Bischof et al. 2016) nur schwer vornehmen. Die Zusammenstellung erfolgt nach bestem Wissen der Autoren und erhebt keinen Anspruch auf Vollständigkeit.

Fallbeispiel

Herr M. (27 Jahre) spielt seit seiner Jugend Videospiele, jedoch bekam er wegen seines ausufernden Spielverhaltens zunehmend Probleme in seinem Alltag, die er erst nicht so ernst nahm. In der Schule verschlief er regelmäßig, es kam zu Konflikten mit seinen Eltern und den Lehrkräften. In seinem Studium fühlte Herr M. sich mit der sozialen Situation und der verlangten Selbstorganisation stark überfordert und zog sich immer weiter zurück, bis er schließlich den Anschluss verlor. Anfangs spielte er nur einige Stunden täglich, jedoch füllte er zunehmend den gesamten Tag mit dem Konsum von Videospielen und Video-Streamen (Toleranzentwicklung). Auch die Freizeitaktivitäten wie Lerntreffen oder Fußball sagte Herr M. immer häufiger ab, weil ihm die Gespräche und der Aufwand zu anstrengend waren. Herr M. ist seit zwei Jahren arbeitslos, sein Studium hat er abgebrochen, darüber hat er leider auch fast all seine sozialen Kontakte verloren (Gefährdung / Verluste, Fortsetzung trotz psychosozialer Probleme). Erst sehr spät erzählte er seinen Eltern davon – es flog auf, dass er mehrere Jahre nicht mehr regelmäßig zur Uni ging (Lügen / Verheimlichen). Herr M. wohnte bis vor Kurzem in einer WG, jedoch war er immer mehr mit den alltäglichen Aufgaben überfordert (Haushalt, Post öffnen, Ernährung) und verbrachte zuletzt den gesamten Tag und teilweise die Nacht an seinem Computer, vernachlässigte zunehmend seine Körperhygiene. Seine Eltern konnten ihn überzeugen, vorerst wieder in die Elternwohnung zu ziehen, jedoch spielt Herr M. dort trotz erneuter Konflikte mit seinen Eltern unverändert weiter (Fortsetzung trotz psychosozialer Probleme). Sehr häufig verspürt er den starken Drang, Dinge außerhalb der Wohnung zügig zu erledigen, um möglichst schnell zu Hause weiterspielen zu können (gedankliche und verhaltensbezogene Vereinnahmung); in spielfreien Zeiten bemerkt er zudem eine unangenehme starke Unruhe, Nervosität und Konzentrationsschwierigkeiten (Entzugserscheinungen). Bei Gefühlen der Überforderung oder Einsamkeit sowie depressiven Gedanken beispielsweise hilft ihm das Videospielen, sich kurzfristig besser zu fühlen (dysfunktionale Gefühlsregulation). Wie viele Stunden er aktuell spielt, weiß Herr M. nicht genau (Kontrollverlust), jedoch fülle er aufgrund der fehlenden Beschäftigung die meiste Zeit mit Spielen. Herr M. möchte aufgrund der großen Belastung durch die negativen Konsequenzen seine Problematik unbedingt angehen, jedoch beschreibt er dabei eine starke Ambivalenz bei dem Gedanken, sich von den Videospielen und seiner tagesfüllenden Beschäftigung zu trennen.

LITERATUR

Andreassen CS, Billieux J, Griffiths MD et al. The relationship between addictive use of social media and videogames and symptoms of psychiatric disorders: A large-scale cross-sectional study. Psychology of Addictive Behaviors 2016; 30(2): 252–262.

American Psychiatric Association (APA). Diagnostic and statistical manual of mental disorders: DSM-5. Arlington, VA: American Psychiatric Association; 2013.

Bischof G, Bischof A, Besser B, Rumpf HJ. Problematische und pathologische Internetnutzung: Entwicklung eines Kurzscreenings (PIEK). Abschlussbericht an das Bundesministerium für Gesundheit, Lübeck. Universität zu Lübeck, Klinik für Psychiatrie und Psychotherapie; 2016.

Caplan SE. Problematic Internet use and psychosocial well-being: Development of a theory-based cognitive-behavioral measurement instrument. Computers in Human Behavior 2002; 18: 553–575.

Chiu YC, Pan YC, Lin YH. Chinese adaptation of the ten-item internet gaming disorder test and prevalence estimate of internet gaming disorder among adolescents in Taiwan. Journal of Behavioral Addictions 2018; 7(3): 719–726.

Costa S, Kuss D. Current diagnostic procedures and interventions for Gaming Disorders: A Systematic Review. Frontiers in Psychology 2019; 10: 578.

Davis RA, Flett GL, Besser A. Validation of a new scale for measuring problematic Internet use: Implications for pre-employment screening. Cyberpsychology & Behavior 2002; 5(4): 331–345.

Delmonico D, Miller J. The Internet Sex Screening Test: A comparison of sexual compulsives versus non-sexual compulsives. Sex Relatsh Ther 2003; 18: 261–276.

Demetrovics Z, Urban R, Nagygyörgy K et al. The development of the Problematic Online Gaming Questionnaire (POGQ). PLoS One 2012; 7: e36417.

Demetrovics Z, Szeredi B, Rozsa S. The three-factor model of Internet addiction: The development of the Problematic Internet Use Questionnaire. Behavior Research Methods, Instruments, & Computers 2008; 40, 563–574.

First MB, Spitzer RL, Gibbon M, Williams JBW. Structured Clinical Interview for DSM-IV-TR axis I disorders, research version, non-patient edition (SCID-I / NP). New York: Biometrics Research, New York State Psychiatric Institute; 2002.

Fuster H, Carbonell X, Pontes H, Griffiths M. Spanish validation of the Internet Gaming Disorder-20 (IGD-20) Test. Computers in Human Behaviour 2015; 56: 215–224.

Gentile DA. Pathological video-game use among youth ages 8 to 18: a national study. Psychol Sci 2009; 20: 594–602.

Gentile DA, Choo H, Liau A et al. Pathological Video Game Use Among Youths: A Two-Year Longitudinal Study. Pediatrics 2011; 127(2): 319–329.

Geue K, Strauß B, Brähler E (Hrsg.): Diagnostische Verfahren in der Psychotherapie. Reihe: Diagnostik für Klinik und Praxis - Band 1.; 3. überarbeitete und erweiterte Auflage. Göttingen: Hogrefe; 2016.

Gökdaş İ, Kuzucu Y. Social Network Addiction Scale: The Validity and Reliability Study of Adolescent and Adult Form. International Journal of Assessment Tools in Education 2019; 396–414.

Griffiths MD, King DL, Demetrovics Z. DSM-5 internet gaming disorder needs a unified approach to assessment. Neuropsychiatry 2014; 4(1): 1–4.

Grüsser SM, Thalemann R, Albrecht U, Thalemann CN. Exzessive Computernutzung im Kindesalter – Ergebnisse einer psychometrischen Erhebung. Wiener Klinische Wochenschrift 2005; 117(5–6): 188–195.

Hahn A, Jerusalem M. Internetsucht: Jugendliche gefangen im Netz. In: Raithel J (Hrsg.): Risikoverhaltensweisen Jugendlicher: Erklärungen, Formen und Intervention. Berlin: Leske + Budrich; 2001.

Hahn A, Jerusalem M, Meixner-Dahle S. Fragebogen zur Internetsucht (ISS-20r) und Normwerte. 2014. http://andrehahn.de/downloads/pub/2014/2014_ISS20-Internetsuchtskala.pdf. [Aufgerufen am 15.11.2014].

Hahn A, Jerusalem M, Meixner-Dahle S. ISS-20: Internetsuchtskala. In: Geue K, Strauß B, Brähler E (Hrsg.): Diagnostischen Verfahren in der Psychotherapie. Göttingen: Hogrefe; 2016.

Hawi NS, Samaha M. Validation of the Arabic Version of the Internet Gaming Disorder-20 Test. Cyberpsychology, Behavior, and Social Networking 2017; 20(4): 268–272.

Khazaal Y, Chatton A, Atwi K, Zullino D, Khan R, Billieux J. Arabic validation of the Compulsive Internet Use Scale (CIUS). Substance Abuse Treatment, Prevention and Policy 2011; 6: 32.

Khazaal Y, Chatton A, Horn A et al. French validation of the compulsive Internet use scale (CIUS).French validation of the compulsive Internet use scale (CIUS). Psychiatric Quarterly 2012; 83(4): 397–405.

Khazaal Y, Chatton A, Rothen S et al. Psychometric properties of the 7-item game addiction scale among french and German speaking adults. BMC Psychiatry 2016; 16: 132.

Khazaal Y, Breivik K, Billieux J et al. Game Addiction Scale Assessment Through a Nationally Representative Sample of Young Adult Men: Item Response Theory Graded – Response Modeling. Journal of Medical Internet Research 2018; 20(8): e10058.

King D, Haagsma M, Delfabbro P, Gradisar M, Griffiths M. Toward a consensus definition of pathological videogaming: A systematic review of psychometric assessment tools. Clinical Psychology Review 2013; 33(3): 331–342.

Király O, Nagygyörgy K, Koronczai B, Griffiths MD, Demetrovics Z. Assessment of Problematic Internet Use and Online Video Gaming. In: Aboujaoude E, Starcevic V (Hrsg.): Mental health in the digital age: Grave dangers, great promise. Oxford: Oxford University Press 2015; 46–68.

Király O, Sleczka P, Pontes H, Urbán R, Griffiths M, Demetrovics Z. Validation of the Ten-Item Internet Gaming Disorder Test (IGDT-10) and evaluation of the nine DSM-5 Internet Gaming Disorder criteria. Addict Behav 2017; 64: 253–260.

Király O, Bőthe B, Ramos-Diaz J et al. Ten-Item Internet Gaming Disorder Test (IGDT-10): Measurement invariance and cross-cultural validation across seven language-based samples. Psychol Addict Behav 2019; 33(1): 91–103.

Kor A, Zilcha-Mano S, Fogel YA, Mikulincer M, Reid RC, Potenza MN. Psychometric development of the Problematic Pornography Use Scale. Addict Behav 2014; 39: 861–868.

Kuss D. Internet gaming addiction: current perspectives. Psychol Res Behav Manag 2013; 6: 125–137.

Kuss DJ, Griffiths MD, Karila L, Billieux J. Internet addiction: A systematic review of epidemiological research for the last decade. Curr Pharm Des 2014; 20(25): 4026–4052.

Kuss D, Pontes H, Király O, Demetrovics Z. A Psychological Overview of Gaming Disorder. In: Attrill-Smith A, Fullwood C, Keep M, Kuss DJ (Hrsg.): The Oxford Handbook of Cyberpsychology. Oxford: Oxford University Press 2019; 450–466.

Lopez-Fernandez O, Griffiths M, Kuss D et al. Cross-Cultural Validation of the Compulsive Internet Use Scale in Four

Forms and Eight Languages. Cyberpsychology, Behavior, and Social Networking 2019; 22(7): 451–464.
Lemmens J, Valkenburg P, Peter J. Development and Validation of a Game Addiction Scale for Adolescents. Media Psychology 2009; 12(1): 77–95.
Lemmens JS, Valkenburg PM, Gentile DA. The Internet Gaming Disorder Scale. Psychological Assessment 2015; 27: 567–582.
Lin CY, Ganji M, Pontes HM et al. Psychometric evaluation of the Persian Internet Disorder Scale among adolescents. J Behav Addict 2018; 7(3): 665–675.
Mak KK, Lai CM, Ko CH et al. Psychometric properties of the Revised Chen Internet Addiction Scale (CIAS-R) in Chinese adolescents. Journal of Abnormal Child Psychology 2003; 42: 1237–1245.
Meerkerk G, Van Den Eijnden R, Vermulst A, Garretsen H. The Compulsive Internet Use Scale (CIUS): Some Psychometric Properties. CyberPsychology & Behavior 2009; 12(1): 1–6.
Monacis L, De Palo V, Griffiths MD, Sinatra M. Validation of the Internet Gaming Disorder Scale — Short-Form (IGDS9-SF) in an Italian-speaking sample. J Behav Addict 2016; 5(4): 683–690.
Monacis L, Sinatra M, Griffiths M, de Palo V. Assessment of the Italian Version of the Internet Disorder Scale (IDS-15). International Journal of Mental Health and Addiction 2018; 16(3): 680–691.
Mößle T, Kleimann M, Rehbein F. Bildschirmmedien im Alltag von Kindern und Jugendlichen: Problematische Mediennutzungsmuster und ihr Zusammenhang mit Schulleistungen und Aggressivität. Baden-Baden: Nomos; 2007.
Müller A, Mitchell JE, Crosby RD, Gefeller O, Faber RJ, Martin A, de Zwaan M. Estimated prevalence of compulsive buying in Germany and its association with sociodemographic characteristics and depressive symptoms. Psychiatry Research 2010; 180(2–3): 137–142.
Müller A, Trotzke P, Mitchell J, de Zwaan M, Brand M. The Pathological Buying Screener: Development and Psychometric Properties of a New Screening Instrument for the Assessment of Pathological Buying Symptoms. PLOS ONE 2015; 10(10): e0141094.
Müller A, Wölfling K, Müller KW. Verhaltenssüchte – Pathologisches Kaufen, Spielsucht und Internetsucht. In: Hahlweg K, Hautzinger M, Margraf J, Rief W (Hrsg.): Fortschritte der Psychotherapie, Band 70. Göttingen: Hogrefe; 2018.
Müller KW, Wölfling K. AICA-SKI:IBS. Strukturiertes klinisches Interview zu Internetbezogenen Störungen. Ambulanz für Spielsucht der Universitätsmedizin Mainz. Verfügbar unter: www.fv-medienabhaengigkeit.de/fileadmin/images/Dateien/AICA-SKI_IBS/FVM_Diagnostikinstrument_2017.pdf.
Müller KW, Wölfling K. Pathologischer Mediengebrauch und Internetsucht. In: Bilke-Hentsch O, Gouzoulis-Mayfrank E, Klein M (Hrsg.): Sucht: Risiken – Formen – Interventionen. Stuttgart: Kohlhammer; 2017.
Müller KW, Beutel ME, Dreier M, Wölfling K. A clinical evaluation of the DSM-5 criteria for Internet Gaming Disorder and a pilot study on their applicability to further Internet-related disorders. Journal of Behavioral Addictions 2019; 8(1): 16–24.
Northrup JC, Lapierre C, Kirk J, Rae C. The Internet Process Addiction Test: Screening for Addictions to Processes Facilitated by the Internet. Behavioral Science 2015; 5: 341–352.
Pawlikowski M, Altstötter-Gleich C, Brand M. Validation and psychometric properties of a short version of Young's Internet Addiction Test. Computers in Human Behavior 2013; 29(3): 1212–1223.
Pearcy BTD, Roberts LD, McEvoy PM. Psychometric Testing of the Personal Internet Gaming Disorder Evaluation-9: A New Measure Designed to Assess Internet Gaming Disorder. Cyberpsychol Behav Soc Netw 2016; 19(5): 335–341.
Petry J. Dysfunktionaler und pathologischer PC- und Internetgebrauch. Göttingen: Hogrefe; 2010.
Pontes H, Schivinski B, Sindermann C et al. Measurement and Conceptualization of Gaming Disorder According to the World Health Organization Framework: the Development of the Gaming Disorder Test. Int J Ment Health Addiction 2019; 1–21.
Pontes H, Griffiths M. Assessment of internet gaming disorder in clinical research: Past and present perspectives. Clinical Research and Regulatory Affairs 2014; 31(2–4): 35–48.
Pontes H, Király O, Demetrovics Z, Griffiths M. The Conceptualisation and Measurement of DSM-5 Internet Gaming Disorder: The Development of the IGD-20 Test. PLOS ONE 2014; 9(10): e110137.
Pontes HM, Griffiths MD. The development and psychometric evaluation of the Internet Disorder Scale (IDS-15). Addict Behav 2017; 64: 261–268.
Pontes H, Griffiths M. Measuring DSM-5 internet gaming disorder: Development and validation of a short psychometric scale. Computers in Human Behavior 2015; 45: 137–143.
Pontes H, Griffiths M. The Development and Psychometric Properties of the Internet Disorder Scale – Short Form (IDS9-SF). Addicta: The Turkish Journal on Addictions 2016; 3(2), 1–16.
Pontes HM, Griffiths MD. Portuguese validation of the Internet Gaming Disorder Scale – Short Form. CyberPsychology, Behavior & Social Networking 2016; 19(4): 288–293.
Pontes HM, Macur M, Griffiths MD. Internet Gaming Disorder among Slovenian primary schoolchildren: Findings from a nationally representative sample of adolescents. Journal of Behavioral Addictions 2016; 5(2): 304–310.
Rehbein F, Kleimann M, Mößle T. Computerspielabhängigkeit im Kindes- und Jugendalter. Empirische Befunde zu Ursachen, Diagnostik und Komorbiditäten unter besonderer Berücksichtigung spielimmanenter Abhängigkeitsmerkmale (Forschungsbericht No. 108). Hannover: KFN; 2009.
Rehbein F, Kleimann M, Mößle T. Prevalence and Risk Factors of Video Game Dependency in Adolescence: Results of a German Nationwide Survey. Cyberpsychology, Behavior, and Social Networking 2010; 13(3), 269–277.

Rehbein F. Computerspielabhängigkeitsskala CSAS; ein Verfahren zur Erfassung der Internet Gaming Disorder nach DSM-5. Göttingen: Hogrefe; 2015.

Rumpf HJ, Bischof A. Handreichung Expertenworkshop Internetbezogene Störungen (EXIST) am 11.–12. Januar 2018 in Berlin, Lübeck: Universität zu Lübeck, Klinik für Psychiatrie und Psychotherapie in Kooperation mit Deutsche Gesellschaft für Suchtforschung und Suchttherapie e.V. (DG-Sucht); 2018.

Rumpf HJ. Reagieren auf das digitale Zeitalter: Die Entwicklung von S1-Leitlinien. X. Symposium des Fachverbands Medienabhängigkeit 2019 in Mainz. 18.09.2019.

Şahin C. Social media addiction scale- Student form: The reliability and validity study: TOJET, The Turkish Online Journal of Educational Technology 2018; 17(1): 169–182.

Schivinski B, Brzozowska-Woś M, Buchanan E, Griffiths M, Pontes H. Psychometric assessment of the Internet Gaming Disorder diagnostic criteria: An Item Response Theory study. Addictive Behaviors Reports 2018; 8: 176–184.

Schuhler P, Vogelgesang M, Petry J. Pathologischer PC-/Internetgebrauch. Krankheitsmodell, diagnostische und therapeutische Ansätze. Psychotherapeut 2009; 54(3): 187–192.

Stavropoulos V, Gomez R, Motti-Stefanidi F. Editorial: Internet Gaming Disorder: A Pathway Towards Assessment Consensus. Front Psychol 2019; 10: 1822.

Steffen S, Petersen K. Diagnostik. In: Bilke-Hentsch O, Wölfling K, Batra A (Hrsg.): Praxisbuch Verhaltenssucht. Symptomatik, Diagnostik und Therapie bei Kindern, Jugendlichen und Erwachsenen. Stuttgart: Thieme 2014; 112–116.

Thalemann R, Albrecht U, Thalemann C. Fragebogen zum Computerspielverhalten bei Kindern (CSVK). Entwicklung und psychometrische Kennwerte. Psychomed 2004; 16(4): 226–233.

Tejeiro Salguero RA, Morán RM. Measuring problem video game playing in adolescents. Addiction 2002; 97: 1601–1606.

Thomasius R. Symposium S14_2 – Medienkonsum bei Kindern und Jugendlichen – Positionspapier der Gemeinsamen Suchtkommission der kinder- und jugendpsychiatrischen Fachgesellschaft und Verbände (DGKJP, BAG KJPP, BKJPP). Deutscher Suchtkongress 2019 in Mainz. 17.09.2019.

van den Eijnden R, Lemmens J, Valkenburg P. The Social Media Disorder Scale. Computers in Human Behavior 2016; 61: 478–487.

Van Rooij AJ, Schoenmakers TM, van de Mheen D. Clinical validation of the C-VAT 2.0 assessment tool for gaming disorder: a sensitivity analysis of the proposed DSM-5 criteria and the clinical characteristics of young patients with 'video game addiction'. Addict Behav 2017; 64: 269–274.

Wartberg L, Kriston L, Zieglmeier M, Lincoln T, Kammerl R. A longitudinal study on psychosocial causes and consequences of Internet gaming disorder in adolescence. Psychological Medicine 2018; 49(2): 287–294.

Wartberg L, Zieglmeier M, Kammerl R. Accordance of Adolescent and Parental Ratings of Internet Gaming Disorder and Their Associations with Psychosocial Aspects. Cyberpsychology, Behavior, and Social Networking 2019; 22(4): 264–270.

Wartberg L, Petersen KU, Kammerl R, Rosenkranz M, Thomasius R. Psychometric validation of a German version of the Compulsive Internet Use Scale. Cyberpsychology Behavior and Social Networking 2014; 17(2): 99–103.

Wéry A, Burnay J, Karila L, Billieux J. The Short French Internet Addiction Test Adapted to Online Sexual Activities: Validation and Links With Online Sexual Preferences and Addiction Symptoms. J Sex Res 2016; 53: 701–710.

WHO (2019). ICD-11 – Mortality and Morbidity Statistics. https://icd.who.int/browse11/l-m/en#/ http://id.who.int/icd/entity/338347362. 2019 [Aufgerufen am 3.10.2019].

Wölfling K, Müller KW, Beutel M. Diagnostische Testverfahren: Skala zum Onlinesuchtverhalten bei Erwachsenen(OSVe-S). In: Mücken D, Teske A, Rehbein F, te Wildt B (Hrsg.): Prävention, Diagnostik und Therapie von Computerspielabhängigkeit. Lengerich: Pabst Science Publishers 2010; 212–215.

Wölfling K, Müller K, Beutel M. Reliabilität und Validität der Skala zum Computerspielverhalten (CSV-S).Psychotherapie, Psychosomatik, medizinische Psychologie 2011; 61(05): 216–224.

Wölfling K, Beutel M, Müller KW. Construction of a standardized clinical interview to assess internet addiction: first findings regarding the usefulness of AICA-C. Journal of Addiction Research & Therapy 2012; S6: 003.

Wölfling K, Beutel ME, Müller KW. OSV-S – Skala zum Onlinesuchtverhalten. In: Geue K, Strauß B, Brähler E (Hrsg.): Diagnostische Verfahren in der Psychotherapie (Diagnostik für Klinik und Praxis). Göttingen: Hogrefe 2016; 362–366.

Wu TY, Lin C-Y, Årestedt K, Griffiths MD, Broström A, Pakpour AH. Psychometric validation of the Persian nine-item Internet Gaming Disorder Scale – Short Form: Does gender and hours spent online gaming affect the interpretations of item descriptions? Journal of Behavioral Addictions 2017; 6(2): 256–263.

Yılmaz E, Griffiths M, Kan A. Development and Validation of Videogame Addiction Scale for Children (VASC). International Journal of Mental Health and Addiction 2017; 15(4): 869–882.

Young KS. Caught in the net: How to recognize the signs of Internet addiction – and a winning strategy for recovery. New York: Wiley; 1998.

Young K. Internet Addiction: The Emergence of a New Clinical Disorder. CyberPsychology & Behavior 1998; 1(3): 237–244.

KAPITEL

4 Psychiatrische Komorbiditäten

Lisa Kehler

4.1 Einleitung

Nun ist es in der Diskussion über dieses neue Störungsbild Videospiel- und Internetabhängigkeit kein Wunder, dass sowohl Befürworter als auch Kritiker sich mit der sogenannten Henne-Ei-Diskussion beschäftigen. Was war zuerst da? Die pathologische Nutzung der Medien oder eine andere primäre psychische Störung, aus der sich die Videospiel- und Internetabhängigkeit als Kompensation entwickelte? Gibt es das reine Störungsbild Videospiel- und Internetabhängigkeit ohne eine Komorbidität? Oder entwickelt sich immer eine Pathologie im Spielen erst durch ein primäres anderes Störungsbild wie z. B. Ängstlichkeit?

Die Epidemiologie und die Ätiologie weisen bereits darauf hin, dass **Aufmerksamkeitsdefizit- / Hyperaktivitätsstörung (ADHS), affektive Störungen** und **Autismus-Spektrum-Störung (ASD)** für eine Videospiel- und Internetabhängigkeit prädisponieren und in einigen Fällen daraus resultieren können (Pluhar et al. 2019).

Dabei ist unumstritten, dass eine Videospiel- und Internetabhängigkeit als Diagnose **allein** wenig Sinn macht. In der Studie aus dem Jahr 2013 von Bozkurt und Kollegen wiesen insgesamt 88 % der Probanden zwei oder mehr und 65 % drei oder mehr psychiatrische Diagnosen auf. Die Häufigkeiten der diagnostischen Gruppen waren wie folgt: Verhaltensstörung (86,7 %), Angststörung (71,7 %), Stimmungsstörung (38,3 %), Ausscheidungsstörung (26,7 %), Tic-Störung (16,7 %) und Substanzgebrauchsstörung (6,7 %). Die häufigsten psychiatrischen Störungen waren ADHS (83,3 %), soziale Phobie (35,0 %) und Majore Depression (30,0 %; Bozkurt et al. 2013).

Zusammenfassend, so Krossbakken et al. 2018, scheint es einen **wechselseitigen Zusammenhang zwischen pathologischem Spielverhalten,** das in dieser Studie bei 35 % der 3000 Befragten lag, und **psychischen Gesundheitsproblemen** zu geben. Zudem gab es bei einer wesentlichen Anzahl der abhängigen Videospieler über einen bestimmten Zeitraum keine spontane Remission (Krossbakken et al. 2018). Daraus könnte abgeleitet werden, dass eine unzureichend beachtete Komorbidität zur Aufrechterhaltung eines abhängigen Verhaltens führen kann.

Im Folgenden wird ein Überblick über die häufigsten psychischen komorbiden Störungen gegeben.

CAVE

Das aktuelle Warten auf das Erscheinen der ICD-11 führt dazu, dass Kliniken und therapeutische Praxen eine von den Krankenkassen finanzierte Behandlung der Videospiel- und Internetabhängigkeit nur über die Behandlung der Komorbiditäten abrechnen können. Bei aller Notwendigkeit zur Erstellung einer Diagnose ist dies insoweit ein Vorteil, dass Behandler „gezwungen" sind, sich mit den begleitenden Erkrankungen auseinanderzusetzen. Die reine Vergabe einer Impulskontrollstörung hingegen genügt, aus mehreren Gründen, auch an dieser Stelle nicht. Ebenfalls wichtig: Diese klinisch-therapeutischen Populationen weisen aufgrund dessen aber auch einen Bias auf. Es sind vermutlich vor allem die komorbid beeinträchtigten Patienten, die spezifisch behandelt werden.

4.2 ADHS (Aufmerksamkeitsdefizit-/Hyperaktivitätsstörung)

ADHS (bzw. hyperkinetische Störung oder einfache Aktivitäts- und Aufmerksamkeitsstörung) mit den Kernsymptomen im Bereich der Aufmerksamkeit, Impulsivität und Hyperaktivität, ist eine der **am weitesten verbreiteten Komorbiditäten bei der pathologischen Internetnutzung** (Bozkurt et al. 2013). Kinder mit Aufmerksamkeitsproblemen neigen häufig zu übermäßigem Spielen. Durch ihre impulsiven oder hyperaktiven Tendenzen reagieren betroffene Kinder und Jugendliche eher mit Wut, Weinen oder Gewalt, wenn sie aufgefordert werden, mit dem Spielen aufzuhören (Pluhar et al. 2019). Auch im Erwachsenenalter zeigen ADHS-Patienten weiter Symptome, die oftmals einer Behandlung bedürfen, selbst wenn die klassische Symptomtrias meist verschwindet.

Wie bei anderen Abhängigkeitsstörungen ist auch bei der Videospiel- und Internetabhängigkeit ein ADHS als Risikofaktor bzw. als komorbide Störung zu nennen, wobei Jungen und Männer mit ADHS ein größeres Risiko aufweisen, da sie oftmals impulsiver und hyperaktiver als Mädchen und Frauen sind. Dabei können Spiele von Betroffenen durchaus als Kompensation genutzt werden, um den „Real-Life"-Problemen zu entfliehen und positive Erfahrungen zu erleben. Es sind die vielen Reize von Videospielen, das ständige, vor allem visuelle „Triggern", was Videospiele so reizvoll macht. Viele der Patienten können sich so entspannen, jedoch führt ein problematischer Internet- und Spielekonsum seinerseits langfristig zu Hyperaktivitätsproblemen (Stravropoulus et al. 2019).

Unaufmerksamkeit erhöht demnach die Entwicklung einer IGD. Auch bedingen sich Unaufmerksamkeit und Videospiel- und Internetabhängigkeit bidirektional. Unaufmerksame Spieler reduzierten ihre Langweile und gingen Problemen der realen Welt sowie erlebten Misserfolgen bzw. mangelnden Erfolgserlebnissen aus dem Weg. Dafür erfuhren sie online Erfolgserlebnisse. Spieler mit Hyperaktivität und Impulsivität zeigten oftmals einen pathologischen Gebrauch. Ein erhöhter Score der Impulsivität ließ auf eine höhere Wahrscheinlichkeit zur Entwicklung einer Videospiel- und Internetabhängigkeit schließen (Stravropoulus et al. 2019).

CAVE

Führt nun eine Videospiel- und Internetabhängigkeit zu einer ADHS oder umgekehrt? Machen die neuen Medien unsere Kinder zappeliger und unaufmerksamer? Gibt es einen Zusammenhang zur gefühlten Ausbreitung von ADHS? Videospiele, gerade MOBAs (Multiplayer Online Battle Arena), scheinen wie gemacht für Kinder, Jugendliche und Erwachsene mit ADHS. Schnelle Reaktionen, starke Reize und eine schnelle abverlangte Geschwindigkeit sind die perfekte Aktivität, um Erfolge zu generieren und das Selbstwertgefühl zu steigern. Vor allem, da ADHS oft mit Schwierigkeiten in der sozialen Interaktion und schulischen Problemen in Verbindung gebracht wird, bietet das Spielen eine gelungene Abwechslung. Die psychischen Grundbedürfnisse wie Lustgewinn und Zugehörigkeit können durch das Spiel befriedigt werden (Grawe 2000).

MERKE

Woran erkennen wir in der Diagnostik und Behandlung, was ist Henne, was ist Ei? Entscheidend ist es, den **zeitlichen Verlauf** zu betrachten. Dabei lassen sich Testungen (IQ-Test mit Arbeitsgeschwindigkeit etc.) vor der Diagnose Videospiel- und Internetabhängigkeit nutzen. Wie sahen die Zeugnisse vor dem pathologischen Spieleverhalten aus? Lassen sich „Auslöser" für das pathologische Spieleverhalten finden? Bei einer einfachen Aktivitäts- und Aufmerksamkeitsstörung müssen die Auffälligkeiten und Symptome schon vor dem 7. Lebensjahr bestanden haben. In den meisten Fällen spielen Kinder in diesem Alter nicht exzessiv Videospiele.

MERKE

Wir müssen das Spielverhalten von Kindern mit ADHS besonders im Blick haben, damit das Spielen als Ressource genutzt werden kann!

Fallbeispiel

Der 16-jährige Mirko liebe es, Fortnite zu spielen. Sobald er nach Hause komme, spiele er bis spät in die Nacht. In der Schule falle er ständig durch sein hochablenkbares Verhalten, seine

Impulsivität und seine hohe motorische Unruhe auf. Dies sei schon im Kindergarten auffällig gewesen, er sei immer unterwegs gewesen und habe sich nur schwer ins Spiel mit anderen einfügen können, da er Aktivitäten schnell gewechselt habe und sehr neugierig gewesen sei, berichtet die Mutter. Im Spiel Fortnite nutze er dies als Stärke. Er sei wachsam und reagiere blitzschnell, was ihn zu einem erfolgreichen Spieler mache. Allerdings sei ihm die Schule so egal, dass er wegen seiner vielen Fehltage kaum noch dem Unterrichtsstoff folgen könne. Erfolgserlebnisse erfahre er nur noch im Spiel, in der Schule laufe es mies und sein Abschluss sei gefährdet. Zeit für die Hausaufgaben habe er keine mehr, da er sich auf das „Zocken" konzentrieren müsse, um ein E-Sportler zu werden. Früher habe er Fußball gespielt, jedoch sei er da oft in Konflikte mit anderen geraten. Im Spiel mit seinen Kumpels brülle er zwar, verstehe sich aber sehr gut mit ihnen und fühle sich angenommen.

4.3 Angst- und Zwangsstörungen

Das Internet- und Videospielen bietet Betroffenen mit einer Angststörung die Möglichkeit, durch interaktives Eintauchen vom sicheren Ort Zuhause aus online neue Erfahrungen zu machen und Kontakte zu pflegen, die offline vermieden werden. **Jugendliche mit sozialen Ängsten** sind dabei besonders anfällig, sich online zu verlieren (Prizant-Passal et al. 2016). Digitale Kommunikation über Text oder soziale Medien bietet sozial ängstlichen Jugendlichen und Erwachsenen Interaktion, die „auf Distanz" bleibt. Da sie sich in diesen nonverbalen Online-Gesprächen wohler fühlen und diese besser beherrschen, entwickeln sich möglicherweise problematische Nutzungsgewohnheiten (Lee-Won et al. 2015). Gaming und soziale Medien bieten Betroffenen offensichtlich effektive Möglichkeiten, ihre negativen Emotionen und Erfahrungen online mit anderen auszutauschen. Durch diese „Kompensation" werden Interaktionen mit Gleichaltrigen „face to face" weiter reduziert. Dies hat natürlich Auswirkungen auf das soziale Umfeld offline: Das soziale Leben und die Peers werden vernachlässigt und vermieden. So entsteht in der Entwicklung eine mangelnde Lernerfahrung. Diese Form der Bewältigung wirkt sich also drastisch auf die realen sozialen Interaktionen aus (Lee et al. 2018).

Auch Zwangsstörungen sind im Zusammenhang mit einer Videospiel- und Internetabhängigkeit zu beobachten; beide Störungen haben ihren Ursprung oft in der frühen Adoleszenz, da diese eine sensible Phase ist (Lee et al. 2018).

MERKE

Die Online-Welt ermöglicht es, sich stetig neu zu erfinden und auszuprobieren! Mögliche soziale Defizite der Offline-Welt können online kompensiert werden.

Fallbeispiel

Vivi, 23 Jahre, hasse es, unter vielen Menschen zu sein, die Schulzeit habe sie als Horror erlebt, sei jahrelang gemobbt worden. Sie sei nie wirklich eine gute Schülerin gewesen und habe kaum Anschluss gefunden. Die „anderen" hätten sie schon von klein auf gemieden und nicht gemocht. In ihrer Klasse konnte sie nicht einen Mitschüler als Freund benennen, mied Veranstaltungen in der Schule und wurde als eigenbrötlerisch beschrieben. Auch in der Ausbildung habe sie sich nicht wohlgefühlt und Konflikte mit den Mitschülern gehabt. Sie habe sich immer missverstanden gefühlt und den Eindruck gehabt, „die anderen mögen mich nicht". Aus Angst vor noch mehr Enttäuschung und der Bewertung habe sie die Ausbildung nun nach längerer Fehlzeit abgebrochen. In ihrer Gilde zeigt Vivi sich hochsozial, engagiert und verantwortungsvoll. Während die Mitschüler auf Partys gewesen seien, habe sie sich zuhause zurückgezogen und League of Legends gespielt. Nun fühle sie sich von der Spielegemeinschaft angenommen, habe endlich Erfolgserlebnisse und gute Freunde gefunden. Sie sei froh, dass sie sich zuhause zurückziehen könne, Einkäufe erledige sie mittlerweile auch online. Nach draußen gehe sie nur im Notfall, warum auch, so Vivi.

MERKE

Gerade für die Behandlung von psychischen Störungen im Bereich der Ängste oder Schmerzen eignen sich digitale Methoden wie das Nutzen von Virtual Reality z. B. zur Exposition und Entspannung.

4.4 Depression

Depressive Störungen sind die **häufigsten psychischen Erkrankungen unserer Zeit.** In der Öffentlichkeit wird diskutiert, dass Kinder, die mehr Zeit online verbringen, mit höherer Wahrscheinlichkeit depressiv werden (Leménager et al. 2018).

4

Für unsere Identitätsentwicklung und unser Selbstkonzept ist der soziale Vergleich mit anderen von enormer Wichtigkeit. Viele Patienten berichten von einem negativen Selbstbild und einem geringen Selbstwertgefühl. Der soziale Vergleich im Internet durch das Pflegen von eigenen Profilen, um möglichst viele „Likes" zu bekommen, aber auch das passive Nutzen („Stalken") von anderen Profilen in Sozialen Medien kann dazu führen, dass Jugendliche und Erwachsene sich weniger erfolgreich, weniger beliebt und / oder einsamer fühlen. Der Vergleich mit anderen Nutzern hinterlässt unter Umständen ein verstärktes Gefühl der Unzulänglichkeit. Es ist plausibel, dass Depressionen dazu führen können, dass Betroffene das Internet „benutzen", um mit ihren Gefühlen umzugehen und unangenehme Emotionen zu umgehen.

Die Studie zu den Entwicklungsverläufen von Videospiel-Nutzung, Abhängigkeit und seelischer Gesundheit von Krossbakken et al. wurde 2018 publiziert. Die Ergebnisse weisen darauf hin, dass **Depression und Einsamkeit wechselseitig mit pathologischem Spielen verbunden** sind. Körperliche Aggression wird als Vorgänger und Angst als Konsequenz des pathologischen Spielverhaltens identifiziert, so die Forscher. Mit Hilfe der Game Addiction Scale for Adolescents (GASA; Lemmens et al. 2009) wurden die Spieler in „engagiert" (nicht mehr als ein Kriterium), „problematisch" (zwei oder drei Kriterien) und „abhängig" (alle vier Kriterien: Rückfall, Rückzug, Konflikte und Probleme aufgrund des Spielens) eingeteilt. In allen Gruppen wurden Einsamkeit und körperliche Aggression als Vorläufer und Depression als eine Konsequenz für alle Typologien identifiziert. Das bedeutet zum Beispiel, dass die Spieler schon vor dem Spiel aggressiver gewesen waren und nicht als Folge aggressiv wurden. In der Unterscheidung der Typologien ist zudem herausgekommen, dass sich auch bei den „problematischen" und „engagierten" Spielern im Vorhinein schon depressive Tendenzen zeigten. „Einsamkeit" war eine Konsequenz bei „problematischen Spielern", „Ängstlichkeit" eine Konsequenz bei „abhängigen" Spielern, so die Ergebnisse. Zusammenfassend scheint es einen wechselseitigen Zusammenhang zwischen pathologischem Spielverhalten und psychischen Gesundheitsproblemen wie Depressionen zu geben (Krossbakken et al. 2018).

Fallbeispiel

Seit der Trennung der Eltern vor einem Jahr ziehe sich der 14-jährige Tim immer mehr von seinen sozialen Kontakten zurück. Zum Fußball gehe er auch nicht mehr, weil er „keinen Bock mehr habe". Seine Schulleistungen nähmen rapide ab, oft verschlafe er oder gehe gar nicht mehr zum Unterricht. In der Schule sei er nur noch alleine unterwegs und werde von seinen Mitschülern geärgert. Nun ziehe er sich so gut es gehe zurück und meide soziale Interaktionen. Wenigstens beim Spielen komme er auf andere Gedanken, habe nochmal etwas Spaß, vergesse den ganzen „Scheiß" und lenke sich ab. Spielen könne er zuhause direkt nach der Schule, weil keiner da sei und er dann seine Ruhe habe, was ihn den Alltag vergessen lasse. Beim Zocken sei er sehr erfolgreich, was er vom Rest seines Lebens gerade nicht sagen könne.

Fallbeispiel

Die 36-jährige Marie lebt mit ihrem Mann und ihrer Tochter (5 Jahre) in einem Haushalt. Nach der Geburt des Kindes sei sie zunehmend „ausgepowert" gewesen, habe sich kaum erholen können und viel gegrübelt über die Vergangenheit und Zukunft. Sie habe sich sehr allein gefühlt. Schon damals habe es so gut getan, sich mit dem Smartphone durch Lesen und Schauen abzulenken. Nach ihrem Wiedereinstieg in den Beruf habe sie den Spagat zwischen Familie und Arbeit mit vielen Anstrengungen anfangs gemeistert. Jedoch seien ihr in der Agentur immer öfter Fehler passiert, da sie unkonzentriert und fahrig gewesen sei. Abends habe sie sich in Serien zurückgezogen, habe sich „berieseln" lassen und endlich kurz keine Sorgen gehabt. Auf Instagram habe sie die Profile stetig verfolgt und bewundert bzw. beneidet, wie glücklich doch alle scheinen. Sie habe angefangen, sich sehr darauf zu konzentrieren, wie das Leben der anderen aussehe, habe kaum noch Zeit gefunden, von ihrem Smartphone aufzuschauen. Das Schauen habe sie kurzzeitig so schön abgelenkt von ihrer aktuellen Situation, aber auch belastet. Das Spielen mit ihrer Tochter sei nur mit vielen Unterbrechungen möglich, da sie bei jedem Geräusch auf ihr Smartphone schauen müsse. Ihr Mann sei mittlerweile nur noch sauer und habe mitbekommen, dass sie wahnsinnig viel Geld für Online-Shopping ausgebe, was sie bis vor Kurzem versucht habe, zu vertuschen.

CAVE

Das Störungsbild Videospiel- und Internetabhängigkeit unterscheidet sich auch in der Ausprägung durch Geschlechtsunterschiede und unterschiedliche Spielgenres. Spielerinnen mit geringem Bildungsgrad (< High-School-Level) und hohen Depressionswerten zeigten vermehrt eine IGD (Bonnaire & Baptista 2019).

Im klinischen Eindruck schienen Frauen mit einer Videospiel- und Internetabhängigkeit eher depressiv und ängstlich zu sein, während Männer häufiger komorbid von einem ADHS betroffen waren. Bei MOBA-Gamern, die die Kriterien einer IGD erfüllten, war die Fähigkeit Gefühle zu beschreiben eingeschränkter, während MMORPG-Spieler (mit IGD) mit höherem Bildungsgrad (> High-School-Level) deutliche Ausprägungen der Angststörungen zeigten. Eine mögliche Erklärung könnte sein, so die Autoren Bonnaire und Baptista, dass das Spielen von MOBAs eine Strategie zur Regulation von Emotionen sei, während das Spielen von MMORPG als eine maladaptive Copingstrategie im Umgang mit einer negativen affektiven Störung genutzt werde (Bonnaire & Baptista 2018).

4.5 Stoffgebundene Abhängigkeiten

In der Praxis sehen wir bei Betroffenen einer Videospiel- und Internetabhängigkeit öfter einen Konsum von stoffgebundenen Substanzen wie Cannabis und Alkohol, jedoch ist die Studienlage dazu eher dünn. Dabei kommt es zum Teil zu **Suchtverschiebungen** (➤ Kap. 16). In der aktuellen Studie von Baroni et al. (2019) wurde der problematische Internetgebrauch in Zusammenhang mit Drogenabhängigkeit untersucht; dabei betrug die Online-Zeit in der Gesamtstichprobe mehr als vier Stunden pro Tag. Kokain- und Cannabiskonsumenten verbrachten mehr als sechs Stunden online, deutlich mehr als Opioid- und Alkoholkonsumenten (Baroni et al. 2019). Auch Wölfling et al. stellten substanzgebundene Süchte (Alkohol, THC und Amphetamine) fest, die das Vorliegen einer Internet- und Videospielabhängigkeit begleiten (Wölfling et al. 2013).

In der Studie von Krossbakken et al. (2018) wurde bei „abhängigen" Spielern ein höherer Alkoholkonsum festgestellt als bei „problematischen" Spielern. Starker Alkoholkonsum zeigte sich bei den „abhängigen" Spielern oftmals bereits vor der Entwicklung des pathologischen Spielens (Krossbakken et al. 2018).

Fallbeispiel

Marian, 35 Jahre, lebt allein. Zu einem entspannten Abend gehöre es für ihn, Bier zu trinken und die Nacht über GTA (Grand Theft Auto) zu spielen. Er konsumiere schon seit Jahren täglich zum „Runterkommen". Zum Einschlafen rauche er täglich Cannabis. Sein Job nerve ihn total, eigentlich wolle er ihn aufgeben und sich was anderes suchen, nur irgendwie bleibe alles immer wieder wie es ist. Zwar wünsche er sich eine Partnerin, komme aber kaum raus. Ohne das Kiffen sei er angespannt, könne kaum zur Ruhe kommen. Zocken helfe ihm, mal was anderes zu sehen, da sei er wer und habe seine Leute.

LITERATUR

Baroni S, Marazziti D, Mucci F, Diadema E, Dell'Osso L. Problematic Internet use in drugs addicts under treatment in public rehab centers. World Journal of Psychiatry 2019; 9(3): 55–64.

Bonnaire C, Baptista D. Internet gaming disorder in male and female young adults: The role of alexithymia, depression, anxiety and gaming type. Psychiatry Res 2019; 272: 521–530.

Bozkurt H, Coskun M, Ayaydin H, Adak İ, Zoroglu SS. Prevalence and patterns of psychiatric disorders in referred adolescents with Internet addiction. Psychiatry and Clinical Neurosciences 2013; 67(5): 352–359.

Grawe K. Psychologische Therapie. Göttingen: Hogrefe; 2000.
Grüsser SM, Wölfling K. Leitfaden Medienkompetenz: Umsetzung und Wissensvermittlung. Bern: Huber; 2008.
Krossbakken E, Pallesen S, Mentzoni RA et al.: A Cross-Lagged Study of Developmental Trajectories of Video Game Engagement, Addiction, and Mental Health. Frontiers in Psychology 2018; 9: 2239.
Lee TH, Kim M, Kwak YB et al. Altered Eye-Movement Patterns During Text Reading in Obsessive–Compulsive Disorder and Internet Gaming Disorder. Frontiers in Behavioral Neuroscience 2018; 12: 248.
Lee-Won RJ, Herzog L, Park SG. Hooked on Facebook: The Role of Social Anxiety and Need for Social Assurance in Problematic Use of Facebook. Cyberpsychology, Behavior, and Social Networking 2015; 18(10): 567–574.
Lemmens JS, Valkenburg PM, Peter J. Development and validation of a game addiction scale for adolescents. Media Psychol 2009; 12: 77–95.
Lemenager T, Hoffmann S, Dieter J, Reinhard I, Mann K, Kiefer F. The links between healthy, problematic, and addicted Internet use regarding comorbidities and self-concept-related characteristics. Journal of Behavioral Addictions 2018; 7(1): 31–43.
Pluhar E, Kavanaugh JR, Levinson JA, Rich M. Problematic interactive media use in teens: comorbidities, assessment, and treatment. Psychology Research and Behavior Management 2019; 12: 447–455.
Prizant-Passal S, Shechner T, Aderka IM. Social anxiety and internet use–A meta-analysis: What do we know? What are we missing? Computers in Human Behavior 2016; 62: 221–229.
Stavropoulos V, Adams BLM, Beard CL et al. Associations between attention deficit hyperactivity and internet gaming disorder symptoms: Is there consistency across types of symptoms, gender and countries? Addictive Behaviors Reports 2019; 9: 100158.
Wölfling K, Jo C, Bengesser I, Beutel ME, Müller KW. Computerspiel- und Internetsucht: ein kognitiv-behaviorales Behandlungsmanual. Stuttgart: Kohlhammer; 2013.

KAPITEL

5

Daniel Illy

Somatische Komorbiditäten

5.1 Einleitung

Die Videospiel- und Internetabhängigkeit bringt nicht nur eine Vielzahl an psychisch komorbiden Störungsbildern mit sich, auch negative körperliche Folgen sind beschrieben.

Diese **negativen körperlichen Folgen** sollen nachfolgend besprochen werden:

- Adipositas und Störungen des Fettstoffwechsels,
- Untergewicht,
- hygienische Vernachlässigung,
- Rückenschmerzen und Haltungsschäden,
- ophthalmologische Erkrankungen,
- Konzentrationsstörungen,
- Kopfschmerzen,
- orthopädische Erkrankungen,
- Schlafstörungen.

5.2 Adipositas und Störungen des Fettstoffwechsels

Adipositas ist eine häufig anzutreffende somatische Komorbidität der Videospiel- und Internetabhängigkeit. **Fehlende sportliche Betätigung** und **einseitige Ernährung** sind dabei vermutlich als Hauptverursacher anzusehen. Manche Jugendliche konsumieren während des Spielens etwa Energydrinks (deren Verzehr manche YouTuber oder Streamer geradezu zelebrieren) oder andere gesüßte Getränke, deren Einfluss auf die Entwicklung einer Adipositas direkt nachgewiesen werden konnte (Turel et al. 2017). Die gleiche Autorenschaft fand auch Verknüpfungen mit einer reduzierten Schlafqualität als möglichen Mediator (➤ Kap. 5.9). Der Zusammenhang zwischen einem späteren Zubettgehen und einem höhen BMI ist (unabhängig von Videospielen) gut beschrieben (Zhou et al. 2018).

Repräsentative Zahlen aus der Median Klinik Münchwies, einer Rehabilitationsklinik mit Abhängigkeitsfokus, zeigen auf, dass über 60 % der männlichen und 75 % der weiblichen Patienten mit einem pathologischen PC- bzw. Internetgebrauch eine Erkrankung aus dem Bereich der Ernährungs- oder Stoffwechselerkrankungen aufweisen. Bei 33,5 % der Patienten konnte eine Adipositas als Nebendiagnose vergeben werden (Feindel 2018).

5

Für die Videospiel- und Internetabhängigkeit liegt dennoch keine breite Datenbasis vor. In einer Diskussion aus dem Jahr 2013 (Baranowski et al.) argumentiert die Forscherin Melanie Hingle, dass es zwar viele Studien gäbe, die sich „Bildschirmzeit" und Adipositas anschauen würden, die gefundenen Zusammenhänge ließen sich aber wissenschaftlich belastbar nur auf passives Fernsehschauen zurückführen. Der englische Begriff „screen time" sei dabei so wenig differenzierend, dass nicht klar sei, was genau konsumiert werde. Ferner wird in Folge der Diskussion zwischen „aktiven" und „nicht-aktiven" Videospielen unterschieden. Aktive Videospiele (hier ist in erster Linie an bewegungsgestützte Spiele auf der Nintendo Wii, Tanzspiele oder, aus gegenwärtiger Sicht, an Virtual Reality zu denken) könnten einer Adipositas sogar entgegenwirken.

BEWERTUNG

Auch zwischen dem regulären Spielen mit entsprechenden Tasten-, Controller- oder Mausbewegungen und dem rein passiven Fernsehschauen besteht unserer Ansicht nach ein Unterschied im Energieverbrauch.
Es lohnt sich also auch an dieser Stelle, der Pauschalisierung den Rücken zu kehren und genauer hinzusehen. Wer einmal das VR-Rhythmus-Spiel „Beat Saber" gespielt hat, weiß, was körperliche Anstrengung bedeutet. Der Einsatz solcher Spiele wäre in der Behandlung einer Adipositas bei Gaming-affinen Betroffenen eine gute Möglichkeit, erste Hürden in Richtung sportlicher Betätigung abzubauen.

In der Tat werden Videospiele als sogenannte „Serious Games" ja auch zur Behandlung einer Adipositas eingesetzt. Deren Effekte scheinen jedoch nur kurzfristig erfolgreich zu sein (Eichenberg & Küsel 2016).

CAVE

In keinem Fall ersetzen „Serious Games" die Anleitung zu aktivem Sport oder eine Ernährungsberatung.

Einen guten Einstieg in das Thema Sport bietet die **Freizeitbeschäftigung „Geocaching"**. Dabei handelt es sich um eine Schatzsuche mit Hilfe eines GPS-fähigen Geräts. Die einzelnen Routen lassen sich im Internet oder per App abrufen. Die Spieler folgen dann geografischen Koordinaten und lösen (mitunter recht anspruchsvolle) Rätsel. Am Ende wartet ein wasserdichter Behälter, der die erfolgreichen Schatzsucher mit einem Logbuch und kleinen Tauschgegenständen belohnt. Wir haben sehr positive Erfahrungen mit Geocaching in der Behandlung einer Videospiel- und Internetabhängigkeit gemacht, gerade innerhalb der Gruppentherapie. Die Patienten bringen Interesse an Spielen, meist sogar an Rätseln mit. Die technische Faszination der Berechnung von GPS-Koordinaten ist i.d.R. ebenfalls vorhanden. Je nach zur Verfügung stehendem Rahmen kann man sich mehr oder weniger weit in der Natur bewegen. Gerade in unwegsamem Gelände kann Geocaching sehr anstrengend werden; in jedem Fall ist man aber an der frischen Luft unterwegs. Gerade die Tatsache, den Cache unbemerkt von anderen Spaziergängern bergen zu müssen, sorgt immer wieder für Nervenkitzel. Solche Erlebnisse verbinden die einzelnen Gruppenteilnehmer untereinander und sorgen für Abwechslung. Die Idee dabei: Die positive Erfahrung wird von den Teilnehmern auch in ihren realen Alltag mitgenommen. Die GPS-fähigen Geräte sind in Form von Smartphones weit verbreitet, häufig fehlt nur die Initialzündung, um Geocaching für sich zu entdecken. Bei vertiefter Beschäftigung mit dem Thema finden sich zudem Kontaktmöglichkeiten zu anderen Geocachern sowie eine durchweg sehr nette Community (Garney et al. 2016).

Ein weiteres sportliches Betätigungsfeld findet sich im (therapeutischen) **Bouldern.** Dabei klettert man ohne Seil und Gurt an (zumeist) künstlichen Kletterwänden in einer Höhe, von der aus der mit einer Matte gesicherte Boden ohne Verletzungsgefahr erreicht werden kann. Im Vordergrund stehen dabei technische Herausforderungen und ein dynamischer Bewegungsstil, aber auch absoluten Anfängern bietet der Bouldersport Herausforderungen und Erfolge. Die an die Wand geschraubten bunten Griffe fordern wie viele Videospiele ein taktisches und planvolles Vorgehen. Gerade in der Gruppe lassen sich die Wände spielerisch gemeinsam bezwingen. Die leichten Routen sind dabei auch von unsportlichen Menschen schaffbar. Analog zum schon länger erforschten therapeutischen Klettern hilft das therapeutisch angeleitete Bouldern auch bei psychischen Erkrankungen, wie etwa Depressionen (Luttenberger et al. 2015).

BEWERTUNG

Wir wissen in der Kollegschaft von aktuell noch laufenden Untersuchungen hinsichtlich der Wirksamkeit bei der Videospiel- und Internetabhängigkeit. Aus der Erfahrung mit unseren Patienten lässt sich bereits sagen, dass das Bouldern einen deutlichen Effekt auf die (häufig gestörte) Körperwahrnehmung hat.

Weitere von uns favorisierte Sportarten sind **Bogenschießen** (großes Interesse bei Shooter-Spielern), **Sportspiele** wie Völkerball („MOBA in Reallife") und die Anleitung zu regelmäßigem **Ausdauersport** wie Joggen, Schwimmen oder Radfahren. Die grundsätzliche Empfehlung diesbezüglich stammt aus der Vorbeugung von Herz-Kreislauf-Erkrankungen: Drei- bis viermal pro Woche moderates Ausdauertraining von 30–60 Minuten. Dies ist bei vielen Patienten allerdings ein erst langfristig erreichbares Ziel. Sport kann zusammenfassend jedoch als **wichtigste alternative Aktivität** aufgefasst werden (➤ Kap. 15).

Zu Abweichungen im Fettstoffwechsel ließen sich bei der Recherche keine Gamings-pezifischen Studien finden. Veränderte Cholesterin- und / oder Triglyceridspiegel lassen sich jedoch hin und wieder bei Betroffenen finden und untermauern die Notwendigkeit einer Änderung des Lebensstils und vermehrter körperlicher Aktivität.

5.3 Untergewicht

Die Folgen einer einseitigen Ernährung und mangelnder Bewegung haben wir bereits diskutiert. Im Zuge des Eintauchens in Spielwelten „vergessen" die Betroffenen aber auch nicht selten, regelmäßig Nahrung und Flüssigkeit zu sich zu nehmen. In der Tat sind viele unserer Patienten **untergewichtig** oder berichten von „Kreislaufproblemen" in Folge **unzureichender Hydration.** Es gibt dazu allerdings keine hinreichende Datenlage. Bezüglich des Umgangs mit Untergewicht empfehlen wir die Orientierung an pädiatrischen / internistischen Standards, beziehungsweise die Anlehnung an die S3-Leitlinie zum Umgang mit Essstörungen (Herpertz & Herpertz-Dahlmann 2017).

5.4 Hygienische Vernachlässigung

Die hygienische Vernachlässigung bis hin zur **Verwahrlosung** Betroffener ist eine zu beachtende, aber mit entsprechender Vorsicht anzusprechende Begleiterscheinung von exzessivem Gaming. Im Jahr 2011 berichtete der Fernsehsender RTL von der Spielemesse Gamescom, indem er eine Studentin Gamer in verschiedene Kategorien einteilen ließ und dabei auch deren Körpergeruch kommentierte. Das Video ist nicht mehr so leicht im Internet zu finden, zuletzt konnten wir es aber noch auf der Videoportal-Seite Dailymotion (2011) aufrufen.

Der Beitrag sorgte damals in der Gaming-Szene für einen Aufschrei und zahlreiche kritische Gegenstimmen. Eine pauschale Annahme, dass Gamer hygienisch verwahrlosen, ist aus unserer Sicht natürlich abzulehnen, dennoch finden sich bei Vielspielern oder Abhängigen durchaus Auffälligkeiten in diesem Bereich. Eine vernachlässigte Körperhygiene, unzureichend saubere Kleidung und ein schlechter Zahnstatus können auf einen entsprechenden Schweregrad hindeuten und sollten im Verlauf der Therapie mit dem entsprechend gebotenen Fingerspitzengefühl angesprochen werden. Bei jugendlichen Betroffenen ist der hormonelle Einfluss der Pubertät zu beachten. Wissenschaftliche Untersuchungen zu diesem Thema liegen nicht vor.

5.5 Rückenschmerzen und Haltungsschäden

Die sitzende Tätigkeit „Gaming" führt in der Folge zu Rückenschmerzen und bereits bei Jugendlichen zu teilweise massiven Haltungsschäden. Ein Phänomen, das Gamer bereits ernst nehmen und dem sie mit entsprechend speziell designten **„Gaming-Chairs"** vorbeugen. In der Theorie sorgt die ergonomische

Beschaffenheit solcher Stühle dafür, dass die darauf Sitzenden nicht in die Kyphose „fallen". Spezifische Wirksamkeitsnachweise sind uns nicht bekannt.

Es sind die „professionellen Gamer", die YouTuber und Streamer, die, ab einem gewissen Professionalitätsgrad, alle einen solchen Stuhl nutzen. Und so stammt auch die einzige Studie zu diesem Thema interessanterweise aus der E-Sport-Szene (DiFrancisco-Donoghue et al. 2019). 42 % der darin untersuchten professionellen Spieler, die zwischen 3 und 10 Stunden am Tag spielten, berichteten über Nacken- und Rückenschmerzen, nur nochgetoppt von Augenmüdigkeit (➤ Kap. 5.6). Nur 2 % der Befragten hatten medizinische Hilfe in Anspruch genommen. 40 % der Befragten gaben an, keiner sportlichen Betätigung nachzugehen, was die Qualität der Studie in Frage stellt. Bei den wirklich professionellen E-Sportlern ist ein begleitendes Sportprogramm nämlich Pflicht. Sport ist neben Physiotherapie (bei schweren Haltungsschäden) auch die einzig wirksame Therapie – neben einer Reduktion der Spielzeiten natürlich.

5.6 Ophthalmologische Erkrankungen

Gerade einige der Kollegen, die im Rahmen von öffentlichen Auftritten ein gewisses populärwissenschaftliches Bestreben an den Tag legen, warnen immer wieder vor den negativen Folgen von Bildschirmen, hierbei insbesondere den in sehr geringem Abstand zum Auge genutzten Smartphone-Bildschirmen. Die Debatte ist nicht neu, sie wird spätestens seit der zunehmenden Verbreitung von Fernsehern intensiv geführt. Umso überraschender, dass es im Zuge unserer Recherche keine umfassende wissenschaftliche Datenlage zu geben scheint.

BEWERTUNG

Zwar weisen Studien auf den Risikofaktor Smartphone-Bildschirm hin (Tideman et al. 2016), aber diese Datenlage berechtigt unserer Ansicht nach nicht dazu, im Kontext eines Textes über die Risiken von Smartphones die Hälfte der Weltbevölkerung in 30 Jahren für kurzsichtig zu erklären, wie es Manfred Spitzer in seinem Buch *Die Smartphone-Epidemie* tut. Die von ihm bei dieser Aussage angeführte oben gennannte Studie erwähnt zusätzlich noch über 100 genetische Faktoren.

Natürlich, die von Spitzer weiterhin angeführten Studien (Morgan et al. 2012) sowie eigene Herleitungen erklären eindrücklich, dass der Blick in die Ferne gegen Kurzsichtigkeit hilft, wirklich am konkreten Objekt Bildschirm ausgerichtete Studien fehlen jedoch bislang. Eine Ausnahme bildet dabei die von Spitzer zitierte Anyang Childhood Eye Study (Li et al. 2015), die folgende Risikofaktoren für eine größere Wahrscheinlichkeit für **Kurzsichtigkeit** ausmachte: eine Lesedauer von mehr als 45 min / Tag, TV-Schauen mit einem Abstand von weniger als 3 Meter, eine auffällige Kopfneigung beim Schreiben, Leuchtstoffröhren als Schreibtischlampe (im Unterschied zu einer herkömmlichen Glühbirne), eine Lesedistanz von weniger als 20 cm und einen Abstand von weniger als 2 cm vom Finger zur Stiftspitze. Daraus lassen sich sicherlich Rückschlüsse auf Smartphone-Bildschirme ziehen (in denen ja dann auch mehrere Risikofaktoren kumulieren würden), allerdings wurden die Probanden dieser Studie nicht explizit daraufhin untersucht. In den weiterhin von Spitzer zitierten Studien (Wu et al. 2013) taucht das Wort „Phone" nicht einmal auf. Lediglich in einem von ihm zitieren Artikel im Pew Research Center von Jacob Poushter (2016) werden wir fündig. Der beschäftigt sich aber nur mit der Verbreitung technologischer Geräte. Zudem vernachlässigt eine solche Argumentation andere Faktoren, sodass nach der Lektüre der Eindruck entstehen kann, die Kurzsichtigkeit entstehe nur aufgrund entsprechender Umweltbedingungen. Sicherlich, ein übermäßiges Schauen auf Bildschirme schadet den Augen; wie genau, das ist gegenwärtig noch nicht hinreichend erforscht. Das ist im Übrigen nicht nur unsere (zugegeben ophthalmologisch eher laienhafte) Meinung; es gibt auch wissenschaftlich Forschende, die davor warnen, die schwache Evidenz-Lage diesbezüglich als Argumentationsgrundlage zu verwenden (Brennan et al. 2019).

BEWERTUNG

An dieser Stelle mag inzwischen die berechtigte Frage aufkommen, warum es uns so wichtig ist, bei diesen Dingen nicht in das Predigen einer Apokalypse mit einzustimmen. Wie wir im spezifischen Therapieteil dieses Buches sehen werden (➤ Kap. 12), ist es aus unserer Sicht, gerade bei Jugendlichen und jungen Erwachsenen, essenziell, eine pauschale (Ab-)Wertung ihres zur Abhängigkeit führenden Hobbies zu vermeiden. Videospiele, so werden wir noch sehen, haben auch positive Aspekte und sind manchmal sogar ein wichtiger Baustein in der Therapie. Es macht für Betroffene einen großen Unterschied, ob wir ihnen sagen, sie sollten aufhören zu spielen, da sie sonst blind werden, oder ob wir ihnen vermitteln, dass ihr Konsum sicherlich negative Auswirkungen auf ihre Augen hat, welche genau aber noch erforscht werden muss. Die Aussage unserer Eltern, dass man vom Fernsehschauen viereckige Augen bekommt, hat schon in unserer Kindheit eher gegenteilige Effekte gehabt. Wir fanden sie so unpassend, dass wir erst recht geschaut haben. Als Therapierende sollten wir diesen Fehler vermeiden.

Unbestreitbar hingegen sind die aus der beruflichen Bildschirmnutzung bekannten Auswirkungen auf das menschliche Auge, also **Trockenheit, Reizung, Ermüdung,** etc. zu nennen.

5.7 Konzentrationsstörungen und weitere kognitive Fähigkeiten

Ein weiteres, häufig populärwissenschaftlich aufgegriffenes Thema betrifft **Konzentrationsstörungen.** Wieder einmal müssen wir uns mit Manfred Spitzer beschäftigen, der in der Vergangenheit gar vor der „digitalen Demenz" (Spitzer 2014) warnte. Im Detail beschäftigt er sich in seinem Buch etwa mit der vielzitierten Studie von Green und Bavelier (2003). Diese konnten in Experimenten nachweisen, dass Videospiele einen (positiven) Effekt auf die visuelle Aufmerksamkeit haben. Spitzer gibt sich hier durchaus Mühe bei der Quellenarbeit, auch wenn er zu anderen Schlüssen kommt. So sieht er die Fähigkeit der Videospieler, besser auf ablenkende Reize reagieren zu können (Experiment 1), als schlechtere Unterdrückung derselben an. Die Fähigkeit, eine rasche Abfolge von Reizen besser als Zahl angeben zu können (Experiment 2), deutet er als Unfähigkeit, sich auf einen einzelnen konzentrieren zu können. Ebenso bezeichnet er das erweiterte visuelle Feld der Videospieler (Experiment 3) als Unfähigkeit, sich visuell fokussieren zu können. Für die bessere Verarbeitung rasch hintereinander gegebener Reize (Experiment 4) holt er umfassend aus und sieht darin ein Abtrainieren eines wichtigen Schutzmechanismus (des sogenannten „Attentional Blink"). Das Trainieren von Nicht-Spielern mit dem Ego-Shooter „Medal of Honor" (Experiment 5) führt er abschließend als Beweis an und resümiert, man trainiere sich damit eine Aufmerksamkeitsstörung an. Während die Studie von Green und Bavelier also eigentlich mit einem wohlwollenden Ergebnis in Richtung Videospiele endet, sieht Spitzer darin in seiner Interpretation seine Theorie bestätigt: Man gebe mit Ego-Shooter-Spielen seine Konzentration und Selbstkontrolle ab, „um sich auf das mentale Funktionsniveau eines Reflexautomaten herabzubegeben."

Er untermauert seine These mit einer Studie von Owen et al. aus dem Jahr 2010. Die Studie fokussierte auf die Untersuchung einer Verbesserung von kognitiven Aufgaben durch sogenanntes „Brain Training" und insbesondere auf die Tatsache, ob diese Effekte auch auf andere (nicht trainierte Aufgaben) übergreifen würden. Das taten sie nicht und werden daher von Spitzer als Beweis angeführt, dass „man mittels Ballerspielen wirklich gar nichts lernt, außer ballern".

5

BEWERTUNG

Was Gehirntraining mit „Ballerspielen" zu tun haben soll, verstehen wir nicht. Dass es durchaus Effekte gab (auf die jeweiligen spezifischen Aufgaben bezogen), erwähnt Spitzer zwar, nutzt das finale Bedauern der Autorenschaft (die ja auf der Suche nach einem übergreifenden Effekt auf die allgemeine geistige Leistungsfähigkeit war) jedoch, um die These seines Buches zu untermauern. Das ist wissenschaftlich gesehen wirklich bizarr. Videospielhersteller dürfen aufgrund dieser Studie also nicht auf die Packung schreiben, dass ihr Gehirntraining die geistige Leistungsfähigkeit steigert, aber Spitzer darf „Digitale Demenz" auf das Cover seines Buches schreiben? Das Thema kann nicht eindimensional betrachtet werden und Manfred Spitzer ist uns (erneut) keine große Hilfe dabei.

Es gibt sie natürlich, die Artikel, die sagen, dass Videospiele die neuesten Heilsbringer in Sachen Lernen sein können. Und deswegen muss es wahrscheinlich auch Menschen wie Manfred Spitzer geben, die dagegenhalten. Diese Argumente werden auch gerne im Zusammenhang mit „Gamification" genannt. Etwa bei neuartigen Blutzucker-Messgeräten (Grote 2014). Kozhevnikov et al. schlugen 2018 in einer Studie vor, Action-Videospiele zum „Boosting" kognitiver Fertigkeiten zu nutzen. Die aktuelle Datenlage legt nahe, dass dies für die bereits beschriebene visuell-räumlich fokussierte Aufmerksamkeit tatsächlich möglich sein könnte, allerdings sind die Effekte nur vorübergehend

(30 min). Für ältere Menschen konnten ferner positive Effekte auf das neurophysiologische Outcome (allerdings nicht spezifisch für die Konzentration) durch Nutzung von „Bewegungs-Videospielen" nachgewiesen werden. Stojan & Voelcker-Rehage legten dazu 2019 ein systematisches Review vor.

Zusammenfassend kann also gesagt werden, dass Videospiele gewisse **Effekte** (vermutlich positive und negative) **auf die kognitiven Fähigkeiten** und unter anderem die Konzentration haben. Doch wie sieht das beim abhängigen Gebrauch aus? Man kann sich vorstellen, dass es aufgrund der Tatsache, dass die Studienlage selbst bei gesunden Spielern eher übersichtlich ist, keine umfangreichen spezifischen Studien zu kognitiven Fähigkeiten von Videospiel- und Internetabhängigen gibt.

Eine interessante Studie allerdings legten Wölfling et al. 2019 vor. Sie untersuchten im Zuge der Wirksamkeitsprüfung ihres Kurzzeit-Therapieprogramms auch die Konzentrationsleistung der Warte- und Behandlungsgruppe mit Hilfe des d2-Tests. Beide Gruppen starteten unterhalb des Normwerts. Nach der Therapie zeigten die behandelten Patienten eine deutlich bessere Konzentrationsleistung im Vergleich zum Ausgangsniveau. Allerdings hatte sich auch die Konzentrationsleistung der Wartegruppe trotz gleicher Nutzungszeiten verbessert, ohne allerdings das Niveau der Therapiegruppe zu erreichen. Das Ergebnis überraschte. Klaus Wölfling führte im Rahmen einer Vorstellung der Daten auf dem Deutschen Suchtkongress 2019 in Mainz eine Erwartungshaltung der Wartegruppe an. Das Phänomen soll nachfolgend weiter untersucht werden. An dieser Stelle wäre ebenso eine Abgrenzung zu Normalspielern sehr interessant (➤ Kap. 6).

Interessant sind zudem Überschneidungen mit einer der häufigsten psychiatrischen Komorbiditäten, der Aufmerksamkeits-Defizit-Hyperaktivitäts-Störung (ADHS; ➤ Kap. 4). Dass Videospiele Einfluss auf die Art und Weise haben, wie Aufmerksamkeit im Gehirn verarbeitet wird, zeigt eine Arbeit von Föcker et al. (2018). Die Autorenschaft konnte eine dynamische funktionale Rekonfiguration von mit der Aufmerksamkeit assoziierten Netzwerken im Gehirn nachweisen. Vorläufig kann davon ausgegangen werden, dass (abhängiger oder vielleicht auch bereits exzessiver) Konsum von Videospielen zu Konzentrationsstörungen führt.

5.8 Kopfschmerzen

Gerade über den Pathomechanismus übermüdeter Augen lassen sich Kopfschmerzphänomene erklären. Eine nordeuropäische Studie (Torsheim et al. 2010) konnte einen Zusammenhang zwischen der Bildschirmzeit und dem Auftreten von Kopfschmerzen bei Adoleszenten nachweisen, wobei Gaming bei weiblichen Probandinnen keinen signifikanten Zusammenhang zeigte. Ob das daran liegt, dass die visuellen Reize der von den männlichen Probanden bevorzugten Spiele anstrengender für die Augen waren, darüber kann man nur mutmaßen. Weitere Studien waren im Rahmen der Recherche nicht zu finden. Die Empfehlungen diesbezüglich stammen daher auch aus den **allgemeinen Empfehlungen für Bildschirmarbeitsplätze:** Eine ausreichende Beleuchtung des Raumes, die richtige Position und Einstellung des Monitors sowie regelmäßige Pausen sind zu empfehlen.

5.9 Orthopädische Erkrankungen

Die bereits erwähnte Studie an E-Sportlern (DiFrancisco-Donoghue et al. 2019) beschreibt **Handgelenks-** (36 %) **und Handschmerzen** (32 %) ebenfalls als häufiges Phänomen von Vielspielern. Nicht umsonst wird die klassisches Sehnenscheidenentzündung umgangssprachlich auch als „Maus-Arm" bezeichnet. Umfassende wissenschaftliche Studien fehlen bislang, allerdings hat sich, erneut um das Geschäft des E-Sports herum, ein interessanter Markt entwickelt. Dr. Levi Harrison, ein Handchirurg aus den USA, hat sich auf „Gamer-Hände" spezialisiert. Auf YouTube finden sich mit dem Hashtag „gamersdoctor" versehen einige Videos mit Übungen zur Vorbeugung orthopädischer Folgeerkrankungen.

5.10 Schlafstörungen

Gaming-assoziierte Schlafstörungen geraten zunehmend in den Fokus der Aufmerksamkeit und sind, gerade im Vergleich mit den vorher genannten Phänomenen, durchaus besser erforscht.

Ganz allgemein lässt sich sagen, dass videospielabhängige Patienten weniger schlafen (Hawi et al. 2018). Dies lässt sich einerseits durch ausgedehntes Spielen am Abend erklären; die zitierte Studie beschreibt zudem nächtliches Aufstehen, um erneut spielen zu können. Diese in ➤ Kap. 17 vertieften, spielimmanenten Faktoren (Sogwirkung aufgrund des Game-Designs, Verabredungen mit anderen Spielern, um gemeinsam Online-Spiele zu konsumieren, Free2Play-Mechanismen, die ein Eingreifen seitens des Spielers nach bestimmten Zeiten fordern, etc.) stehen dabei biologischen Faktoren gegenüber.

Letztere führen vor allem zu **Einschlafstörungen.** Der hierbei relevante Pathomechanismus besteht aus einer unzureichenden Ausschüttung von Melatonin aufgrund der Belichtung des Auges durch die Bildschirme (Green et al. 2017); zudem sind aufregende Spiele mit einer Aktivierung des sympathischen Nervensystems verknüpft, das beispielsweise über eine Erhöhung der Herzfrequenz ebenfalls Einschlafstörungen verursacht. Bereits die Reduktion der Bildschirmzeiten am Abend führt zu einer Verbesserung der Schlafqualität und einer erhöhten Leistungsfähigkeit am Folgetag (Perrault et al. 2019).

BEWERTUNG

Entsprechende Blaulichtfilter an Endgeräten gibt es zwar, aus unserer Sicht (dieser Sachverhalt ließ sich durch Recherche und Ausprobieren ohne entsprechende Messgeräte nicht abschließend klären) greifen zumindest am PC die betriebssysteminternen Filter nicht bei sogenannten FullScreen-Anwendungen, wie Spiele es meistens sind. Dort wird das Bild unserem Verständnis nach dann wieder ungefiltert dargestellt, anders als bei der Nutzung beim Surfen im Browser, auf dem Desktop oder bei einer im Fenster dargestellten Textverarbeitung.

Unsere Kollegin Johanna Klar und weitere Forschende haben sich 2019 des Themas in einer interessanten Studie angenommen. Um den Zusammenhang zwischen Schlafstörungen und einer pathologischen Internetnutzung genauer zu untersuchen, führten sie eine Längsschnittstudie an 1060 Schülern aus Heidelberg und Umgebung durch. Mittels Fragebögen wurden Schlafstörungen, die Internetnutzung in Stunden sowie Symptome einer pathologischen Internetnutzung (mit Hilfe des Young Diagnostic Questionnaire) erhoben. Die Befragungen wurden zu Beginn und im 1-Jahres Follow-up durchgeführt. Pathologische oder bereits sogar exzessive Internetnutzung zum Zeitpunkt der Eingangsuntersuchung waren prädiktiv für die Entwicklung von Schlafstörungen innerhalb eines Jahres. Diese wurden von 20,48 % der befragten Schüler berichtet. Der Anteil an Schülern, die bei der Folgeuntersuchung die Kriterien einer pathologischen Internetnutzung aufwiesen, lag bei 3,71 %. Das Risiko, im Verlauf des Untersuchungszeitraums Schlafstörungen zu entwickeln, zeigte sich bei den Schülern, welche die Kriterien für eine pathologische Internetnutzung zu Beginn erfüllten, um den Faktor 3,6 erhöht. Interessant ist hierbei nochmal zu erwähnen, dass bereits die nicht pathologische Nutzungsform Schlafprobleme hervorrief. Diese Probleme wurden von den Forschenden als „durchschnittliche Schlafdauer unter sechs Stunden“ und „häufige Morgenmüdigkeit“ operationalisiert.

BEWERTUNG

Aufgrund des Studiendesigns lässt sich nur mutmaßen, dass es die Faszination der konsumierten Inhalte war, welche die Befragten davon abhielt, zeitig ins Bett zu gehen. Vermutlich spielen darüber hinaus erneut vor allem (biologisch getriggerte) Einschlafprobleme eine Rolle.

Doch auch **Durchschlafschwierigkeiten** sind denkbar. Dworak et al. haben dazu 2007 eine Studie vorgelegt. Bereits nach einem Tag exzessiven Videospielens konnten sie verkürzte Phasen des Tiefschlafs und Einflüsse auf die Gedächtnisleistung in Form eines verbalen Tests messen. Die Folgen sind kognitiver Leistungsabfall und daraus folgend bei jugendlichen Patienten langfristig ein Nachlassen der schulischen Leistungen (Koenig et al. 2016). Der Stellenwert von Psychoedukation im Hinblick auf Schlafhygiene erscheint essenziell wichtig und wird im speziellen Therapieteil dieses Buches (➤ Kap. 15) nochmals aufgegriffen.

BEWERTUNG

Was noch fehlt, aber, so die Rückmeldung befragter Forschender, bereits in Arbeit ist, sind Studien zur Videospiel- und Internetabhängigkeit, die objektive Schlafkriterien (zum Beispiel mittels Polysomnografie) messen.

LITERATUR

Baranowski MT, Adamo PKB, Hingle M et al. Gaming, Adiposity, & Obesogenic Behaviors Among Children. Games for Health Journal 2013; 2(3): 119–126.

5

Brennan NA, Cheng X. Commonly Held Beliefs About Myopia That Lack a Robust Evidence Base. Eye & Contact Lens 2019; 45(4): 215–225.

Dailymotion. Urheber RTL. Bericht zur Gamescom. 2011. https://www.dailymotion.com/video/xkpns0 [Aufgerufen am 03.10.2019].

DiFrancisco-Donoghue J, Balentine J, Schmidt G, Zwibel H. Managing the health of the eSport athlete: an integrated health management model. BMJ Open Sport & Exercise Medicine 2019; 5(1): e000467.

Dworak M, Schierl T, Bruns T, Struder HK. Impact of Singular Excessive Computer Game and Television Exposure on Sleep Patterns and Memory Performance of School-aged Children. Pediatrics 2007; 120(5): 978–985.

Eichenberg C, Küsel C. Serious Games bei adipösen Kindern: Effekte oft nur von kurzer Dauer. PP 2016; 14(7): 325–326.

Feindel H. Körperliche Komorbidität bei Pathologischem PC-/Internet-Gebrauch unter besonderer Betrachtung der Adipositas. Workshop im Rahmen des 9. Symposiums des Fachverbands Medienabhängigkeit am 15.11.2018 in Berlin. http://www.fv-medienabhaengigkeit.de/fileadmin/images/Dateien/Symposium_2018/Workshop_Holger_Feindel_15.11.2018_FVM_9._Symposium.pdf [Aufgerufen am 03.10.2019].

Föcker J, Cole D, Beer AL, Bavelier D. Neural bases of enhanced attentional control: Lessons from action video game players. Brain and Behavior 2018; 8(7): e01019.

Garney WR, Young A, McLeroy KR, Wendel ML, Schudiske E. A Qualitative Examination of Exergame Motivations in Geocaching. Games for Health Journal 2016; 5(1): 34–39.

Green A, Cohen-Zion M, Haim A, Dagan Y. Evening light exposure from computer screens disrupts sleep, biological rhythms and attention abilities. Sleep Medicine 2017; 40: e117–e118.

Green CS, Bavelier D. Action video game modifies visual selective attention. Nature 2003; 423(6939): 534–537.

Grote C. Diabetes-App von mySugr: Smartphone überwacht Blutzucker. 2014. https://www.medizin-und-elektronik.de/sonstige/artikel/109834/ [Aufgerufen am 03.10.2019].

Hawi NS, Samaha M, Griffiths MD. Internet gaming disorder in Lebanon: Relationships with age, sleep habits, and academic achievement. Journal of Behavioral Addictions 2018; 7(1): 70–78.

Herpertz S, Herpertz-Dahlmann B. S3-Leitlinien Diagnostik und Therapie der Essstörungen. Psychotherapeut 2017; 62(3): 230–234.

Klar J, Parzer P, Koenig J et al. Zusammenhänge von (pathologischer) Internetnutzung mit Schlafproblemen im Längsschnitt. Praxis der Kinderpsychologie und Kinderpsychiatrie 2019; 68(2): 146–159.

Koenig J, Fischer-Waldschmidt G, Brunner R, Resch F, Kaess M. Zuflucht in digitalen Welten – zum Zusammenhang von kritischen Lebensereignissen mit pathologischem Internetgebrauch im Jugendalter. Praxis der Kinderpsychologie und Kinderpsychiatrie 2016; 65(7): 494–515.

Kozhevnikov M, Li Y, Wong S, Obana T, Amihai I. Do enhanced states exist? Boosting cognitive capacities through an action video-game. Cognition 2018; 173: 93–105.

Li S-M, Li S-Y, Kang M-T et al. Near Work Related Parameters and Myopia in Chinese Children: the Anyang Childhood Eye Study. PLOS ONE 2015; 10(8): e0134514.

Luttenberger K, Stelzer E-M, Först S, Schopper M, Kornhuber J, Book S. Indoor rock climbing (bouldering) as a new treatment for depression: study design of a waitlist-controlled randomized group pilot study and the first results. BMC Psychiatry 2015; 15: 201.

Morgan IG, Ohno-Matsui K, Saw S-M. Myopia. Lancet 2012; 379(9827): 1739–1748.

Owen AM, Hampshire A, Grahn JA et al. Putting brain training to the test. Nature 2010; 465(7299): 775–778.

Perrault AA, Bayer L, Peuvrier M et al. Reducing the use of screen electronic devices in the evening is associated with improved sleep and daytime vigilance in adolescents. Sleep 2019; 42(9): zsz125.

Poushter J. Smartphone Ownership and Internet Usage Continues to Climb in Emerging Economies. 2016. https://www.pewresearch.org/wp-content/uploads/sites/2/2016/02/pew_research_center_global_technology_report_final_february_22__2016.pdf%20 [Aufgerufen am 3.10.2019].

Spitzer M. Die Smartphone-Epidemie. Gefahren für Gesundheit, Bildung und Gesellschaft. Stuttgart: Klett-Cotta; 2019.

Spitzer M. Digitale Demenz – Wie wir uns und unsere Kinder um den Verstand bringen. München: Droemer Knaur; 2014.

Stojan R, Voelcker-Rehage C. A Systematic Review on the Cognitive Benefits and Neurophysiological Correlates of Exergaming in Healthy Older Adults. Journal of Clinical Medicine 2019; 8(5): 734.

Tideman JW, Polling JR, van der Schans A, Verhoeven VJ, Klaver CC. Myopia, a growing health problem [Article in Dutch]. Ned Tijdschr Geneeskd 2016; 160: D803.

Torsheim T, Eriksson L, Schnohr CW, Hansen F, Bjarnason T, Välimaa R. Screen-based activities and physical complaints among adolescents from the Nordic countries. BMC Public Health 2010; 10: 324.

Turel O, Romashkin A, Morrison KM. A model linking video gaming, sleep quality, sweet drinks consumption and obesity among children and youth. Clinical Obesity 2017; 7(4): 191–198.

Wölfling K, Müller KW, Dreier M et al. Efficacy of Short-term Treatment of Internet and Computer Game Addiction. JAMA Psychiatry 2019. Published online July 10, 2019. doi:10.1001/jamapsychiatry.2019.1676.

Wölfling K. Symposium S36 – Internetbezogene Störungen: Facetten, Phänomenologie, Therapie. Deutscher Suchtkongress 2019 in Mainz. 17.09.2019.

Wu JF, Bi HS, Wang SM et al. Refractive Error, Visual Acuity and Causes of Vision Loss in Children in Shandong, China. The Shandong Children Eye Study. PLOS ONE 2013; 8(12): e82763.

Zhou M, Lalani C, Banda JA, Robinson TN. Sleep duration, timing, variability and measures of adiposity among 8- to 12-year-old children with obesity. Obesity Science & Practice 2018; 4(6): 535–544.

KAPITEL

6 Epidemiologie

Daniel Illy

6.1 Allgemeines zur Prävalenz

Die Prävalenzraten der Videospiel- und Internetabhängigkeit variieren stark. Grund hierfür ist einerseits die unzureichende Studienlage, aber auch die fehlende gemeinsame Sprache bis zur Schaffung der Diagnose im DSM-5. Es bleibt zu hoffen, dass sich die Datenlage nach Aufnahme in die ICD-11 weiter verbessern wird.

Mihara et al. fanden 2017 etwa weltweit Prävalenzraten der Internet Gaming Disorder von 0,7–27,5 %, was es schwierig macht, Vergleiche anzustellen. In vielen Studien zeigen sich vor allem jüngere Menschen betroffen. Insbesondere die Altersgruppe der Adoleszenten sticht hierbei häufig heraus (Paulus et al. 2018), weshalb wir den Fokus nachfolgend auf diese Altersgruppe lenken wollen.

Gentile et al. fanden 2017 weltweit **Prävalenzraten bei Kindern und Adoleszenten** zwischen 1 % und 9 %. Eine Metaanalyse von Fam fasste 2018 insgesamt 16 Studien zusammen und kam auf eine gepoolte Prävalenz von 4,6 % bei beiden Geschlechtern. Weibliche Adoleszente zeigten niedrigere Raten (1,3 %) als männliche Adoleszente (6,8 %). Dieser Sachverhalt zeigt sich in fast allen Studien (Paulus et al. 2018), lässt sich durch funktionelle MRT-Untersuchungen unterfüttern (Wang et al. 2019a) und spiegelt auch unsere persönlichen Erfahrungen wider: In der Regel sind Betroffene eher männlichen als weiblichen Geschlechts. Das Verhältnis scheint dabei etwa im Bereich 5:1 zu liegen. Über die Sonderrolle der weiblichen Abhängigkeit wird später noch zu sprechen sein. Auffällig sind, wie in vielen anderen Studien auch, die meist höheren Raten in den asiatischen Ländern (Fam et al. 2018), wobei manche Forschende dies auf unterschiedliche Diagnoseinstrumente zurückführen (Mihara et al. 2017).

Europäische Daten, hier am Beispiel einer Studie von Müller et al. aus dem Jahr 2014, liegen ebenfalls vor. Bei einer repräsentativen Stichprobe von knapp 13.000 Adoleszenten zwischen 14 und 17 Jahren erfüllten 1,6 % der Befragten die vollen Kriterien einer Internet Gaming Disorder. 5,1 % der Befragten ließen sich aufgrund der Erfüllung von bis zu vier Abhängigkeitskriterien einer „Gefährdeten"-Gruppe zuordnen. Die deutschen Zahlen liegen ebenfalls in diesem Bereich. Rehbein et al. sahen 2015 bei 1,16 % der untersuchten Adoleszenten (2,02 % männlich vs. 0,26 % weiblich) die Kriterien der Internet Gaming Disorder nach DSM-5 erfüllt. Ein wichtiger Durchbruch in der epidemiologischen Beschreibung des Krankheitsbildes war die **PINTA-Studie** von Rumpf et al. aus dem Jahr 2011. Diese bezog sich auf die Internetabhängigkeit, lässt sich aber bei heutzutage überwiegendem Online-Konsum von Videospielen zu Teilen auch auf diese übertragen (immerhin 28,9 % der 14- bis 24-jährigen männlichen Befragten mit auffälligem Ergebnis nutzten Online-Spiele). Die aus der Studie abgeleitete Prävalenzschätzung der Internetabhängigkeit ergab eine Prävalenzrate von 1 % der Bevölkerung zwischen 14 und 64 Jahren (Männer 1,2 %, Frauen 0,8 %). Interessanterweise waren bei den 14- bis 16-Jährigen Mädchen stärker von einer Abhängigkeit betroffen als Jungen (gesamt 4,0 %, Mädchen 4,9 %, Jungen 3,1 %). Zu diesem Thema werden wir nachfolgend noch ausführlich kommen. Insgesamt zeigte sich eine Zunahme der Prävalenz einer Abhängigkeit im jüngeren Lebensalter (1 % 14–64 Jahre, 2,4 % 14–24 Jahre und 4,0 % 14–16 Jahre), was auch die Wahl unseres oben genannten Fokus auf diese Altersgruppe stützt. Hinsichtlich eines problematischen Internetgebrauchs lag die Gesamtprävalenz bei 4,6 %. Hier zeigte sich ebenfalls ein deutlicher Anstieg im jüngeren Lebensalter (13,6 % 14–24 Jahre, 15,4 % 14–16 Jahre).

MERKE

Die Prävalenz der Internetabhängigkeit kann nach der PINTA-Studie auf etwa 1 % der Bevölkerung zwischen 14 und 64 Jahren (Männer 1,2 %, Frauen 0,8 %) geschätzt werden. Ferner zeigte sich eine Zunahme der Prävalenz einer Abhängigkeit im jüngeren Lebensalter (2,4 % 14–24 Jahre und 4,0 % 14–16 Jahre).

6.2 Risikogruppe Mädchen und Frauen

Die Studie der DAK-Gesundheit „WhatsApp, Instagram und Co. – so süchtig macht SocialMedia“ aus dem Jahr 2018 untersuchte erstmals in Deutschland die Intensität der Nutzung sowie die Auswirkung sozialer Medien bei 12- bis 17-jährigen Kindern und Jugendlichen. 85 Prozent der 12- bis 17-Jährigen nutzen soziale Medien täglich. Wenig verwunderlich, da mit zunehmendem Alter ein wichtiger Faktor in der Emanzipation von den Eltern: Die durchschnittliche Nutzungshäufigkeit steigt mit zunehmendem Alter an. Die 16- bis 17-Jährigen nutzen soziale Medien i.d.R. jeden Tag. Die durchschnittliche tägliche Nutzungsdauer aller Altersgruppen liegt bei 166 Minuten. Mädchen (182 Minuten) nutzen Social Media länger als Jungen (151 Minuten).

Und genau dieser Sachverhalt ist es, der die epidemiologischen Daten in Zukunft in ein neues Licht rücken könnte.

CAVE

Der Junge, der vor dem Rechner oder der Konsole sitzt und „Headshots verteilt“, fällt tendenziell eher auf als das Mädchen, das „mit ihren Freundinnen quatscht“. Weibliche Betroffene haben vielfach einen sozial erwünschteren Konsum der neuen Medien und sind damit vor allem eines: eine Risikogruppe.

Dieses Problem zeigte sich bereits in der oben vorgestellten PINTA-Studie (Rumpf et al. 2011). 77,1 % der befragten Mädchen und Frauen im Alter von 14–24 Jahren führten soziale Netzwerke als Hauptnutzungsform von Internetinhalten an. Dennoch sind es meist die männlichen Betroffenen, die in unseren Therapie- und Beratungszimmern sitzen.

Kai Müller et al. nehmen sich des Themas gerade intensiv an. Ausgangspunkt ist dabei ebenfalls die Diskrepanz zwischen der Tatsache, dass epidemiologische Studien wiederholt zeigen konnten, dass Männer und Frauen annähernd gleich häufig von Videospiel- und Internetabhängigkeit betroffen sind, man in klinischen Gruppen jedoch ausschließlich Männer behandelt.

Das an der Universitätsmedizin Mainz durchgeführte Projekt **„IBSFemme“** wurde auf dem 10. Symposium des Fachverbands Medienabhängigkeit in Mainz bereits vorgestellt. Kai Müller konnte berichten, dass man sich zunächst auf **drei Hypothesen** für die niedrigere Inanspruchnahme gestützt habe (Müller 2019):

1. **Betroffene Frauen werden von ihrem Umfeld weniger wahrgenommen als Männer.**
   Dieser Punkt wurde unsererseits bereits aufgegriffen: Frauen scheinen aufgrund ihres Konsummusters weniger aufzufallen als Männer. In der Folge wird das soziale Umfeld nicht auf die Problematik aufmerksam.
   Die Studie konnte nun zeigen, dass das Funktionsniveau bzw. die Einschränkung durch den Konsum bei Männern und Frauen gleich ist. Damit haben auch Frauen einen entsprechenden Krankheitswert.
2. **Betroffene Frauen werden außerhalb des Suchtsystems behandelt.**
   Hier entwirft das „IBSFemme“-Projekt eine sehr interessante Hypothese und weiß diese auch mit Zahlen zu belegen. Schaut man sich die

Komorbiditäten von Männern und Frauen im Vergleich an, so fällt auf, dass Frauen insgesamt schwerwiegendere psychiatrische Störungsbilder als Männer aufweisen. Insbesondere bei den Persönlichkeitsstörungen wird das deutlich. Die von den Mainzern untersuchten Patientinnen wiesen eine Prävalenzrate von 25 % bei Persönlichkeitsstörungen auf, die Männer kamen nur auf 4 %. Hierbei war vor allem eine Borderline-Persönlichkeitsstörung zu finden. Die Zahlen überraschen, verraten aber auch, dass Behandelnde bei den entsprechenden Patientinnen scheinbar den Medienkonsum nur unzureichend erfassen. Man könnte nun spekulieren, dass das am Störungsbild liegt, da man als behandelnde Person die Freizeitgestaltung einer Borderline-Patientin nur unzureichend erfragt oder mit anderen Themen, die das Störungsbild mit sich bringt (Selbstverletzung, Beziehungsgestaltung, etc.) „beschäftigt" ist. Frauen werden also nur unzureichend erkannt, obwohl sie in spezifischer psychiatrischer Behandlung sind.
Untermauert wird das durch das erschreckende Ergebnis, dass internetbezogene Störungen bei 94,6 % Prozent der Frauen in der jeweiligen Behandlungseinrichtung unerkannt blieben. Die Männer kamen „nur" auf 66,6 %. Das wirft (neben einer generell zu geringen Kenntnis über das Krankheitsbild) auch die Frage nach einem Methodenartefakt auf.

3. **Die diagnostischen Kriterien sind nicht geeignet, um Frauen zu diagnostizieren. Die in der Folge daraus abgeleiteten epidemiologischen Daten stimmen nicht.**
   Hier konnte die „IBSFemme"-Studie Entwarnung geben. Schaute man sich die betroffenen Frauen mit spezifischer Diagnostik (➤ Kap. 4) an, so funktionierten die diagnostischen Kriterien genauso gut wie bei Männern. Es erscheint dennoch sinnvoll, geschlechtsspezifische Aspekte zu berücksichtigen. Zum Beispiel betraf der Interessenverlust bei Frauen andere Felder als bei Männern. Eine genderspezifische Exploration ist angedacht und soll von der Arbeitsgruppe entwickelt werden. Nicht nur die Behandelnden scheinen das Krankheitsbild bei Frauen unzureichend wahrzunehmen, auch die Symptomatik der Frauen selbst trägt zu einer niedrigen Inanspruchnahme spezifischer Hilfen bei. So zeigten Frauen aufgrund des exzessiven Nutzungsverhaltens eine erhöhte Dysphorie und Depressivität mit der Entwicklung von Schuldgedanken und Scham. Diese Charakteristik sah man so nur bei Frauen, und sie scheint ein wesentlicher Faktor zu sein, warum Frauen keine Hilfe in Anspruch nehmen.

BEWERTUNG

Ähnlich unseren persönlichen Erfahrungen, dass die Geschlechtsunterschiede bei affektiven Störungen vielfach aufweichen, wenn man die Risikogruppe depressiver Männer, deren Aggression und komorbide Suchterkrankungen neu bewertet und doch eine Depression findet, scheinen Frauen und Mädchen hinsichtlich der Videospiel- und Internetabhängigkeit bislang nicht wahrgenommen zu werden, auch wenn sie zunehmend mehr Fuß im Videospiel-Bereich fassen (Lopez-Fernandez et al. 2019). Die „IBSFemme"-Studie stützt diese Erfahrungen und sollte in Zukunft in die Exploration der Mädchen und Frauen einbezogen werden.

Frauen könnten dabei auch aufgrund einer im funktionellen MRT gesehenen **höheren Verletzlichkeit** (aufgrund einer reduzierten kortikale Dicke) aus biologischen Gründen anfälliger gegenüber der Entwicklung einer spezifischen Videospiel-Abhängigkeit sein (Wang et al. 2019b). Eine sehr interessante Studie haben Dong et al. 2018 publiziert. Deren Ergebnisse lassen vermuten, dass Frauen mit einem normalen Freizeitkonsum von Videospielen eine bessere Kontrolle der Exekutivfunktionen aufweisen als Männer, was, so die Autorenschaft, einen Resilienzfaktor gegenüber der Abhängigkeit darstellen könnte. Sobald Frauen jedoch eine Abhängigkeit entwickelten, zeigten sie mehr Craving und Schwierigkeiten aufzuhören.

BEWERTUNG

Wir können an dieser Stelle nur nicht prüfbare Beobachtungen anführen, aber in der Tat sind uns Frauen bekannt, die, wenn sie einmal die Anfangshürde mit dem Medium Videospiel überwunden haben, eine große Faszination für das Medium entwickelten und damit potenziell gefährdeter waren, eine Abhängigkeit zu entwickeln. Der Sachverhalt ist nicht erforscht, aber man könnte beispielsweise anführen, dass Männer im Laufe ihrer Entwicklung natürlicher an das Medium herangeführt werden, z. B. aufgrund von Rollenbildern und männlichen Vorbildern innerhalb der Familie. Unterhält man sich mit erwachsenen Männern, so berichten viele rückblickend von Phasen vermehrten Spielens in ihrer Adoleszenz. Später, wenn andere Lebensbereiche an Wichtigkeit gewannen, kehrten sie dem Hobby Videospiel entweder ganz den Rücken, blieben Enthusiasten oder entwickelten gar eine Abhängigkeit. Die uns bekannten Biografien einiger Frauen weisen häufig keine so durchgängige Beschäftigung mit dem Thema auf. Hier trifft man vielfach entweder auf eine vollständige Ablehnung von Videospielen oder eben einen intensiven (nicht zwangsläufig pathologischen) Konsum. Es bleibt abzuwarten, ob diese Beobachtungen in Zukunft auch wissenschaftlich begründbar werden. Bis dahin bleibt uns Behandelnden nur eine Möglichkeit: eine gute Anamnese.

6.3 Stellenwert einer guten Anamnese

Rosenkranz et al. konnten 2017 zeigen, dass bei Adoleszenten die jeweiligen medialen Nutzungsformen einen relevanten Vorhersagewert hinsichtlich der Entwicklung einer problematischen Nutzung haben. Die Nutzung sozialer Netzwerke sowie von Chats war diesbezüglich bei Mädchen auffällig, bei Jungen waren es Videospiele. Um den vielen Formen der Abhängigkeit (➤ Kap. 1) gerecht zu werden, aber auch aufgrund der gebotenen Beachtung möglicher oben ausführlich beschriebener Risikogruppen, ist es daher aus unserer Sicht essenziell wichtig, alle Nutzungsformen zu erfragen. Das betrifft auch aufgrund von Scham gerne übergangene Bereiche wie die Online-Pornografie.

6

CAVE

Insbesondere im Hinblick auf eine im Rahmen der Therapie auftretende Suchtverschiebung (➤ Kap. 16) ist es als Behandler wichtig, mögliche hinsichtlich der Abhängigkeit gefährliche oder primär vielleicht auch bloß interessante andere Bereiche zu kennen.

6.4 Abgrenzung von nicht abhängigen (Viel)-Spielern

Wo hört Hobby auf, wo fängt Abhängigkeit an? Eine Frage, die wir uns insbesondere während der Arbeit mit Jugendlichen zum Erreichen einer Teilabstinenz häufig stellen. Klar, es gibt die Suchtkriterien, die zeitlichen Aspekte (12 Monate), allesamt wertvolle Werkzeuge, auch vor dem Hintergrund unserer eigenen Leidenschaft für Videospiele. In vielen Erstvorstellungen gewinnen wir die Aufmerksamkeit der jugendlichen Patienten erst dadurch, dass wir die Aussage der Eltern „Der Junge hat am Sonntag wieder fünf Stunden gespielt, das ist doch nicht normal!" damit kontern, dass wir dieselbe Zeit in das aktuelle Spiel XY gesteckt haben.

MERKE

Zeit ist per se ein Risikofaktor, kein Abhängigkeitskriterium!

Bislang gibt es keine umfangreichen Untersuchungen dazu; herausheben wollen wir nachfolgend jedoch eine in unseren Augen relevante Studie. Dreier et al. unterschieden in einer 2014 veröffentlichten Arbeit zwischen **vier exzessiven Nutzungsformen** („Modell der 4"): Typ A erfüllt die Abhängigkeitskriterien und vernachlässigt Hauptbereiche seiner Alltagsgestaltung. Typ B ist nicht abhängig, zeigt jedoch eine deutliche Pluralität der täglichen Online- und Offline-Aktivitäten und stark ausgeprägte soziale Kompetenzen. Typ C zeigte frühere Phasen exzessiver Nutzung, konnte diese aufgrund negativer Konsequenzen jedoch durchbrechen. Typ D schließlich nutzt Medien, um Zeit „totzuschlagen". Sein Konsumverhalten kann sich in Richtung Abhängigkeit entwickeln.

Es wird deutlich: Nicht alle diese Nutzungstypen lassen sich über einen Kamm scheren. Nur ein Teil der Vielnutzer erfüllt überhaupt die Abhängigkeitskriterien. Ein weiteres Beispiel findet sich innerhalb der Gaming-Szene. Professionelle Spieler (➤ Kap. 17.3) verbringen ebenfalls viel Zeit mit dem Medium, doch nur ein geringer Teil von ihnen dürfte eine Abhängigkeit aufweisen. Das Thema wird in diesem Buch noch in ➤ Kap. 12 umfassend aufgegriffen, stellt es doch unsere persönliche Philosophie im Umgang gerade mit jüngeren Betroffenen dar: ein Begegnen auf Augenhöhe mit dem Wissen um die Faszination des Spielens und die Hinführung zu einer kontrollierten Teilabstinenz, um langfristig gesehen lediglich Vorteile aufgrund des dann normalen Konsums zu haben.

Es ist schade, dass wir diese Philosophie (noch) nicht mit umfassenden Daten stützen können. Stattdessen treffen wir auf vielfach pauschalisierende Vorgehensweisen: Aussagen wie: „Am besten gar keine Bildschirme!", wenig differenzierende Zeitempfehlungen und viel Unverständnis. Was wir hingegen bräuchten, wären individuelle Empfehlungen, Medienerziehung der Bezugspersonen und eine Stärkung des Selbstwirksamkeitserlebens Betroffener.

Eine in diesem Zusammenhang sehr interessante Vergleichsgruppe wäre die gesunder (Viel-)Spieler. Die Entpathologisierung dieser Freizeitbeschäftigung ist wie bereits erwähnt eine wichtige Basis unserer Arbeit mit den Eltern betroffener Jugendlicher (➤ Kap. 7). Wie viel leichter wäre es, wenn wir diese Gruppe auch mit epidemiologischen Daten umschreiben könnten. So aber bleiben uns vielfach nur eigene Erfahrungen ohne Anspruch auf wissenschaftliche Korrektheit.

Es gibt zahlreiche Ursachen, warum ein normaler Spieler eine Videospielabhängigkeit entwickeln kann (➤ Kap. 2). In Zukunft wird es vielleicht möglich sein, aus den epidemiologischen Daten weitere Risikofaktoren abzuleiten und die einzelnen Konsumentengruppen besser zu definieren. Bis dahin soll, am Beispiel der Videospielabhängigkeit, die von uns konzipierte ➤ Abb. 6.1 helfen.

Die überwiegende Mehrheit der Bevölkerung wird ein **„normales" Spielverhalten** haben. Einzelne Individuen zeigen allenfalls vereinzelt Abhängigkeitskriterien und diese allenfalls passager (zum Beispiel in Folge eines gelungenen Spieldesigns).

Im Jahresreport der deutsche Games-Branche von 2018 (game 2018a) finden wir Zahlen dazu. Berechnungen auf Grundlage des GfK Consumer Panels von 2016 und 2017 sprechen von 34,3 Millionen Deutschen, die auf unterschiedlichsten Geräten zumindest gelegentlich Videospiele konsumieren. Das sind 42 % der Bevölkerung. 53 % dieses Personenkreises sind männlich. „Gelegentlich" ist hierbei nach unserer Nachfrage direkt beim game-Verband definiert als „alle, die nicht gesagt haben, dass sie nicht spielen". 35 % der Bevölkerung spielen regelmäßig, definiert als „ mindestens mehrmals monatlich". Das Durchschnittsalter liegt bei 36,1 Jahren. Herausstechend sind die sogenannten **Silver-Gamer:** Die Altersgruppe über 50 Jahre hat prozentual gesehen die meisten Gelegenheitsspieler.

Der Rest des Jahresreports widmet sich unter anderem Spieletiteln, Umsatz- und Beschäftigtenzahlen. Klar, dem Verband geht es hier vor allem um wirtschaftliche Aspekte. Erwartungsgemäß wird das Thema Abhängigkeit nicht angesprochen. Wir möchten das dem *game* an dieser Stelle nicht ankreiden, manch einer der Kritiker zieht auch aus unserer Sicht zu schnell Vergleiche etwa mit der Tabakindustrie. Es ist gut, dass es einen solchen Verband gibt, der sich insbesondere um die finanzielle Förderung bei Videospielen verdient gemacht hat. Dennoch gehört das Thema Abhängigkeit unserer Meinung nach in Zukunft auch von dieser Seite aus betrachtet. Zuletzt hatte sich der *game* in einer Stellungnahme vom März 2018 (game, 2018b) etwa sehr kritisch zu einer Abhängigkeitsdiagnose geäußert.

BEWERTUNG

Wir arbeiten daran, Hürden diesbezüglich abzubauen. Die Games-Branche muss erkennen, dass sie auch beim Thema Abhängigkeit die Chance hat, Videospiele einer breiten Öffentlichkeit als das darzustellen, was sie sind: eine bereichernde, vielfach (kulturell) wertvolle Freizeitbeschäftigung. Aber leider auch eine, die einen kleinen Teil ihrer Nutzer abhängig machen kann. Wer abstreitet und mauert, schafft eher Unverständnis und Misstrauen und bewirkt damit letztlich das Gegenteil. Mehr dazu in ➤ Kap. 8.

Doch zurück zu den Zahlen. Die Gruppe der „normalen" Spieler hätten wir also umrissen. Die Zahlen der gesunden Vielspieler lassen sich jedoch leider nicht greifen. Man könnte natürlich annehmen, dass sie sich teilweise mit den etwa 5 % der „Gefährdeten" mischen, eine genaue Differenzierung ist gegenwärtig jedoch leider nicht möglich. Ein gewisser Teil der Vielspieler wird vermutlich auch keinerlei Symptome erfüllen.

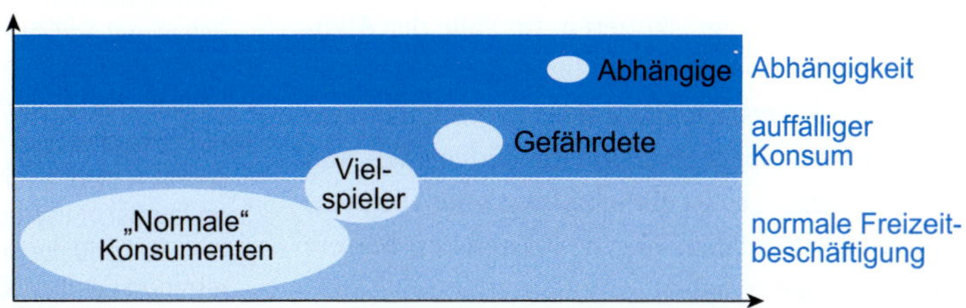

Abb. 6.1 Konsumentengruppen in der Übersicht [L231]

Hier bleiben zukünftige Untersuchungen abzuwarten. Im Bereich der Abhängigen liegen uns die zu Beginn des Kapitels genannten Zahlen aus der Forschung vor. Und auch wenn die Zahlen aus den genannten Gründen mit Vorsicht zu genießen sind, sie liefern ein ungefähres Bild:

Rechnen wir der Einfachheit halber mit den 1 % Abhängigen und den 4,6 % Gefährdeten aus der PINTA-Studie (Rumpf et al. 2011), auch wenn hier natürlich allgemein nach Online-Abhängigkeit gefragt wurde und nur ein Teil der Befragten spielte. Die Studie liefert uns aber den besten Überblick für Deutschland, auch wenn sie leider die Nichtnutzer nicht erfasst hat. Die Internetverbreitung in der Altersgruppe 10–64 Jahre (leider lagen keine Zwischenwerte ab 14 Jahren vor) im Jahr 2010 (dem Jahr des Beginns der PINTA-Studie) konnte nach Anfrage an das Statistische Bundesamt (2011) unsererseits auf etwa 91,14 % berechnet werden. Bei fehlenden absoluten Zahlen mussten wir mit teilweise nicht aufgehenden Prozentwerten zurückrechnen, deswegen stellt diese Zahl lediglich einen Näherungswert dar. Von den insgesamt 15.023 befragten Personen der PINTA-Studie gaben 54,1 % an, das Internet für private Zwecke entweder mindestens eine Stunde an einem Wochentag oder einem Tag am Wochenende genutzt zu haben. Diese Gruppe bekam die spezifischeren Fragen vorgelegt. Wir wollen sie als „regelmäßige Nutzer" bezeichnen und von den „unregelmäßigen Nutzern" abgrenzen, die sich unserer Berechnung nach auf 31,44 % belaufen. Das Ergebnis ist in ➤ Abb. 6.2 grafisch dargestellt.

An dieser Stelle lohnt der **Vergleich mit den etablierten stofflichen Süchten.** 3,42 % der erwachsenen Allgemeinbevölkerung gelten als alkoholabhängig, 3,11 % als missbräuchliche Konsumenten. Nur etwa 3,6 % der Allgemeinbevölkerung lebt lebenslang abstinent (Pabst et al. 2013). Auch wenn die epidemiologische Datenlage der Videospiel- und Internetabhängigkeit unbestreitbar bedeutend schlechter ist: Das Problem lässt sich bei einer ähnlichen Anzahl Betroffener nicht wegdiskutieren. Im Falle der Alkoholabhängigkeit wurden über die letzten Jahrzehnte entsprechende Versorgungsstrukturen geschaffen, um dem Problem zu begegnen. Bei der Videospiel- und Internetabhängigkeit ist die Schaffung einer Diagnose der erste Schritt auf dem Weg, in Zukunft eine bessere Datengrundlage zu haben.

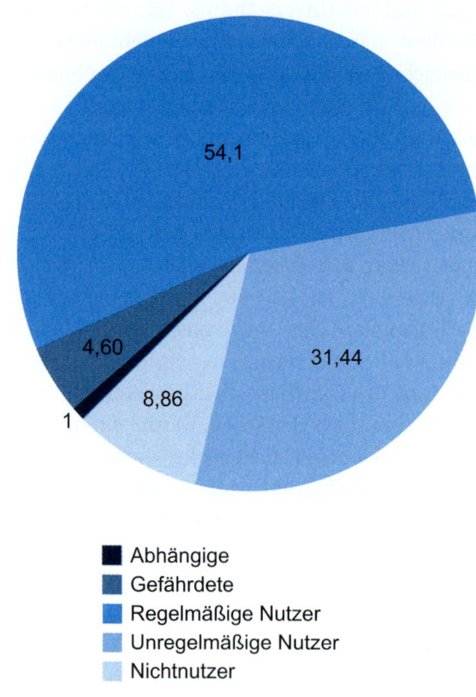

Abb. 6.2 Epidemiologische Hochrechnungen zum Zeitpunkt der PINTA-Studie; Angaben in Prozent (Näherungswerte) [L231]

BEWERTUNG

Es liegt an uns, einen guten Mittelweg aus Achtung gegenüber dem Krankheitsbild und auf der anderen Seite Ablehnung einer pauschalen Hysterie und Vorverurteilung zu gehen. Nur so können wir den vielen, **wahrscheinlich an die 1 Million heranreichenden Betroffenen in Deutschland** adäquat helfen, ohne gleichzeitig die vielen gesunden Videospieler zu stigmatisieren.

LITERATUR

DAK-Gesundheit. WhatsApp, Instagram und Co. – so süchtig macht Social Media. 2018. https://www.dak.de/dak/download/internetsucht-studie-pdf-2106324.pdf [Aufgerufen am 03.10.2019].

Dong G, Zheng H, Liu X, Wang Y, Du X, Potenza MN. Gender-related differences in cue-elicited cravings in Internet gaming disorder: The effects of deprivation. Journal of Behavioral Addictions 2018; 7(4): 953–964.

Dreier M, Wölfling K, Beutel ME. Internetsucht bei Jugendlichen. Monatsschrift Kinderheilkunde 2014; 162(6): 496–502.

Fam JY. Prevalence of internet gaming disorder in adolescents: A meta-analysis across three decades. Scandinavian Journal of Psychology 2018; 59(5): 524–531.

game – Verband der deutschen Games-Branche e.V. Jahresreport der deutschen Games-Branche 2018. https://

www.game.de/wp-content/uploads/2018/08/Jahresreport-der-deutschen-Games-Branche-2018.pdf [Aufgerufen am 03.10.2019].

game – Verband der deutschen Games-Branche e.V. Statement zu „Gaming Disorder" für game.de. 2018. https://www.game.de/wp-content/uploads/2018/03/Stellungnahme-zur-Anerkennung-der-Gaming-Disorder-als-Krankheitsbild-durch-die-WHO.pdf [Aufgerufen am 03.10.2019].

Gentile DA, Bailey K, Bavelier D, et al. Internet Gaming Disorder in Children and Adolescents. Pediatrics 2017; 140(Supplement 2): S81 – S85.

Lopez-Fernandez O, Williams AJ, Griffiths MD, Kuss DJ. Female Gaming, Gaming Addiction, and the Role of Women Within Gaming Culture: A Narrative Literature Review. Frontiers in Psychiatry 2019; 10: 454.

Mihara S, Higuchi S. Cross-sectional and longitudinal epidemiological studies of Internet gaming disorder: A systematic review of the literature. Psychiatry and Clinical Neurosciences 2017; 71(7): 425–444.

Müller KW, Janikian M, Dreier M, et al. Regular gaming behavior and internet gaming disorder in European adolescents: results from a cross-national representative survey of prevalence, predictors, and psychopathological correlates. European Child & Adolescent Psychiatry 2014; 24(5): 565–574.

Müller KW. Rolle des sozialen Umfelds und deren Einflüsse auf die Entwicklung einer Problemeinsicht bei betroffenen Frauen. X. Symposium des Fachverbands Medienabhängigkeit 2019 in Mainz. 19.09.2019.

Pabst A, Kraus L, de Matos EG, Piontek D. Substanzkonsum und substanzbezogene Störungen in Deutschland im Jahr 2012. Sucht 2013; 59(6): 321–331.

Paulus FW, Ohmann S, von Gontard A, Popow C. Internet gaming disorder in children and adolescents: a systematic review. Developmental Medicine & Child Neurology 2018; 60(7): 645–659.

Rehbein F, Kliem S, Baier D, Mößle T, Petry NM. Prevalence of internet gaming disorder in German adolescents: diagnostic contribution of the nine DSM-5 criteria in a state-wide representative sample. Addiction 2015; 110(5): 842–851.

Rosenkranz T, Müller KW, Dreier M, Beutel ME, Wölfling K. Addictive Potential of Internet Applications and Differential Correlates of Problematic Use in Internet Gamers versus Generalized Internet Users in a Representative Sample of Adolescents. European Addiction Research 2017; 23(3): 148–156.

Rumpf H-J, Meyer C, Kreuzer A, John U. Prävalenz der Internetabhängigkeit (PINTA). Bericht an das Bundesministerium für Gesundheit. 2011. http://www.fachportalsucht-nrw.de/tl_files/images/pages/PDFs/PINTA-Bericht-Endfassung_280611.pdf [Aufgerufen am 03.10.2019].

Statistisches Bundesamt. Wirtschaftsrechnungen – Private Haushalte in der Informationsgesellschaft – Nutzung von Informations- und Kommunikationstechnologien. 2011 https://www.destatis.de/GPStatistik/servlets/MCRFileNodeServlet/DEHeft_derivate_00007383/2150400107004.pdf [Aufgerufen am 03.10.2019].

Wang M, Hu Y, Wang Z, Du X, Dong G. Sex difference in the effect of Internet gaming disorder on the brain functions: Evidence from resting-state fMRI. Neuroscience Letters 2019; 698: 44–50.

Wang Z, Hu Y, Zheng H, Yuan K, Du X, Dong G. Females are more vulnerable to Internet gaming disorder than males: Evidence from cortical thickness abnormalities. Psychiatry Research: Neuroimaging 2019; 283: 145–153.

KAPITEL

7

Daniel Illy

Fokus Kinder und Jugendliche

7.1 Einleitung

„*Wenn Sie Eltern nach ihren Kindern und Videospielen fragen, pathologisieren sie die Nutzung sogar noch mehr als Wissenschaftler*", sagte *Mark Griffiths*, Professor für Verhaltensabhängigkeit an der Nottingham Trent Universität in England gegenüber der Website Health Day News (Mozes 2018). Er weiß, wovon er spricht; Griffiths ist einer der führenden Forscher auf dem Gebiet der Videospiel- und Internetabhängigkeit. „*Es geht nicht um die Zeit, die Kinder mit Videospielen verbringen*", sagt er weiter. „*Wenn Ihr Kind auf seinem Bildungsweg keine Probleme hat, ein breites Netzwerk von Freunden hat, seine Aufgaben erledigt und Sport treibt, wirkt sich seine Freizeitgestaltung nicht negativ auf sein Leben aus und man kann nicht von Abhängigkeit sprechen, auch wenn die Eltern denken, es sei übertrieben.*" Es ist dieses **Spannungsfeld,** das den Konsum von Videospielen und Internet in der Altersgruppe der Minderjährigen häufig maßgeblich bestimmt. Diesem Feld widmen wir ganz bewusst an vielen Stellen dieses Buches die entsprechende Aufmerksamkeit.

In Vorbereitung darauf wollen wir in diesem Kapitel auf die Besonderheiten dieser jungen Zielgruppe schauen. Aus den vorangegangenen Kapiteln wissen wir bereits, dass gerade jüngere Kinder eine Risikogruppe für die Entwicklung einer Videospiel- und Internetabhängigkeit darstellen. In der bereits erwähnten PINTA-Studie (Rumpf et al. 2011; ➤ Kap. 6.1) zeigte sich eine Zunahme der Prävalenz einer Abhängigkeit im jüngeren Lebensalter (1 % 14–64 Jahre, 2,4 % 14–24 Jahre und 4,0 % 14–16 Jahre). Auch hinsichtlich eines problematischen Internetgebrauchs zeigte sich ein deutlicher Anstieg im jüngeren Lebensalter (4,6 % 14–64 Jahre, 13,6 % 14–24 Jahre sowie 15,4 % 14–16 Jahre).

7.2 Einflussfaktor Pubertät

Gerade im Rahmen der Pubertätsentwicklung kommt es zu **massiven Veränderungen** im Leben eines jungen Menschen. Körperliche Veränderungen wie Wachstum, Stimmbruch und Gewichtsveränderungen können belastend oder befremdlich erlebt werden. Die sexuelle Reifung setzt ein, Geschlechtsmerkmale werden ausgeprägt, Jugendliche sammeln erste sexuelle Erfahrungen mit anderen und entwickeln ihre (sexuelle) Identität. Freundschaftsbeziehungen, Cliquen und Partnerschaften rücken in den Vordergrund, die Ablösung von den eigenen Eltern beginnt. Die emotionale Entwicklung geht mit Stimmungsschwankungen, Gefühlen der Selbstunsicherheit, gelegentlich auch depressiven Phasen und dysfunktionaler Emotionsregulation (zum Beispiel durch Selbstverletzung) einher. Konrad et al. haben 2013 in einer schönen Übersichtsarbeit im Ärzteblatt die neuen Erkenntnisse aus der Entwicklungspsychologie und den Neurowissenschaften zusammengefasst. Diese zeigen, dass es während der Adoleszenz zu einer umfassenden **Reorganisation des Gehirns** kommt. In der postnatalen Entwicklung des Gehirns wird zunächst im primären sensomotorischen Kortex das Maximum der Dichte der grauen Substanz erreicht, der präfrontale Kortex hingegen reift zuletzt. Subkortikale Hirnareale hingegen entwickeln sich früher, sodass in der Adoleszenz ein Ungleichgewicht zwischen den reiferen subkortikalen und den unreiferen präfrontalen Hirnstrukturen besteht. Einige der adoleszenztypischen Verhaltensweisen, wie etwa die **erhöhte Risikobereitschaft**, lassen sich somit erklären. 62 % aller Todesfälle bei Jugendlichen zwischen 15 und 20 Jahren entstehen in Folge einer Verletzung. Die Autorenschaft führt Verkehrs- und andere Unfälle an sowie Gewalt und Selbstverletzungen. Die hohe Mortalität entstehe durch die alkoholisierte Nutzung von Automobilen, das Fahren ohne Sicherheitsgurt, das Tragen von Waffen, Substanzabusus und ungeschützten Sexualverkehr.

7

Doch während derartiges Verhalten mit tödlichem Ausgang zum Glück nur einen kleinen Teil der Adoleszenten betrifft, zeigt ein wesentlich größerer Teil die im Rahmen der Pubertät häufig als „normal" bezeichneten und oben bereits beschriebenen Verhaltensweisen. Aber auch aus diesen können zu Teilen (psychiatrisch) behandlungsbedürftige Situationen erwachsen: Delinquenz und Schulunlust können etwa eine Rolle spielen. Jugendliche sammeln erste Erfahrungen mit Alkohol und Drogen, in deren Folge sich Abhängigkeitserkrankungen ausbilden können. Psychische Erkrankungen spielen insgesamt zwar nur bei einem kleinen Teil der Jugendlichen eine Rolle (15–20 % der Adolseszenten laut Remschmidt 2013), aber sie nehmen im Vergleich zu jüngeren Lebensaltern vielfach an Häufigkeit zu: Depressive Erkrankungen, ebenso Angst- und Zwangsstörungen lassen sich vermehrt diagnostizieren (auch wenn wir vielleicht einfach genauer hinschauen). Essstörungen können sich ausbilden und (die nochmals erheblich selteneren) Erstmanifestationen einer Schizophrenie oder Bipolar-I-Störung. „Und jetzt auch noch Videospiele!", möchte man laut ausrufen.

7.3 Videospiele als adäquate Freizeitgestaltung

Die epidemiologischen Zahlen (➤ Kap. 6) verraten uns, dass Kinder und Jugendliche in der überwiegenden Mehrzahl Videospiele und Internetapplikationen im Sinne einer normalen Pubertätsentwicklung nutzen. Sie dienen der Freizeitgestaltung, dem Kontakt zu Gleichaltrigen und der Abgrenzung gegenüber den Eltern, sind also vielfach Teil eines „normalen" Erwachsenwerdens.

BEWERTUNG

Diese Nutzung kann, und an dieser Stelle kommen wir auf den eingangs zitierten Mark Griffiths zurück, auf Außenstehende bizarr wirken. Sich in das dunkle Zimmer zurückzuziehen, die Kopfhörer aufzuziehen und den Freunden Befehle zuzubrüllen, wie sie ein Gebiet im Level am besten mit Blendgranaten sichern, das kann befremdlich, ja vielleicht sogar verstörend wirken. Vor allem, wenn man das über viele Stunden hinweg miterleben muss. Entscheidend ist, ob der Rest im Leben des Teenagers (nach seinen jeweiligen Möglichkeiten) halbwegs rund läuft. Tut er das, handelt es sich bei der Freizeitgestaltung um ein Hobby, was zunächst einmal nicht mehr und nicht weniger Wert hat als der Taubenzüchterverein des kopfschüttelnd neben dem Rechner stehenden Vaters.

An dieser Stelle bringen wir gerne ein positives Beispiel aus der Welt des Gaming an (➤ Box 7.1). Es gibt sie nämlich, die Videospiele, die dem Konsumenten unheimlich viel geben können. Das Spiel „Life Is Strange" ist unserer Meinung nach ein solches. Die Erwähnung von „Life Is Strange" erfolgt an dieser Stelle beispielhaft. Der Autor dieser Zeilen (Daniel Illy) gibt an, in keinem wirtschaftlichen Verhältnis zum Entwickler bzw. Publisher dieses Spiels zu stehen.

BOX 7.1

Exkurs: Life Is Strange

Das Leben ist schon manchmal seltsam. Die 18-jährige Max Caulfield kehrt in ihre fiktive Heimatstadt Arcadia Bay im US-Bundesstaat Oregon zurück. Durch einen Umzug hat

Max den Kontakt zur ihrer damaligen besten Freundin Chloe verloren. Aktuell beschäftigt die verschlafene Kleinstadt vor allem das scheinbar spurlose Verschwinden einer Studentin. Auf der Damentoilette der Universität wird Max unbeabsichtigt Zeugin, wie ein Mädchen einen Mitschüler zu erpressen versucht und dieser die Erpresserin daraufhin erschießt. Max wird panisch vor Angst und stellt dann plötzlich fest, dass sie in der Lage ist, die Zeit rückwärts laufen zu lassen. „Life Is Strange" legt bereits in seinen ersten Spielminuten ein ordentliches Tempo an Erzählkunst vor. Und ja, das ist kein Film, sondern ein Videospiel. Wir sind Max; Ehrensache, dass wir den Vorfall mit der neuen Zeitmanipulationsfähigkeit verhindern müssen. Die von uns gerettete Erpresserin stellt sich als unsere alte Freundin heraus. Wir gehen mit zu ihr nach Hause, um weitere Antworten zu erhalten. Warum erpresst sie jemanden? Scheinbar standen sie und die vermisste Studentin sich sehr nahe. Spüren wir da ein Gefühl von Eifersucht? Haben wir selbst etwa mehr als freundschaftliche Gefühle für unsere alte Freundin? Eines steht fest: Für Chloe würden wir so ziemlich alles tun. Wir weihen sie in unsere neue Fähigkeit ein, nachdem wir ihr gegen ihren fiesen und offensichtlich gewalttätigen Stiefvater zu Seite stehen. Denn uns feige bei ihr im Schrank versteckt zu halten, ist zwar eine Möglichkeit im Spiel, kommt aber für uns nicht in Frage. Aber ob das so schlau war? Denn leider arbeitet Chloes Stiefvater als Sicherheitsmann an unserer Universität. Jetzt weiß er, wer wir sind. Im Verlauf überschlagen sich die Ereignisse der beiden Freundinnen. Max hat mit der Möglichkeit, die Zeit zu manipulieren, offensichtlich unglaubliche Fähigkeiten, allerdings wird sie auch von besorgniserregenden Visionen einen Wirbelsturm betreffend heimgesucht. Wir machen uns Sorgen über den psychischen Zustand unserer Mitstudentin Kate. Ihr Zimmer im Wohnheim ist so schrecklich düster. Sie wird von den anderen gemobbt und scheint in einer heftigen Depression zu stecken. Heimlich stöbern wir in ihrem Zimmer und finden weitere Informationen über ihre aktuelle Situation. Mit diesem Wissen schaffen wir es, Kate kurz darauf davon abzuhalten, sich durch einen Sprung vom Dach das Leben zu nehmen. Wir haben an dieser Stelle immer noch einige Stunden Spielzeit und einige Überraschungen vor uns, und das hier ist ein wirklich gutes Videospiel.

Das Adventure-Spiel des französischen Entwicklers Dontnod Entertainment erschien im Jahr 2015 in mehreren Episoden für PC und viele weitere Plattformen. Die USK hat das Spiel ab 12 Jahren freigegeben. Die schöne, handgezeichnete Spielwelt wird in 3D dargestellt, man schaut Max aus der sogenannten „Third-Person-Perspektive" von hinten über die Schulter. In den einzelnen Leveln kann man sich größtenteils frei bewegen, mit anderen Personen sprechen oder Objekte untersuchen bzw. benutzen. In den Gesprächen mit den anderen Charakteren hat man als Spieler, wie bereits beschrieben, zumeist mehrere Möglichkeiten, den Verlauf des Gesprächs zu beeinflussen. So machen wir uns beliebt oder schaffen uns sogar Feinde unter den Mitstudenten. Max ist fotoverrückt, was dazu führt, dass wir als Spieler neben der eigentlichen Handlung aufgefordert werden, bestimmte Szenen mit ihrer Polaroid-Kamera festzuhalten. Nebenbei schreibt Max eifrig Tagebuch, was es uns als Spieler ermöglicht, ihre Gedanken noch einmal in niedergeschriebener Form präsentiert zu bekommen. Ein besonderes Spielelement ist die Fähigkeit, die Zeit für einige Sekunden zurückzudrehen. Das Spiel nutzt diese Fähigkeit nicht nur für die oben bereits angedeuteten Twists in der Handlung, sondern auch für einige clevere Rätsel.

Doch selbstverständlich sind es mehr Aspekte als die reine Spielmechanik, die das Spiel so gut machen. Allem voran die Charaktere des Spiels. Da ist etwa die bereits erwähnte depressive Mitschülerin Kate. In keinem anderen Spiel haben wir bislang eine bessere Darstellung eines depressiv erkrankten Teenagers gesehen. […] Wir leiden mit Chloe unter ihrem schrecklichen Stiefvater und atmen erleichtert auf, wenn uns ein abgeschiedener Schrottplatz ein kleines bisschen Ruhe verschafft. Anders als in einem Film oder Roman spielen wir die Rolle der Max Caulfield selbst. Wir sind ein 18-jähriges Mädchen, das die Zeit manipulieren kann. Und wollte das nicht jeder von uns schon mal? Eine nützliche, aber auch sehr gefährliche Gabe, die einige ethische Fragen aufwirft. Fragen, die manche tausendseitige Romane nicht aufwerfen. Das Spiel brilliert jedoch auch dann, wenn nicht viel auf dem Bildschirm geschieht. Großartige Passagen des Spiels sind die, in denen Max beispielsweise im Bus sitzt, sich ihre Kopfhörer in die Ohren steckt und einfach „Syd Matters" oder „Bright Eyes" hört. Klar, dass die Texte des Soundtracks wieder Bezug auf die eigentliche Geschichte nehmen, so wie jeder Teenager die Musik hört, die sein Leben am besten widerspiegelt. Zum Beispiel, was Chloe für Max eigentlich wirklich bedeutet. Das Thema Homosexualität wird seitens des Spiels mit der richtigen Mischung aus Fingerspitzengefühl und Normalität dargestellt; damit tun sich manche Filme selbst heutzutage noch schwer. Und wo wir gerade beim Thema sexuelle Identität sind: Ist eigentlich schon jemandem bis hierhin aufgefallen, dass sich Max und der Protagonist aus Salingers „Der Fänger im Roggen" denselben Nachnamen teilen? […]

(Text gekürzt und in Teilen verändert aus Illy & Florack 2018)

Der Exkurs macht es deutlich: Dieses Spiel ist keine stumpfsinnige Beschäftigung, sondern kann, gerade seiner jugendlichen Zielgruppe, mehr als ein Zeitvertreib sein. Ein jugendlicher Konsument, der, bestenfalls gemeinsam mit anderen, dieses Spiel konsumiert, ist darin unserer Meinung nach ausdrücklich zu bestätigen. Vorausgesetzt, der Rest seines Lebens läuft in geregelten Bahnen. Spiele wie „Life Is Strange" sind es, die uns zeigen, dass es den lautesten Kritikern der heutigen Medienwelt gut tun würde, sich mit dem zu beschäftigen, was sie verteufeln, und eben keine pauschalen Urteile zu fällen. Denn in diesem Spiel stecken sehr viele Themen, die Jugendliche beschäftigen, und das Medium Spiel bietet eine Art der Auseinandersetzung mit diesen Themen, die kein Buch (die Videospiele natürlich nicht ersetzen sollen) und kein Film bieten kann. Es ist interaktiv und macht den Spieler selbst zum Handelnden aufgrund seiner Emotionen.

Doch natürlich spielen Jugendliche nicht nur „Life Is Strange". Sie spielen auch Ego-Shooter, die nicht für sie zugelassen sind (dazu mehr im Rahmen der Darstellung der USK in ➤ Kap. 8). Sie spielen nachts, um mit ihrer Spielgruppe einen wichtigen Zwischengegner zu besiegen. Und sie zeigen wenig Verständnis dafür, warum man erst die Hausaufgaben erledigen und dann erst die Konsole anschalten sollte. Vielleicht haben sie im Rahmen ihrer Pubertätsentwicklung auch mal Phasen vermehrten Konsums. Etwa weil sie ihre Eltern nicht leiden können, ihnen die virtuellen Freunde gerade näher sind oder sie einfach mal eine Auszeit von ihrem Liebeskummer brauchen. In der überwältigenden Mehrzahl der Fälle jedoch werden Kinder und Jugendliche ein normales Spielverhalten im Rahmen ihrer Pubertätsentwicklung und damit keine Abhängigkeit aufweisen. An dieser Stelle sei nochmals darauf hingewiesen, dass die reine Spielzeit ein Risikofaktor, aber kein Kriterium der Abhängigkeit ist. Man muss **hinter die Fassade schauen,** in der Anamnese und als Elternteil. Entscheidend sind nämlich zwei Bereiche der Abhängigkeit, die in das normale Spielverhalten während der Pubertätsentwicklung hineinragen und teilweise auch ihrerseits Überschneidungen aufweisen: die primäre Abhängigkeit und ie sekundäre Abhängigkeit in Folge anderer Störungen.

7.4 Primäre und sekundäre Abhängigkeit

Das in ➤ Kap. 4 bereits vorgestellte „Henne-Ei-Problem" besagt, dass eine klare Trennung zwischen Videospielen als Ursache oder als Folge einer anderen psychischen Erkrankung nicht immer möglich ist. Was war zuerst da? Die Depression oder die Abhängigkeit? Die gute Nachricht dabei ist, dass es für eine spezifische Behandlung der Abhängigkeit zunächst gar nicht so relevant ist. Vorausgesetzt, man hat die Depression ebenfalls im Blick und behandelt auch diese entsprechend spezifisch. Wie soeben besprochen, kommt diesem Sachverhalt in der Behandlung von Kindern und Jugendlichen jedoch vermehrt Bedeutung zu, da sich eine Zunahme von abhängigen Betroffenen und eine Zunahme der Entwicklung anderer psychischer Diagnosen feststellen lässt.

González-Bueso et al. (2018) fanden in einem Review über 24 Studien **hohe Komorbiditätsraten** der Internet Gaming Disorder (nachfolgende Zahlen, allerdings über alle Altersgruppen hinweg): 92 % Angsterkrankungen, 89 % Depression, 85 % ADHS, 75 % Soziale Phobie / Angsterkrankungen und Zwangssymptome. Diese sekundäre Abhängigkeit macht auch bei rein jugendlichen Patienten einen großen Teil der Ursache aus. Die untersuchten Studien wiesen bei Adoleszenten Zusammenhänge für Hyperaktivität (Baer et al. 2012), ADHD (Vadlin et al. 2017), Depression (King & Delfabbro 2016; Strittmatter et al. 2015; Vadlin et al. 2017; Gentile et al. 2011, Brunborg et al. 2014), ängstliche Depression (Müller et al. 2014; Wartberg et al. 2017), Soziale Phobie (Gentile et al. 2011), Angsterkrankungen (Vadlin et al. 2017; Gentile et al. 2011) nach.

Die ➤ Abb. 7.1 versucht den Stellenwert der **sekundären Abhängigkeit** darzustellen. Aus den genannten Gründen lässt sich keine hinreichende Aussage darüber treffen, wie groß die einzelnen Kreise und Schnittmengen tatsächlich sind. Aus der persönlichen Erfahrung heraus gehen wir jedoch davon aus, dass die reine primäre Abhängigkeit seltener ist als die sekundäre.

Diese **primäre Abhängigkeit** beschreibt folglich die Entstehung einer Abhängigkeit bei ursächlich fehlenden komorbiden psychischen Störungen. Dies bedeutet lediglich, dass der Jugendliche oder das Kind keine eigene psychische Erkrankung „mitbringt". Wohl aber kann das Umfeld (insbesondere die Eltern) erkrankt sein, eine subklinische, aber nicht diagnostizierbare Symptomatik bestehen, es können die Abhängigkeit fördernde Lebensumstände bestehen oder im Verlauf (durch den Konsum) kann eine psychische Störung entstehen. Daten dazu gibt es keine, hier können wir lediglich aus der tagtäglichen Arbeit mit Betroffenen berichten. Es gibt solche Verläufe, sie erscheinen uns jedoch seltener als die sekundären.

Diese Aspekte lassen sich natürlich auch auf erwachsene Patienten übertragen. An dieser Stelle dienen sie beispielhaft für den Bereich der Kinder

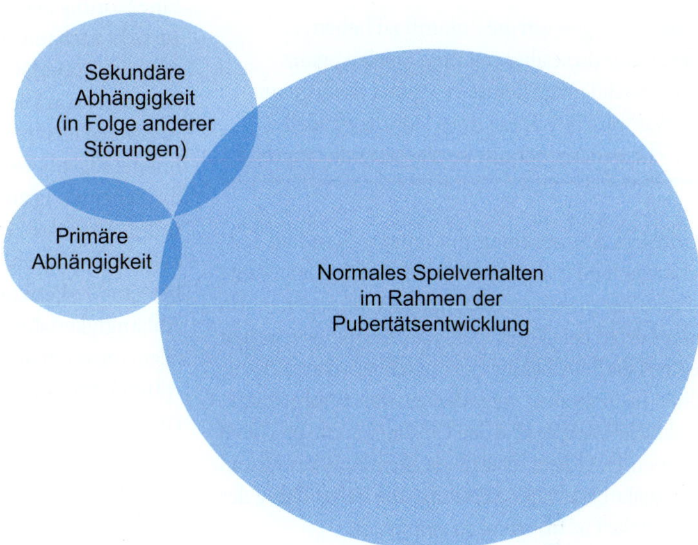

Abb. 7.1 Normales Spielverhalten vs. primäre und sekundäre Abhängigkeit [L231]

und Jugendlichen, da sie den weiteren Verlauf einer Beratungs- / Vorstellungssituation recht gut darstellen. Im Verlauf des Erstgesprächs wird meist schon deutlich, welches Spielverhalten bzw. welche Abhängigkeitsform im Vordergrund steht. Nähern wir uns dem Thema anhand einiger Beispielpatienten.

Fallbeispiel

Der Patient ist 15 Jahre alt und wird fremdmotiviert durch den Vertrauenslehrer im Beisein der sorgeberechtigten Mutter vorgestellt. Er spielt seit frühester Kindheit, damals jedoch sehr moderat und zeitlich begrenzt. Der Patient habe sich früher sehr im Fußballverein engagiert, nun seit mehr als einem Jahr zunehmende Rückzügigkeit, Antriebsmangel und teilweise Fernbleiben von der Schule aufgrund von allgemeinem Unwohlsein. Vor zwei Jahren sei der Kindsvater an einem plötzlich aufgetretenen Herzinfarkt verstorben. Der Patient wirkt diesbezüglich sehr belastet, fängt im Erstgespräch an zu weinen. Es gibt keine Geschwister. Die Kindsmutter ist in Vollzeit berufstätig, habe wenig Einfluss auf ihren „pubertierenden“ Sohn und treffe ihn am späten Nachmittag immer häufiger vor der Konsole an. In der Diagnostik lässt sich eine Videospielabhängigkeit diagnostisch bestätigen.

Was wäre Ihre These eines Störungsmodells? Welche weiteren Schritte erscheinen nun sinnvoll?

Hier müssen wir von einer sekundären Abhängigkeit in Folge einer Depression ausgehen. Eine Diagnostik dahingehend erscheint sinnvoll. Therapeutisch ist zudem der Tod des Kindsvaters aufzugreifen. Weitere Schritte: Elternberatung, ggf. Behandlung der Kindsmutter, antidepressive Psychotherapie des Patienten unter Berücksichtigung des Verlustes, parallel dazu Behandlung der Videospielabhängigkeit, Erarbeitung einer sinnvollen Alltagsgestaltung für Mutter und Sohn, ggf. entlastende Möglichkeiten für die Kindsmutter.

Fallbeispiel

Der 19-jährige Klient wird fremdmotiviert durch die Freundin, bei der er aktuelle wohne, in der Beratungsstelle vorgestellt. Seit dem Abschluss der Schule mit Abitur „hänge er durch“. Er habe den „ersten und letzten Sommer in Freiheit“ genießen wollen, viel gefeiert, aber auch sehr viel gespielt. Die Fristen für die Bewerbung auf einen Studienplatz habe er „verschlafen“, was aber „okay“ sei, schließlich könne er ja auch nächstes Jahr noch studieren. In der Exploration findet sich eine zunehmende Spielzeit seit Abschluss des Abiturs vor 13 Monaten. In der Diagnostik zeigen sich insgesamt sechs von neun Abhängigkeitskriterien erfüllt. In der Exploration ergeben sich keine Hinweise auf eine psychiatrische Begleiterkrankung. Der Klient gibt an, Sorgen um die Zukunft zu haben, er verdränge diese aber mit dem Spielen „ganz gut". Nachdenken könne er „später noch genug".

Was wäre Ihre These eines Störungsmodells? Welche weiteren Schritte erscheinen nun sinnvoll?

Bei diesem Adoleszenten mit entsprechendem Entwicklungsstand (daher taucht er in diesem Kapitel auf) ist von einer primären Abhängigkeit auszugehen. Im Verlauf droht bei aktuell fehlender Krankheitseinsicht eventuell die Entwicklung einer psychiatrischen Komorbidität, insbesondere einer depressiven Symptomatik. Die aktuellen Ängste sind den Umständen entsprechend zu werten. Der Klient braucht vor allem Aufklärung und ggf. sozialarbeiterische Beratung. Die Behandlung der Abhängigkeit ist dringend zu empfehlen.

Fallbeispiel

Der 14-jährige Patient wird von der Mutter mit den Worten „Du kommst jetzt gefälligst her und redest mit ihm!" in das Behandlungszimmer der Sprechstunde für Videospiel- und Internetabhängigkeit gezogen. Auf Nachfrage gibt er an, davon ausgegangen zu sein, heute einen Zahnarzttermin zu haben. Die Mutter des Patienten wirkt sehr aufgelöst, weint mehrfach während des Gesprächs und berichtet, sie könne „das nicht mehr mitansehen, wie er seine Zukunft verpfusche". Außerdem betont sie wiederholt, dass er diese Faszination mit den „Killerspielen" garantiert nicht von ihr, sondern von dem getrennt lebenden Vater habe, den der Junge zuletzt länger gesehen habe. Erst nachdem der Behandler die Mutter aus dem Zimmer bittet und eigene Spielerfahrungen zur Auflockerung des Gesprächs benennt, fängt der Patient an zu sprechen. Er spiele zurzeit viele „Battle-Royal"-Spiele. In der Schule, die er regelmäßig besucht, habe er sich um etwa eine Note verschlechtert, aber seine Mutter sei einfach „bescheuert" und bekomme ihr eigenes Leben nicht auf die Reihe. Es lassen sich keine Abhängigkeitskriterien in den letzten 12 Monaten eruieren.

Was wäre Ihre These eines Störungsmodells? Welche weiteren Schritte erscheinen nun sinnvoll?

Eine Störung liegt nicht vor. Es handelt sich aller Voraussicht nach um ein normales Spielverhalten im Rahmen der Pubertätsentwicklung. Fremdanamnestisch könnte man auf Seiten der Kindsmutter nochmals die Abhängigkeitskriterien nachfassen (relevant ist ohnehin die Eigenbewertung). Wichtig ist zu wissen, dass die Behandlung an dieser Stelle nicht beendet werden sollte. Auch der „Patient" kann ggf. von Psychoedukation profitieren, um über Risiken von unkontrolliertem Medienkonsum informiert zu werden, eine Abhängigkeitsbehandlung macht keinen Sinn. Vor allem muss mit der Mutter gearbeitet werden. Themen wären dabei Pubertätsentwicklung, aber ggf. auch eigene Themen, wie die Beziehung zum Ex-Partner und die Gestaltung einer gemeinsamen Erziehung des Jungen.

Die Dreiteilung hat hoffentlich etwas klarer machen können, womit es Behandelnde beim Erstkontakt zu tun haben können. In jedem Fall sind eine sorgfältige Anamnese und die gesamte Einordnung der Lebenssituation empfehlenswert. Je nach Fokus ergeben sich nämlich andere Folgeschritte in Beratung und Therapie.

7

7.5 Vorpubertäre Kinder

Eine gewisse Sonderrolle haben vorpubertäre Kinder. Aufgrund des weit verbreiteten Konsums elektronischer Medien in der Allgemeinbevölkerung erreichen uns auch immer wieder Anfragen zur Therapie einer Medienabhängigkeit bei Kindern. Natürlich ist es theoretisch denkbar, dass bereits ein 8-Jähriger von seinem Tablet abhängig wird, i.d.R. werden wir in der Exploration jedoch keine so klaren Suchtkriterien wie in der Altersgruppe der Adoleszenten herausarbeiten können. Handelt es sich um einen altersgerechten Konsum und leiden weder Schule noch Freizeit darunter, so landen wir vermutlich wieder bei einer Beratungssituation der Bezugspersonen.

Aber selbst wenn es einen unkontrollierten Konsum und Entzugssymptome bei Entziehen der Geräte mit aggressiven Ausbrüchen gibt: bei einem 8-Jährigen ist das i.d.R. ein rein **pädagogisches Problem.** Der unkontrollierte Konsum ist hier natürlich nicht im Rahmen der Entwicklung (wie in der Pubertät) zu sehen, sondern letztlich eine Erziehungsnachlässigkeit der Eltern.

MERKE

Während wir uns sonst gegen pauschale Festlegungen wehren: Die Medienzeit eines Kindes gehört reguliert, genauso wie sein Taschengeld.

Über die jeweiligen Zeiten wird mitunter viel diskutiert. Eine individuelle Abmachung ist zu bevorzugen, doch woran sollten sich Eltern orientieren? Die Initiative SCHAU HIN!, in deren Beirat mit dem Kollegen Büsching einer der Führenden der nachfolgend noch erwähnten BLIKK-Studie (Büsching & Riedel 2018) sitzt, bietet einen guten Anhalt (➤ Box 7.2), auch wenn selbst die BLIKK-Studie keine konkreten Ursache-Wirkungs-Beziehungen darstellen konnte und die gemeinsame **Erarbeitung einer Medienkompetenz in der Familie** unserer Meinung nach über allen pauschalen Zeiten stehen sollte.

BOX 7.2

Medienzeiten für Kinder

Modifiziert auf Grundlage der Website der Initiative SCHAU HIN!. Abrufbar über https://www.schau-hin.info.
Bei jüngeren Kindern bis zehn Jahren sollten Eltern darauf achten, dass ein tägliches Maß bei der Mediennutzung nicht überschritten wird. Die Mediennutzung für die Schule ist dabei nicht anzurechnen.
SCHAU HIN! empfiehlt folgende Richtwerte:

- bis fünf Jahre: bis eine halbe Stunde am Stück
- sechs bis neun Jahre: bis zu einer Stunde am Stück
- Ab zehn Jahren: wöchentliches Zeitkontingent

Bei älteren Kindern ab zehn Jahren empfiehlt es sich, ein wöchentliches Zeitkontingent zu vereinbaren. So können Kinder ihre eigenen Erfahrungen machen. Wichtig ist es, dann konsequent zu sein: Wird die vereinbarte Zeit an nur zwei Tagen verbraucht, bleiben die Bildschirme für den Rest der Woche dunkel. So lernen Kinder, sich ihre Ressourcen vorausschauend einzuteilen und ein gesundes Maß zu finden.
Eine Orientierung bietet folgende Faustregel:

- zehn Minuten Medienzeit pro Lebensjahr am Tag
- oder eine Stunde pro Lebensjahr in der Woche

Soweit die Empfehlungen der Initiative. Unserer Meinung nach schafft gerade die Abschaffung zu strikter Medienzeiten und die Etablierung eines Kontingents ab zehn Jahren eine begrüßenswerte Förderung der Medienkompetenz der Kinder selbst. Gleichzeitig gibt es ihnen die Möglichkeit, bei entsprechenden Bedingungen (neues Spiel zum Geburtstag bekommen, regnerisches Wochenende) auch mehr Zeit mit dem Medium zu verbringen.

Empfehlenswert sind ferner die **pädiatrischen Empfehlungen für Eltern zum achtsamen Bildschirmmediengebrauch** der Stiftung Kind und Jugend (Achenbach et al. 2018), auch wenn man über die Aussage „Kein Bildschirm unter drei Jahren!" diskutieren sollte. Natürlich finden wir die „Ruhigstellung" von Kleinkindern mittels Handy und Tablet genauso verwerflich, aus unserer Sicht fängt Medienerziehung aber vielleicht schon ein wenig früher als mit drei Jahren an. Zumal sich der Kontakt mit Medien in der heutigen Zeit selbst in diesen Altersgruppen nicht vermeiden lässt. Uneingeschränkt empfehlenswert sind aber die anhand der BLIKK-Studie (Büsching & Riedel 2018) abgeleiteten Empfehlungen zur gemeinsamen Medienkompetenz, wie beispielsweise die Empfehlungen, keine Medien beim Essen zu konsumieren.

MERKE

Bei jüngeren Kindern (< 13 Jahre) ist also in den seltensten Fällen eine Abhängigkeitsbehandlung sinnvoll. Vielmehr steht eine Stärkung der Erziehungskompetenz der Eltern im Vordergrund. Die besten Anlaufstellen diesbezüglich sind die Erziehungs- und Familienberatungsstellen der Jugendämter.

Dem Angebot der ambulanten Beratung widmet sich das ➤ Kap. 9 nochmals ausführlich. Das nachfolgende ➤ Kap. 8 behandelt ebenfalls einen wichtigen Aspekt, der Kinder und Jugendliche betrifft: den Jugendschutz und dessen Umsetzung durch die USK.

7.6 Prävention

Es ist naheliegend, dass man den Präventionsansatz einer Abhängigkeit von Videospielen und dem Internet ebenfalls im Altersbereich der Kinder und Jugendlichen verortet. Während wir, die Autorenschaft dieses Buches, uns im Bereich der Therapie und Beratung Betroffener im Rahmen der sekundären und tertiären Prävention bewegen, sind sowohl die wissenschaftliche Datenlage als auch das Angebot im Bereich der primären Prävention, also der Verhinderung der Entstehung einer Abhängigkeit, erschreckend übersichtlich.

Nähert man sich dem Thema so, wird als erstes deutlich, dass es gar keine festgelegten Programme zum Erwerb einer **Medienkompetenz** der Kinder (und ihrer Erziehungspersonen) gibt. Während beispielsweise die Zahngesundheit bereits in Kindertagesstätten aufgegriffen und durch Kinder- und Zahnärzte auch an anderer, vorgeschriebener Stelle (beispielsweise den U-Untersuchungen oder dem Zahnärztlichen Kinderpass) engmaschig kontrolliert wird, fehlt es hier an entsprechenden Einflussmöglichkeiten. Medienkompetenz wird von den Eltern irgendwie erwartet, manch ein Lehrer greift das Thema mal mehr, mal weniger kompetent im Unterricht auf, doch gibt es keine klare Linie.

Es gibt durchaus Menschen, die sich mit dem Thema der Prävention von Videospiel- und Internetabhängigkeit beschäftigen, auch in Deutschland. Im Bereich der Förderung von Medienkompetenz zu allererst natürlich die **Landesmedienanstalten.** Die Abhängigkeit von Videospielen und Internet ist dabei jedoch lediglich eines von vielen Themen dieser Institutionen. Generell, das wird im Verlauf dieses Kapitels deutlich, ist zwischen den vielen Akteuren, die sich mit (dem unfassbar wichtigen Baustein) der Medienkompetenz und einigen wenigen, die sich konkret mit der Abhängigkeit dieser Medien beschäftigen, zu unterscheiden.

Schon 2017 veröffentliche die Expertengruppe „Prävention von Internetbezogenen Störungen“ (Rumpf et al. 2017) ein entsprechendes Positionspapier. Die Arbeitsgruppe kommt zu der Ansicht, dass die Prävention von Internetbezogenen Störungen wissenschaftlich nicht ausreichend untermauert ist. Wirksamkeitsnachweise vorhandener Programme gibt es nicht, und wenn, so beziehen sich diese fast ausschließlich auf nachfolgende Interventionen, nicht aber auf eine Frühintervention.

Sie sprechen **sieben Empfehlungen** aus, die wir nachfolgend aus heutiger Sicht kommentieren möchten:

1. Maßnahmen der Prävention müssen sich so gut wie möglich an wissenschaftlich nachgewiesener Wirksamkeit orientieren. Nur wirksame Maßnahmen sollten flächendeckend umgesetzt werden.
2. Maßnahmen der wirksamen Frühintervention, die große Gruppen Betroffener erreichen, sollten gefördert werden.
3. Die Möglichkeiten der Verstärkung verhältnispräventiver Anstrengungen bei der Gestaltung des Schutzes Minderjähriger, der Beschränkung von Konsummöglichkeiten, der Produktgestaltung, der Werbebeschränkungen und der Regelungen zum Konsumumfeld sind zu prüfen.
4. Förderung der Forschung im Bereich der Mechanismen und präventiven Konzepte bei Internetbezogenen Störungen muss dringend erfolgen.
5. Die Schaffung eines Kompetenzzentrums oder Kompetenznetzwerks und einer Expertenkommission Internetbezogene Störungen wird empfohlen. Zentrum / Netzwerk und Kommission wären erste Ansprechpartner für Akteure in der Prävention und Frühintervention (z. B. Länder, Kommunen und Einrichtungen), um Maßnahmen zu prüfen oder Interventionen zu empfehlen.
6. Regionale Koordinierungsstellen, die wirksame präventive Angebote sowie Fortbildungs- und Vernetzungskonzepte bereitstellen, sind notwendig und anzustreben. Die Koordinierungsstellen sollten mit dem Kompetenzzentrum / -netzwerk und der Expertenkommission eng kooperieren.
7. Ein Frühwarnsystem soll zeitnah neue Spiele und Apps identifizieren, die ein hohes Suchtpotenzial aufweisen.

BEWERTUNG

Natürlich sollten langfristig gesehen nur wirksame Maßnahmen umgesetzt werden. Deren Wirksamkeit kann allerdings nur überprüft werden, wenn (wie es aktuell ja überwiegend geschieht) Einzelne eine gewisse Vorreiterrolle einnehmen und die Dinge entsprechend vorantreiben. Selbstredend sollte dabei eine möglichst große Gruppe Betroffener erreicht werden. Es macht also zum Beispiel Sinn, die deutsche Schulpflicht „auszunutzen“ und entsprechende Angebote in die Schulen bzw. die angegliederten Institutionen zu holen. Aus unserer Sicht, um wieder beim eingangs genannten Beispiel der Zahngesundheit zu bleiben, stellt sich zudem immer wieder die drängende Frage nach Kontrollinstanzen, welche ebenfalls in diesem Rahmen etabliert werden könnten. Vom Austausch mit anderen Fachkräften wissen wir: Beim Gesundheitsamt, zum Beispiel im Rahmen der Schuleignungsuntersuchungen, ist man sich der Problematik durchaus bewusst.

Über den Schutz von Minderjährigen (zum Beispiel durch eine Änderung der Spruchpraxis der USK oder die Etablierung eines vorgeschlagenen Frühwarnsystems) werden wir im nachfolgenden ➤ Kap. 8 noch ausführlich sprechen. Die Schaffung eines Kompetenznetzwerks diesbezüglich können wir nur ausdrücklich begrüßen.

Das Thema **Prävention von Medienkonsum bei Kindern** wurde zuletzt auch im Rahmen des Deutschen Suchtkongresses (Thomasius 2019) thematisiert. Rainer Thomasius stellte ein entsprechendes Positionspapier der gemeinsamen Suchtkommission der kinder- und jugendpsychiatrischen Fachgesellschaft und Verbände (DGKJP, BAG KJPP, BKJPP) vor. Er thematisierte unter anderem Nutzungszeiten und die Förderung der medialen Erziehungskompetenz der Eltern.

Die **Angliederung der Prävention an Schule** bzw. beteiligte Institutionen erscheint dabei sehr logisch und wird zum Beispiel in Berlin durch das Projekt „Medienbildung für GUTE SCHULE" durch Zusammenarbeit der Medienkompetenzzentren mit den Schulen umgesetzt, auch wenn die Prävention einer Abhängigkeit hier nicht den primären Fokus darstellt (JFF – Institut für Medienpädagogik 2019). Dass die Schule ein guter Ort ist, um Medienprävention zu betreiben, das sehen nicht nur die mit uns arbeitenden schulischen Institutionen, sondern auch international tätige Forschende: Throuvala et al. konnten 2019 eine systematische Literaturübersicht dazu vorlegen. Doch auch sie sehen aufgrund der psychometrischen Defizite des Störungsbildes einige Hürden dabei, methodisch fundierte und evidenzbasierte Präventionsprogramme aufzubauen.

Dabei gibt es solche Programme, der schlechten wissenschaftlichen Grundlage zum Trotz. Erwähnenswerte deutschsprachige Programme sind etwa die **MEDIA-PROTECT-Studie**, die sich der primären Prävention in Form eines Programms für Pädagogen bzw. Eltern von Kindern zwischen vier und sieben Jahren verschrieben hat (Stiller et al. 2018). Die Teilnehmer zeigten eine hohe Gesamtzufriedenheit mit dem Programm und sahen es als moderat bis hochrelevant für ihre Arbeit an. Erwähnenswert ist zudem das PROTECT3–5-Programm. Dies wurde für Kinder der Klassenstufen 3–5 (Alter 8–12 Jahre) konzipiert. Szász-Janocha et al. (2019) konnten damit eine Reduktion der Symptome von Videospiel- und Internetabhängigkeit im Jugendalter über vier Monate belegen. Im Anschluss an diese Frühinventionen greifen dann die Beratungs- und Therapieangebote der spezifischen Beratungs- und Behandlungsstellen, denen, wie bereits eingangs erwähnt, auch die Autorenschaft dieses Buches angehört. Ein weiteres Beispiel außerhalb unseres unmittelbaren Wirkungskreises wäre die gruppentherapeutische (präklinische) Frühintervention für Kinder und Jugendliche (von 12 bis 17 Jahren) mit problematischer Computerspiel- und Internetnutzung der Mainzer Kollegschaft (Dreier et al. 2019).

CAVE

Es erscheint logisch, den Präventionsansatz auf möglichst junge Kinder zu fokussieren, allerdings darf auch vor dem Hintergrund unserer Arbeit nicht vergessen werden, dass es weitere Risikogruppen gibt: Mädchen und junge Frauen aus den in ➤ Kap. 6.2 genannten Gründen sowie generell psychisch (komorbid) erkrankte Kinder, Jugendliche und junge Erwachsene. Gerade bei Letzteren sind die teilweise gravierenden Strukturmängel in der Versorgung von sogenannten Transitions-Patienten zu nennen. Viele Erwachsenenpsychiatrien sind auf junge Patienten mit jugendspezifischen Themen nicht entsprechend vorbereitet, geschweige denn, dass sie Angebote zum Thema Videospiel- und Internetabhängigkeit bereithalten.

Zum Thema **Prävention bei Erwachsenen** ist etwa die iPin-Studie zu nennen (Bischof et al. 2014), welche sich einem weiteren Risikofaktor zuwendet: der Arbeitslosigkeit. Für diese Studie wurden 679 Erwachse im Alter von 16–64 Jahren im Rahmen eines Kontaktes zum Jobcenter proaktiv auf problematische Internetnutzung gescreent. Die Prävalenz konnte mit 8 % angegeben werden. Insgesamt konnten 40 Teilnehmer als problematische oder süchtige Internetnutzer diagnostiziert werden. 36 von ihnen wurden randomisiert einer Interventions- (IG) und einer Kontrollgruppe (KG) zugeteilt. Die Ergebnisse zeigten, dass Arbeitslosigkeit mit einer höheren Prävalenz von problematischer bzw. abhängiger Internetnutzung einhergeht und dass Strategien zur Sekundärprävention im Rahmen der Anbindung an die Jobcenter umsetzbar sind. Im Detail ergab sich in der Interventionsgruppe ein Rückgang des CIUS-Summenscores von 32,4 Punkten (SD = 9,7) zum ersten Messzeitpunkt auf 24,5 Punkte (SD = 10,8) zum Follow-up-Zeitpunkt. In der Kontrollgruppe zeigte sich ein Rückgang von 29,2 Punkten zum ersten Messzeitpunkt (SD = 9,9) auf 26,7 Punkte (SD = 10,8) zum Follow-up-Zeitpunkt.

MERKE

Aufgrund unterschiedlicher Risikokonstellationen bei Erwachsenen sollte ein präventiver Ansatz hinsichtlich der Videospiel- und Internetabhängigkeit nicht ausschließlich auf Kinder und Jugendliche fokussieren.

Es bleibt die Frage nach der **Umsetzbarkeit** der schlechten Evidenzlage zum Trotz. Bis es weitere Studien gibt, sollte nach Expertenkonsens vorgegangen werden. Ein Umstand, den aktuelle Arbeitsgruppen wie etwa die oben bereits genannte Arbeitsgruppe „Prävention von Internetbezogenen Störungen" oder die im Beratungs-Kapitel (➤ Kap. 9) nochmals aufgegriffene Arbeitsgruppe „Exzessives Computerspielen", bestehend aus Mitgliedern der Fach- und Spitzenverbände (u. a. dem Fachverband Medienabhängigkeit) sowie externen Fachkundigen unter dem Dach der Deutschen Hauptstelle für Suchtfragen e. V. (DHS), der mit Kristin Schneider auch eine der Autorinnen dieses Buches angehört, aufgreifen.

Die kommenden Jahre werden hoffentlich neue Erkenntnisse bringen. Denn eigentlich verdient das wichtige Thema der Prävention auch ein eigenes Kapitel in diesem Buch.

LITERATUR

Achenbach M, Büsching U, Fricke C, et al. Pädiatrische Empfehlungen für Eltern zum achtsamen Bildschirmmediengebrauch. 2018. https://www.stiftung-kind-und-jugend.de/fileadmin/pdf/Flyer-Bildschirmmedien.pdf [Aufgerufen am 03.10.2019].

Baer S, Saran K, Green DA. Computer/gaming station use in youth: Correlations among use, addiction and functional impairment. Paediatrics & Child Health 2012; 17(8): 427–431.

Bischof G, Bischof A, Besser B, et al. Pilotstudie iPin – Intervenieren bei Problematischer Internetnutzung – Frühe Maßnahmen bei Risikogruppen. Abschlussbericht an das Bundesministerium für Gesundheit. 2014. https://www.uksh.de/uksh_media/Dateien_Kliniken_Institute+/ZIP/HL_Psychiatrie/Forschung/iPin+Pilotstudie+Abschlussbericht-p-142938.pdf [Aufgerufen am 16.11.2019].

Brunborg GS, Mentzoni RA, Frøyland LR. Is video gaming, or video game addiction, associated with depression, academic achievement, heavy episodic drinking, or conduct problems? Journal of Behavioral Addictions 2014; 3(1): 27–32.

Büsching U, Riedel R. BLIKK-Medien: Kinder und Jugendliche im Umgang mit elektronischen Medien. 2018. https://www.bundesgesundheitsministerium.de/fileadmin/Dateien/5_Publikationen/Praevention/Berichte/Abschlussbericht_BLIKK_Medien.pdf [Aufgerufen am 3.10.2019].

Dreier M, Beutel ME, Müller KW, Wölfling K. Prä-klinische Ansätze der Computerspiel- und Internetsucht: Schulbasierte Präventionsansätze, Medientraining und eine Empfehlung für finanzielle Obergrenzen bei In-Game-Käufen (MIRPPU). Suchttherapie 2019; 20(04): 203–208.

Gentile DA, Choo H, Liau A, et al. Pathological video game use among youths: A two-year longitudinal study. Pediatrics 2011; 127: e319–e329.

González-Bueso V, Santamaría J, Fernández D, Merino L, Montero E, Ribas J. Association between Internet Gaming Disorder or Pathological Video-Game Use and Comorbid Psychopathology: A Comprehensive Review. International Journal of Environmental Research and Public Health 2018; 15(4): 668.

Illy D, Florack J. Ratgeber Videospiel- und Internetabhängigkeit. Hilfe für den Alltag. München: Elsevier; 2018.

JFF – Institut für Medienpädagogik. 2019. https://www.jff.de/kompetenzbereiche/digitaler-wandel/details/medienbildung-fuer-gute-schule-konzeption-begleitprozess/ [Aufgerufen am 16.11.2019].

King DL, Delfabbro PH. The Cognitive Psychopathology of Internet Gaming Disorder in Adolescence. Journal of Abnormal Child Psychology 2016; 44(8): 1635–1645.

Konrad K, Firk C, Uhlhaas PJ. Brain Development During Adolescence. Neuroscientific Insights Into This Developmental Period. Dtsch Arztebl Int 2013; 110(25): 425–431.

Mozes A. When Does Online Gaming Become an Addiction? HealthDay News. 2018. https://consumer.healthday.com/kids-health-information-23/video-game-health-news-786/when-does-online-gaming-become-an-addiction-733113.html [Aufgerufen am 03.10.2019].

Müller KW, Janikian M, Dreier M, et al. Regular gaming behavior and internet gaming disorder in European adolescents: results from a cross-national representative survey of prevalence, predictors, and psychopathological correlates. European Child & Adolescent Psychiatry 2014; 24(5): 565–574.

Remschmidt H. Mental Health and Psychological Illness in Adolescence. Dtsch Arztebl Int 2013; 110(25): 423–424.

Rumpf H-J, Meyer C, Kreuzer A, John U. Prävalenz der Internetabhängigkeit (PINTA) Bericht an das Bundesministerium für Gesundheit. 2011. http://www.fachportalsucht-nrw.de/tl_files/images/pages/PDFs/PINTA-Bericht-Endfassung_280611.pdf [Aufgerufen am 03.10.2019].

Rumpf H-J, Batra A, Bleckmann P, et al. Empfehlungen der Expertengruppe zur Prävention von Internetbezogenen Störungen. Sucht 2017; 63(4): 217–225.

Szász-Janocha C, Vonderlin E, Lindenberg K. Die Wirksamkeit eines Frühinterventionsprogramms für Jugendliche mit Computerspiel- und Internetabhängigkeit: Mittelfristige Effekte der PROTECT+ Studie. Zeitschrift für Kinder- und Jugendpsychiatrie und Psychotherapie 2019; 48: 3–14.

SCHAU HIN! was dein Kind mit Medien macht. Medienzeiten für Kinder vereinbaren – SCHAU HIN! https://www.schau-hin.info/grundlagen/medienzeiten-fuer-kinder-vereinbaren [Aufgerufen am 03.10.2019].

Stiller A, Schwendemann H, Bleckmann P, Bitzer E-M, Mößle T. Involving teachers in reducing children's media risks. Health Education 2018; 118(1): 31–47.

Strittmatter E, Kaess M, Parzer P, et al. Pathological Internet use among adolescents: Comparing gamers and non-gamers. Psychiatry Research 2015; 228(1): 128–135.

Thomasius R. Symposium S14_2 – Medienkonsum bei Kindern und Jugendlichen – Positionspapier der Gemeinsamen Suchtkommission der kinder- und jugendpsychiatrischen Fachgesellschaft und Verbände (DGKJP, BAG KJPP, BKJPP). Deutscher Suchtkongress 2019 in Mainz. 17.09.2019.

Throuvala MA, Griffiths MD, Rennoldson M, Kuss DJ. School-based Prevention for Adolescent Internet Addiction: Prevention is the Key. A Systematic Literature Review. Current Neuropharmacology 2019; 17(6): 507–525.

Vadlin S, Åslund C, Nilsson KW. Stability of problematic gaming and associations with problematic gambling: A three-year follow-up study of adolescents in the SALVe-cohort. European Psychiatry 2017; 41: S882.

Wartberg L, Kriston L, Kramer M, Schwedler A, Lincoln TM, Kammerl R. Internet gaming disorder in early adolescence: Associations with parental and adolescent mental health. European Psychiatry 2017; 43: 14–18.

KAPITEL

8

Daniel Illy

USK, „Killerspiele", Lootboxen und „Serious Games"

8.1 Die USK (und Anforderungen an Eltern)

USK, das steht für **Unterhaltungssoftware Selbstkontrolle.** Träger ist die Freiwillige Selbstkontrolle Unterhaltungssoftware GmbH, als Gesellschafter dient der game – Verband der deutschen Games-Branche e. V. Die USK setzt die in Deutschland geltenden Gesetze des Jugendschutzes für Unterhaltungssoftware, sprich auch für alle in den stationären Handel kommenden Videospiele, um. Bei Online-Spielen finden sich teilweise ebenfalls **Altersfreigaben** der USK, allerdings ist im Onlinebereich – dem zunehmend wichtigsten Markt für Spiele – aufgrund der Vielzahl an Stores und Bezugsmöglichkeiten und aufgrund der fehlenden grenzübergreifenden Gesetzeslage keine Vollständigkeit zu erwarten.

Die USK ist, das zeigen schon die oben genannten Beteiligten, keine staatliche Organisation, sondern setzt sich aus Vertretern der Videospielindustrie selbst zusammen. Hier wird also Selbstkontrolle durchgeführt. Spieleentwickler können sich im Rahmen dessen beispielsweise gegen Gebühr beraten lassen, welche Inhalte ihr Spiel nicht aufweisen darf, um eine bestimmte Altersfreigabe zu erhalten. Diese enge Verzahnung mit der Industrie sehen einige Gegner kritisch.

MERKE

Aspekte wie bezahlbare Inhalte bei sogenannten „Free-2Play"-Spielen oder besonders süchtig machende Spielmechaniken spielen gegenwärtig keine Rolle bei der Beurteilung einer Altersfreigabe.

Ein Sachverhalt, auf den der Fachverband Medienabhängigkeit e. V. bereits in einer Stellungnahme im Februar 2015 (Albertini et al. 2015) aufmerksam gemacht hat. Die Kollegen wiesen insbesondere auf das Fehlen von „entwicklungsbeeinträchtigenden Bindungskriterien bei der Altersfreigabe von Computerspielen zur Prävention und Verhinderung einer Medienabhängigkeit" hin. Vor allem „hochfrequente Belohnungsaspekte im Sinne der intermittierenden Verstärkung, die Dauer und Frequenz eines Spiels oder auch soziale Faktoren" würden nicht berücksichtigt werden. Vorgeschlagen wird die Erweiterung der „Aspekte der Wirkungsmacht" im Rahmen der

USK-Leitkriterien um den Aspekt „Bindung". In der Stellungnahme werden die nachfolgenden bindungsrelevanten Kriterien thematisiert: Dauer, Frequenz, Belohnung, Handelssystem, Bezahlsystem, Entwicklungspotenzial, Offenheit der Spielwelt und soziale Faktoren. Für eine ausführliche Darlegung samt Kommentar unsererseits ➤ Box 8.1.

BOX 8.1

Seitens des Fachverbands Medienabhängigkeit vorgeschlagene bindungsrelevante Kriterien zur Berücksichtigung im Rahmen der Altersfreigabe durch die USK (Albertini et al. 2015)

1. **Dauer**
   Eine Bindungswirkung kann unterstützt werden, wenn das Computerspiel kein klar definiertes Ende zeigt und/oder in der Praxis außergewöhnlich lange Spielzeiten erreicht werden (als solche können Spiele mit einer Dauer von über 100 Stunden gelten). Auch die sogenannten „Open World Games" unterstützen mit ihren Möglichkeiten eine lange Spieldauer.
   Kommentar: Dies deckt sich mit unseren Erfahrungen, da es häufig die sogenannten Service-Games sind, die unsere abhängigen Patienten konsumieren.
2. **Frequenz**
   Eine hohe Frequenz in der Abfolge von Spielsessions bestätigt nicht nur die Ausdauer des Spielers, sondern kann ebenso bindend wirken – häufig verbunden mit dem Gefühl, einer Anwesenheitspflicht nachkommen zu müssen. Insbesondere ist dies der Fall, wenn das Spiel die Regeln vorgibt und durch die Annahme von Rollen ein erhöhter Gruppendruck erzeugt wird.
   Kommentar: Ergänzenswert finden wir an dieser Stelle noch Aspekte wie „Daily-Quests" oder Free-2Play-Modelle, welche ein häufiges Einloggen seitens des Spielers fordern.
3. **Belohnung**
   Computerspiele mit einem (mehr oder weniger) ausgeprägten Belohnungssystem binden den Spieler entsprechend an das Spiel selbst (bzw. die Art eines Spiels). Als Wirkmechanismen des spielimmanenten Belohnungssystems wirken beispielsweise intermittierende Verstärkungen, in Aussicht stehende Belohnungssteigerungen in der Endphase des Spiels sowie die Itemdropfrequenz im Verhältnis zum Belohnungswert.
   Kommentar: Dem Aspekt von Lootboxen und Belohnungssystemen ist in diesem Buch ein eigenes Kapitel gewidmet (➤ Kap. 8.4). Seit dem Erscheinen der Stellungnahme im Februar 2015 haben Monetarisierungskonzepte in Videospielen deutlich zugenommen.
4. **Handelssystem**
   Das Angebot eines Handelssystems kann zur Steigerung der Attraktivität eines Computerspiels beitragen – ein (fest) implementiertes, spielentscheidendes und/oder spiellenkendes Handelssystem baut den Druck zur Teilnahme am Handelssystem auf bzw. sieht diese bindend vor. Die Variante eines Handelssystems unter Nutzung des „Echtgeldverkehrs" kann – bedingt durch die Aussicht auf reale geldwerte Gewinne – noch zur Steigerung der Spielattraktivität und damit zur Spielanbindung beitragen, löst aber im Fall von realen geldwerten Verlusten unter Umständen einen Druck zum Weiterspielen aus (dementsprechend ebenfalls eine Bindungswirkung).
   Kommentar: Dem ist fast nichts hinzuzufügen. Handelssysteme stehen vielfach auch unter Spielern in der Kritik und haben zu so mancher Spielanpassung geführt. Allerdings eher aus der Motivation heraus, sich Erfolge im Spiel ausschließlich erspielen zu können, um so die Wertigkeit des Spielens aufrechtzuerhalten.
5. **Bezahlsystem**
   Ein Bezahlsystem als Voraussetzung zur Nutzung eines Computerspiels und/oder zur Ermöglichung der Nutzung sowie der Entwicklung von individuellen Möglichkeiten im Spielverlauf (beispielsweise durch den Erwerb von Items) ist für sich gesehen zunächst eine Hürde im Zugang zum Spiel bzw. im Spielverlauf, deren „erfolgreiche Überwindung" jedoch in der Regel eher ein „Weiterspielen" nach sich zieht (und damit bindend wirken kann). Bezahlsysteme in Computerspielen basieren i.d.R. auf dem System des „Micropayment", beispielsweise in den „Ingame-Itemshops" oder zur Begleichung von kostenpflichten „DLCs" oder „Add-Ons". Als weitere kostenpflichtige und durchaus bindende Risikovariante werden auch in Computerspielen Elemente des „Glücksspiels" eingesetzt.
   Kommentar: Analog zu den Belohnungssystemen widmen wir diesem Aspekt ein eigenes Kapitel (➤ Kap. 8.4). Seit dem Erscheinen der Stellungnahme im Februar 2015 haben Monetarisierungskonzepte in Videospielen deutlich zugenommen, insbesondere durch die hier angesprochenen Mikrotransaktionen.
6. **Entwicklungspotenzial**
   Allgemein bilden die Möglichkeiten von individuellen und/oder gemeinschaftlichen erlebten und/oder gestalteten Entwicklungen im Verlauf von Spielsessions ein wesentliches Charakteristikum vor allem von rollenspielbasierten Computerspielen. So ist beispielsweise die Ausgestaltung von Avataren sowie deren Rollen weitgehend nach Ideen, Wünschen bzw. Vorstellungen der Spieler möglich. Besonders attraktiv (und bindungsrelevant) scheint dabei, dass sich die Spieler über ihre Avatare (sozusagen als „Al-

ter-Egos") völlig unterschiedlich zum Aussehen, zum Charakter und zur Stellung in der realen Welt virtuell quasi neu erfinden können.
Kommentar: Diesen Punkt sieht man als Verfechter eines Teilabstinenzansatzes auf Augenhöhe (➤ Kap. 12) deutlich weniger kritisch. Auch bei klassischen Brett- und Gesellschaftsspielen übernehmen Spieler Rollen. Diese machen schließlich den Kern des Spielspaßes aus. Dennoch ist natürlich auch dieser Punkt in seinen Grundzügen richtig. Die Umsetzung in der Spruchpraxis der USK scheint uns allerdings nicht sinnvoll. Dafür sind die anderen Punkte aus unserer Sicht viel relevanter. Rollenspiele können (entsprechend begleitet) auch von Minderjährigen konsumiert werden, beim klassischen „Räuber-und-Gendarm"-Spiel lässt man die Kinder schließlich auch in Rollen schlüpfen.

7. **Offenheit der Spielwelt**
Die Offenheit eines Spiels bzw. einer „Spielwelt" bedeutet die (mehr oder weniger) ungehinderte oder offene Möglichkeit zur individuellen und gemeinschaftlichen Erforschung und Bewegung in dieser Spielwelt. Sogenannte „Open-World-Spiele" bieten beispielsweise intensive und umfangreiche Interaktionen (mit Anderen) und versetzen die Akteure in die Lage, das Spielgeschehen und den Spielverlauf selbst zu steuern oder bei Bedarf aus dem Spielstrang auszusteigen.
Kommentar: Der Punkt ist etwas unglücklich formuliert. Aus unserer Sicht wirken Open-World-Spiele vor allem über die lange Spielzeit und die vielen Nebentätigkeiten bindend. Die Interaktion in reinen Solospieler-Erlebnissen bezieht sich dabei auf sogenannte „NPCs" oder „non-player characters", also vom Computer gesteuerte Figuren, die zum Beispiel als Questgeber fungieren. Der Absatz in der Stellungnahme des Fachverbands bezieht sich vermutlich auf Online-Rollenspiele, die ja häufig auch einen Open-World-Ansatz verfolgen. An dieser Stelle ist es uns wichtig, nochmals auf den Unterschied hinzuweisen, auch weil dadurch eine unterschiedlich starke Bindung zum Spiel zu erwarten ist.
8. **Soziale Faktoren**
Sobald Interaktionen und/oder Zusammenwirken von Spielern geschehen (beispielsweise in einer „Gilde" oder in einer „Community"), kommen unter Umständen auch soziale Beweggründe als spielbindende Faktoren zum Tragen. Die Annahme einer bestimmten (wichtigen!) Rolle, der Vergleich und auch allgemein der Austausch mit anderen binden – durchaus auch verbunden mit entsprechendem sozialem Druck – länger an das Spiel und sind häufig sogar Voraussetzung für den dortigen Verbleib.
Kommentar: Dieser Bindungsfaktor ist ein ganz entscheidender und von zentraler Bedeutung bei den meisten unserer Patienten.

Die entsprechenden Experten haben sich also bereits vor Jahren zu der Thematik geäußert, und die oben abgedruckte Stellungnahme ist beileibe nicht die einzige der USK gereichte Hand. Seitdem hat sich an ihrer Spruchpraxis jedoch nicht viel geändert. Außer beim Thema Hakenkreuze, zu dem wir im Anschluss in ➤ Kap. 8.2 kommen.

Insbesondere Eltern können sich seit der Gründung der USK im Jahr 1994 (2003 wurden die Kennzeichnungen verpflichtend) an den Stickern auf der Spielepackung orientieren. Diese besagen, ob ein Spiel ab 0 Jahren, ab 6, 12, 16 oder erst ab 18 Jahren gespielt werden sollte. Dabei richten sich die **Kriterien** vor allem nach dem Grad der Gewalt, der Darstellung von Sexualität sowie dem Umgang mit Thematiken wie Drogenkonsum oder vergleichbaren Themen. Bekommt ein Spiel keine Altersfreigabe, darf es in Deutschland nicht im Handel erwerbbar sein. Zudem darf es nicht beworben werden. Aus der Freigabe ergibt sich allerdings nicht zwangsläufig eine Altersempfehlung für die Nutzung eines Spiels. Ein komplex zu bedienender Fußballmanager beispielsweise ist aufgrund fehlender Gewalt und Sexualität in der Regel ab 0 Jahren freigegeben. Ein kleines Kind wäre von der Bedienung und dem Umfang eines solchen Spiels allerdings überfordert.

Die Idee dahinter: Die geistige Entwicklung von Kindern verläuft in Phasen. Konsumieren Kinder nicht für ihre Entwicklungsstufe geeignete Medien, kommt es zu einer emotionalen Überforderung, die sich auf die psychische Gesundheit eines Kindes auswirken kann. Ein Grundschulkind kann beispielsweise einen im Film gezeigten Mord nicht richtig in sein Weltbild einordnen, Alpträume und Ängste können die Folge sein. Aber wie ist das mit Jugendlichen? Darf ein kurz vor dem 16. Geburtstag stehender Junge ein Spiel ab 16 spielen, obwohl er erst 15 ist? Im Elektronikmarkt wird man nach seinem Ausweis fragen und ihm das Spiel nicht verkaufen. Wird er davon Schaden nehmen, das Spiel zwei Wochen vor seinem 16. Geburtstag zu spielen? Vermutlich nicht, aber wer kann und soll das entscheiden? Die Antwort: Die Eltern.

Erziehungsberechtigt zu sein heißt auch, die geistige Reife des eigenen Kindes einschätzen zu können. Nicht alle Kinder und Jugendliche entwickeln sich gleich und erreichen Meilensteine in der Entwicklung zum selben Zeitpunkt. Folglich kann das starre System der USK lediglich ein **Anhaltspunkt** sein. Es liefert den weniger informierten Eltern eine Richtlinie, wie mit Unterhaltungssoftware umzugehen ist.

Je weniger sich Eltern auskennen, desto mehr verlassen sie sich auf das System der Altersfreigabe der USK. Verbote werden verhängt und das Kind spielt den nicht freigegebenen Titel dann einfach heimlich beim Nachbarsjungen. Dessen Eltern sind die bunten Sticker auf den Packungen ohnehin ziemlich egal. So entsteht ein Teufelskreis, der den Eltern im Verlauf noch weniger Möglichkeiten gibt, die geistige Reife des eigenen Kindes einzuschätzen. Da das System der USK zudem, wie eingangs besprochen, keinerlei Rücksicht auf abhängigkeitsfördernde Spielmechaniken nimmt, lassen viele Eltern ihre Kinder gedankenlos für sie freigegebene Spiele spielen, die sie aufgrund der Spielmechanik weiter in der Abhängigkeit halten.

Es gibt nur eine Lösung: Die Familie muss **gemeinsam Medienkompetenz erwerben.** Eltern müssen sich auch inhaltlich mit dem auseinandersetzen, was ihre Kinder konsumieren. Zu verstehen, was ihre Kinder an den Spielen fasziniert, ist ein wichtiger Baustein in der Behandlung einer Videospielabhängigkeit. Bei aller (notwendiger) Kritik: Die USK ist eine sinnvolle Institution und hat für Interessierte ein informatives Online-Angebot (www.usk.de). Die von ihr herausgegebenen Broschüren sind vielen Eltern eine Hilfe und ein erster Schritt zur Verbesserung der eigenen Medienkompetenz. Doch es gibt noch viel mehr zu tun, auch wenn es unfassbar schwierig scheint, Suchtmechaniken in einem Rating-System abzubilden, ohne auf Jahrzehnte voller wissenschaftlicher Daten zurückgreifen zu können. Eine Mammutaufgabe, aber eine unfassbar wichtige, wenn man sich der Erkrankung Videospielabhängigkeit entgegenstellen möchte. Es bleibt initial zunächst einmal zu hoffen, dass die USK auf die Einführung der Diagnose einer Videospiel- und Internetabhängigkeit reagiert. Sie ist, wie ein Interview (Schermann 2019) mit dem Autor dieses Kapitels treffend titelt, „im Zugzwang".

8.2 Die USK und die Zulassung von Hakenkreuzen

An anderer Stelle hat die USK ihre Spruchpraxis erst jüngst geändert und sich dem jahrelangen Druck, Videospiele, wie Filme auch, als Kulturgut anzuerkennen, gebeugt. Seit August 2018 (USK 2018) kann die Unterhaltungssoftware Selbstkontrolle Hakenkreuze in Videospielen zulassen. Bis dahin war jegliche Darstellung des Symbols in Spielen verfassungsfeindlich. Spiele, die ein entsprechendes Setting hatten, wurden für den deutschen Markt nachträglich zensiert bzw. teilweise parallel entwickelt. In der deutschen Version des Ego-Shooters „Wolfenstein II: The New Colossus" von 2017 etwa fehlten alle derartigen Symbole, man kämpfte gegen das „Regime" anstatt gegen Nazis und traf auf einen um seinen Oberlippenbart beraubten Herrn „Heiler", was den Kontext des Spiels, mitsamt einiger Änderungen der Hintergrundgeschichte, so Kritiker in der Gaming-Szene (The Pod 2017), verändere und damit sogar das nationalsozialistische Regime in gewisser Weise „verharmlose".

In der Tat mutet es seltsam an, dass ein Film wie Tarantinos „Inglorious Basterds" von 2009 voll von Hakenkreuzen ist, ein Spiel jedoch sogar beschlagnahmt werden kann, wenn an irgendeiner Stelle ein solches Symbol gezeigt wird, und sei es auch noch so klein. Über die Jahre wurden weitere Kritikerstimmen laut. Man verknüpfte die Debatte eng mit der (gefühlten) gesellschaftlichen Ablehnung von Spielen als Kulturgut, als zum Beispiel das mit dem German Developer Awards 2018 ausgezeichnete Spiel „Through the Darkest of Times", das sich mit dem Widerstand gegen das NS-Regime beschäftigt, nicht öffentlich gezeigt werden durfte. Um die Diskussion an dieser Stelle nicht allzu ausufernd wiederzugeben: Seit Sommer 2018 wendet die USK die Sozialadäquanzklausel des Strafgesetzbuches an. Diese Klausel erlaubt Hakenkreuze in Werken, sofern diese der Kunst oder der Wissenschaft, der Darstellung von Vorgängen des Zeitgeschehens oder der Geschichte dienlich sind. Künftig entscheidet die USK im Einzelfall, ob dies bei eingereichten Titeln gültig ist oder nicht. „Through the Darkest of Times" bekam den Segen der USK.

BEWERTUNG

Nun kann man zu Hakenkreuzen in Videospielen stehen wie man will: Der Autor dieser Zeilen persönlich braucht sie nicht und wünscht sich einen entsprechenden rahmenden Kontext wie zum Beispiel in einem ernsten Spiel wie „Through the Darkest of Times".

Die USK sieht das scheinbar etwas anders; sie lehnte zwar mittlerweile auch Titel ab, gab der internationalen Version des Koop-Shooters „Wolfenstein: Youngblood" 2019 jedoch eine Altersfreigabe. Entscheidend ist hierbei sicherlich auch, auf welcher Seite des Hakenkreuzes der Spieler steht. Im Spiel selbst Nazi sein (mit der Übernahme einer entsprechenden und natürlich zutiefst abzulehnenden Weltanschauung) oder Nazis zu töten, das ist ein entscheidender Unterschied in der Anwendung einer Sozialadäquanzklausel. Doch warum überhaupt der Exkurs an dieser Stelle? Dazu müssen wir etwas persönlicher werden.

BEWERTUNG

Die Sache mit dem Hakenkreuz zeigt anschaulich, wie die Selbstregulierung einer Branche funktioniert, selbst wenn sie teilstaatlich im Auftrag der obersten Landesjugendbehörden geschieht. Da gibt es ein von Gamern als ungerecht aufgefasste Gerichtsurteil (Az.: 1 Ss 407/97) eines Oberlandesgerichts in den 1990er Jahren (Oerding 2018), in Folge dessen Spiele zensiert und verändert werden, um juristischen Konsequenzen aus dem Weg zu gehen. Maßgeblich dazu beigetragen hat die Industrie in Form der USK selbst, die in der pauschalen Verweigerung von Spielen mit verfassungsfeindlichen Symbolen den Weg des geringsten Widerstandes gegangen ist. Es war einfacher, Spiele zu verändern, als sich möglicherweise strafbar zu machen. Unter dem Druck der letzten Jahre, befeuert durch die oben genannten Spiele (von denen wir „Through the Darkest of Times" seine Geschichtsauthentizität in jedem seiner Hakenkreuze gönnen) änderte man dann die Spruchpraxis, um sich nicht weiter anhören zu müssen, man unterstütze damit die Ablehnung von Videospielen als Kulturgut. Der Autor dieser Zeilen selbst sieht Spiele als Kulturgut an und doch fragt er sich, warum das Hakenkreuz dermaßen große Wellen in der Gaming-Szene schlägt (teilweise peinlich darum bemüht, es nicht zu groß aufzuhängen, um nicht als rechtsradikal abgestempelt zu werden. Frei nach der Sorge der folgenden Reaktion: „Wie, diese Videospieljungs wollen jetzt mit Hakenkreuzen spielen?"). Die Anerkennung von Videospielen als Kulturgut ist eine wichtige Debatte, aber man steht doch staunend daneben und fragt sich: Warum spricht niemand öffentlich über die Beachtung der Abhängigkeitskriterien bei der Spruchpraxis der USK? Wie viele Menschen profitieren von Hakenkreuzen in Videospielen? Sicher, die videospielaffinen Kulturbefürworter sind nun beruhigt. Endlich werden Videospiele wie Filme behandelt! Und ja, die Zensur von Spielen war teilweise wirklich albern. Selbst vor dem Hintergrund unserer besonderen Verantwortung aufgrund der deutschen Geschichte. Man vergleiche nur mal das Spiel „Indiana Jones und der letzte Kreuzzug" (Wurm 2014b) mit dem dazugehörigen Film. Wir Videospielliebende können uns nun also zurücklehnen und mit etwas mehr Stolz auf unsere Spiele schauen. Wir werden nicht mehr bevormundet, super! Doch wie viele Menschen mehr würden davon profitieren, wenn man den gleichen Ehrgeiz in die Diskussion um abhängig machende Spielmechaniken stecken würde? Natürlich, noch fehlt es an gesetzlichen Grundlagen, doch die alten Gerichtsurteile haben beim Hakenkreuz auch niemanden davon abgehalten, etwas verändern zu wollen. Die Videospielabhängigkeit ist mit dem Erscheinen des neuen ICD-11 als Erkrankung anerkannt. Aller noch notwendigen Forschung zum Trotz: Das Problem kann spätestens jetzt nicht mehr ignoriert werden. Wenn die Branche 2018 über ihre Selbstregulierung Hakenkreuze in deutsche Spiele gebracht hat, um mit anderen Kulturgütern mithalten zu können, sollte das Thema Abhängigkeit das nächste auf ihrer To-do-Liste sein.

8.3 „Killerspiele" und Gewalt

Der nachfolgende Text ist erstmalig in Illy & Florack (2018) erschienen und wurde in Teilen verändert und ergänzt.

Das Wort „Killerspiele" ist ein gerade zu Beginn der 2000er Jahre häufig genutzter Begriff, um Videospiele zu beschreiben, in denen das Spielziel das virtuelle Töten anderer, meist menschlicher Spielfiguren darstellt. Insbesondere Ego-Shooter wurden und werden in der Presse und Politik immer wieder als „Killerspiele" bezeichnet. Viele Eltern unserer Patienten verwenden diesen Begriff auch heute noch in einer wertenden Art und Weise.

Nach den schrecklichen Amokläufen von Erfurt im Jahr 2002, in Emsdetten im Jahr 2006 und in Winnenden im Jahr 2009 kochte die Debatte um die „Killerspiele" so richtig hoch. Im Mittelpunkt stand dabei lange Zeit der Online-Taktik-Shooter **„Counter-Strike"**. In einer Pressemitteilung im März 2009 etwa bezeichnete das Bayerische Staatsministerium des Inneren in Person des damaligen Innenministers Joachim Herrmann „Killerspiele" als „Tötungstrainingssoftware". Die Originalquelle ist nach einer Aktualisierung der Website nicht mehr zugänglich, wird aber zum Beispiel von der PC-Games Hardware zitiert (Bayer 2009). „Killerspiele" wurden außerdem in Bezug auf ihre schädlichen Auswirkungen mit Drogen und Kinderpornografie gleichgesetzt (Der Standard 2009). Gegenüber der Süddeutschen Zeitung (Sz.de 2010) sagte der damalige bayerische Ministerpräsident *Edmund Stoiber* im Mai 2010: *„Sie animieren Jugendliche, andere Menschen zu töten."*

Doch nicht nur „Counter-Strike" wurden solche Auswirkungen nachgesagt. Nachfolgend erfasste die Diskussion weitere Computer- und Videospiele, wobei man in der Presse teilweise eine bunte Mischung aus Halbwahrheiten und Mutmaßungen über den Effekt von Videospielen auf Kinder und Jugendliche lesen konnte. Dabei wurde so einiges durcheinandergeworfen.

Im April 2009 konnte man beispielsweise in der Münchner-Ausgabe der Bildzeitung (GameStar Artikel von Merkel 2009) die Überschrift „World Of Warcraft – Haderthauer will das Killerspiel verbieten" lesen. Nachfolgend wurde klar: Der CSU-Politikerin ging es wohl darum, das Thema Spielsucht bei den Prüfungen durch die USK stärker zu berücksichtigen. Ein Aspekt, den wir, so viel sollte nach der bisherigen Lektüre bereits klar sein, sogar sehr begrüßen würden. Dennoch wurde hier mit einer reißerischen Meldung für weitere Verunsicherung gesorgt. „World Of Warcraft" hat sicherlich einige problematische Aspekte, ein „Killerspiel" ist es aber wohl kaum.

Das genannte Beispiel steht nicht alleine da: Zum Thema „Killerspiele" finden sich unzählige Zeitungs- und Onlineartikel, die sich dem Thema einseitig nähern. „Wieviel Amok steckt in meinem Kind?", fragte etwa 2002 die BILD-Zeitung, samt vermeintlichem „Counter-Strike"-Screenshot, der jedoch ein viel brutaleres und in Deutschland von der Bundesprüfstelle für jugendgefährdende Medien (BPjM) bereits indiziertes Spiel zeigte (Wurm 2014a).

Die BPjM prüft Medien auf ihre **Jugendgefährdung** (bei Videospielen bei nicht erfolgter Altersfreigabe durch die USK) und nimmt sie bei entsprechenden Kriterien in die Liste jugendgefährdender Medien auf. Titel, die auf dem sogenannten **„Index"** landen, dürfen in Deutschland nicht beworben und damit auch nicht in Zeitschriften oder im Internet besprochen werden. Und natürlich dürfen sie nur von Erwachsenen gespielt werden. „Counter-Strike" hingegen ist nicht indiziert und wurde von der USK ab 16 Jahren freigegeben. Kein Wunder also, dass Eltern, Lehrer und die breite Öffentlichkeit nach solchen reißerischen Schlagzeilen stark verunsichert waren.

Eines steht fest: Über den Einfluss von Videospielen auf Kinder und Jugendliche und insbesondere die Auswirkungen von Gewalt muss man sprechen. Zum Glück wird der Begriff „Killerspiele" von den meisten Menschen, die sich sachlich mit diesem Thema auseinandersetzen, mittlerweile abgelehnt. Die Debatte ist damit jedoch noch lange nicht beendet. Nach dem Amoklauf in München im Jahr 2016 sagte der Bundesinnenminister *Thomas de Maizière* im Rahmen einer Fernsehansprache, die von N24 übertragen wurde (dbate 2016), dass das *„unerträgliche Ausmaß von gewaltverherrlichenden Spielen im Internet auch eine schädliche Wirkung auf die Entwicklung von Jugendlichen hat."* Weiterhin meinte er, dass das „kein vernünftiger Mensch" bestreiten könne. Der Satiriker *Jan Böhmermann* twitterte daraufhin: *„Wie kommt ein 18-Jähriger in Deutschland an eine 9-mm-Pistole und 300 Schuss Munition? Hat er bestimmt in einem Killerspiel gekauft."* (Böhmermann 2016). Damit trifft er den Nagel auf den Kopf. Das Thema Gewalt und deren mögliche Ursachen aufgrund von Videospielen darf man nicht eindimensional betrachten.

Derartige Diskussionen sind nicht neu. Bei jedem neuen Medium entbrannten solche Diskurse. Mit dem Aufkommen der ersten Lichtspieltheater, die man heute als Kinos kennt, entstanden Debatten darüber, ob das Anschauen von Filmen schädlich für Kinder und Jugendliche sei. Die Liste lässt sich weiter fortsetzen: Fernsehen, Comics, Rap-Music – bei all diesen Medien gab und gibt es Diskussionen über einen schädlichen Einfluss auf Kinder und Jugendliche. Sogar Romanen wurde seinerzeit nachgesagt, sie würden – anders als die damals üblichen wissenschaftlichen Abhandlungen – die Leserschaft verdummen. Da stellt sich die Frage: Haben wir aus den Erfahrungen mit Lichtspielhäusern und Comics bereits etwas lernen können?

Nach aktuellem Stand der Forschung gibt es **keinen eindeutigen Zusammenhang zwischen dem Konsum von Gewaltdarstellungen und realer Gewaltbereitschaft,** weder bei Videospielen noch bei anderen Medien wie Filmen oder Comics. Kinder und Jugendliche, die in ihrer Erziehung einen normalen Umgang mit Gewalt erlernt haben, scheinen durch das Spielen einen „Killerspiels" nicht gewalttätiger zu werden als solche, die keine derartigen Spiele konsumieren.

Kinder lernen bereits sehr früh in ihrem Leben, Gewalt einzuordnen. Werden sie beispielsweise von den Eltern geschlagen oder erleben Gewalt zwischen den Elternteilen, so neigen sie dazu, sich ähnlich zu verhalten. Wer in seiner Familie Gewalt als Mittel zur Lösung von Problemen erlebt, der spielt sicherlich lieber gewalttätige Spiele – allerdings macht ihn das nicht automatisch zum Amokläufer. Ein dahingehend auffälliger Konsum von gewalttätigen Medien ist nicht immer, aber häufig ein guter Anhaltspunkt für sonstige Probleme im Umfeld des Kindes.

Wenn ein Kind der Nachkriegsgeneration mangels elektronischer Freizeitbeschäftigungen mit einer Lupe Ameisen verbrennt, ist das auf Dauer gesehen ein Hobby, das einen stutzig werden lassen sollte. Tiere zu quälen und dabei Spaß zu haben, das kann auf psychische Schwierigkeiten hindeuten. Kann, muss es aber nicht. Und selbst wenn, zu einem Amoklauf gehört noch einiges dazu. Und damit sind wir wieder beim bereits erwähnten Zitat des Satirikers Jan Böhmermann. Mobbing in der Schule, Stress mit den Eltern, schlechte Noten, all das kann einen jungen Menschen dazu treiben, einen Amoklauf zu planen. Aber mit einer Lupe oder einem Videospiel lässt sich noch keine reale Bluttat durchführen. Der unabgeschlossene Waffenschrank des als Jäger oder Sportschützen tätigen Familienangehörigen ist hingegen ein echtes Problem.

Der Medieninformatiker *Maic Masuch* beschäftigt sich an der Universität Duisburg-Essen mit der Wirkung von Computerspielen. Zu der bereits erwähnten Behauptung des Innenministers sagte er 2016 gegenüber der Süddeutschen Zeitung (Brühl 2016): *„Kein vernünftiger Wissenschaftler kann das mit einer solchen Sicherheit behaupten. Und wenn das kein Wissenschaftler kann, dann kann das auch kein Minister.“* In der Tat sind solche Forschungen sehr schwierig. Nach einem Amoklauf bleibt meist nur die Möglichkeit, in der Biografie des Täters zu forschen. Doch häufig beweist das gar nichts. Junge Menschen haben nun einmal Videospiele zu Hause. Genauso könnte man Menschen mit Lupen unter Generalverdacht stellen, weil sie damit eventuell Tiere gequält haben.

Unter Laborbedingungen hingegen ist aggressives Verhalten sehr schwierig zu messen. Gegenüber einem Audiomagazin (Madigan 2016) berichtet Dr. Malte Elson, Verhaltenspsychologe, mittlerweile Junior-Professor und Forscher an der Ruhr-Universität Bochum, von diversen Experimenten diesbezüglich. So lässt man Probanden beispielsweise für andere Probanden Chiligerichte zubereiten oder Nadeln in Puppen stechen. All diese Experimente haben jedoch eines gemeinsam: Sie bilden nur kurzfristige Effekte ab, ein grundsätzlicher Rückschluss auf die Gewaltbereitschaft eines Medienkonsumenten ist nicht möglich. Die Medienwirkungsforschung steckt also noch in ihren Kinderschuhen. Malte Elson schließt einen Einfluss nicht aus, beweisen lässt er sich jedoch nicht.

2010 veröffentlichten Anderson et al. eine Metaanalyse zu diesem Thema. Sie beschrieben Zusammenhänge zwischen gewalttätigen Spielen und aggressivem Verhalten, wurden jedoch heftig kritisiert. Ferguson & Kilburn (2010) warfen ihnen methodische Schwächen vor. Huesmann (2010) hingegen sprang Anderson zur Seite. 2017 nahmen Hilgard et al. eine Reanalyse der ursprünglichen Studie vor. Sie konnten ein *publication bias* ausmachen. Nach Adjustierung der Daten war der Effekt deutlich weniger sichtbar. Sie forderten ein offeneres und transparenteres wissenschaftliches Vorgehen in der Zukunft.

Die Studienlage ist also undurchschaubar, viele widersprechen sich, nur wenige beobachten Kinder und Jugendliche über einen ausreichend langen Zeitraum. Eine dieser Langzeitstudien wurde an der Universität der Stadt Bielefeld von Boers et al. durchgeführt und 2014 veröffentlicht. Sie untersuchte Jugendliche und junge Erwachsene im Alter von 13 bis 22 Jahren wiederholt im Hinblick auf Kriminalität und beobachtete nebenbei den Einfluss von Medien. Hier zeigte sich keine Verstärkung der direkten gewalttätigen Handlungen, allerdings schienen die Betroffenen gewalttätiges Verhalten eher zu befürworten. Demnach könnte man erneut vermuten, dass an dieser Stelle gewalttätige Spiele eine Art Lücke ausfüllen, die eine zuvor regelrecht erfolgte Erziehung zum Umgang mit Gewalt eventuell bereits gestopft hätte.

MERKE

Zusammenfassend lässt sich also sagen: Der Konsum von gewalttätigen Videospielen macht einen nicht zum Amokläufer. Generell gilt: Den höchsten Stellenwert hat ein seitens der Erziehungspersonen vermittelter richtiger Umgang mit dem Thema Gewalt. Trotz aller noch offenen Fragen diesbezüglich scheinen gewaltdarstellende Medien aber dennoch einen Einfluss auf die persönliche Entwicklung eines Menschen zu haben. Sie können zumindest die Art verändern, wie man über Gewalt denkt. Die wichtigste Maßnahme dagegen ist erneut eine gemeinsam als Familie erworbene Kompetenz im Umgang mit Medien.

Natürlich liegt die Verantwortung für eine ausreichende Vermittlung von Medienkompetenzen dabei nicht allein bei den Erziehungspersonen. Präventionsprojekte und das Aufgreifen solcher Thematiken im Rahmen der schulischen Ausbildung sind ebenso gefragt. Den Hauptteil tragen jedoch die Eltern, wie uns Negativbeispiele unserer Patienten eindrücklich vor Augen führen.

8.4 Lootboxen und Glücksspiel in Videospielen

Ein wesentlicher, seitens der USK nicht im Freigabeprozess eines Spiels berücksichtigter Abhängigkeitsmechanismus sind sogenannte „Lootboxen“. Dabei handelt es sich um von Spielern erwerbbare virtuelle „Überraschungs-Kisten“, die dann zufallsbasiert virtuelle Gegenstände enthalten. Das Perfide dabei: Das menschliche **Belohnungssystem** reagiert viel stärker auf eine nicht vorhersehbare, aber möglicherweise große Belohnung als auf eine zwar sichere, aber kleinere Belohnung. Das machen sich die Hersteller zu Nutzen. Meist sind die virtuellen Belohnungen mittlerweile rein kosmetischer Natur, geben dem Spieler also beispielsweise lediglich die Möglichkeit, ihren Charakter anders anzuziehen. Trotzdem entfalten auch solche Gegenstände ein großes Suchtpotenzial, da der Spieler eine starke Bindung (➤ Kap. 8.1) zu seinem Charakter hat. Wer hunderte Stunden mit seinem Helden verbringt, möchte die seltene Rüstung mit dem coolen Flammeneffekt unbedingt sein Eigen wissen. Manche der Gegenstände gewähren auch Vorteile innerhalb des Spiels, weil sie zum Beispiel den Schadenswert des gespielten Charakters steigern.

Den abhängig machenden Effekt von „Lootboxen“ können wir an dieser Stelle nicht mit einer breiten wissenschaftlichen Datenlage spezifisch für Videospiele beweisen (vereinzelte Studien folgen gleich), allerdings sind diese Geschäftspraktiken einer anderen Branche entliehen, deren Abhängigkeit gegenwärtig die einzige ins Klassifikationssystem ICD-10 aufgenommene Verhaltenssucht darstellt: Die Glücksspielsucht.

8

Gerade vor dem Hintergrund, dass vor allem Kinder und Jugendliche die sogenannten Free2Play-Spiele, welche vermehrt auf ein solches **Monetarisierungskonzept** über Bindungsfaktoren setzen, konsumieren, macht die Notwendigkeit eines adäquaten Jugendschutzes deutlich. Wie bereits in ➤ Kap. 8.1 erwähnt, berücksichtigt die USK solche Inhalte gegenwärtig jedoch nicht. Prüfkriterien müssten hierzu erst entwickelt werden, zudem erscheint uns eine umfassendere Prävention, sei es z. B. durch Aufklärung an Schulen und Informationsabende für Eltern, dringend notwendig.

Es wäre eine grobe Unterstellung, einer selbstregulierenden Industrie vorzuwerfen, Kinder in die Abhängigkeit zu treiben, um mehr Geld zu verdienen, doch längst machen sogenannte **Mikrotransaktionen** (kleine, nachträglich gezahlte Geldbeträge) einen wichtigen Teil der Einnahmequelle von Spieleherstellern aus. Schaut man sich die Geschäftsberichte der großen Spielepublisher im Detail an, wird dies ersichtlich.

Die nachfolgenden Zahlen wurden sehr anschaulich in einem „Magazin Spezial“ des Gamespodcast.de vom 16.05.2018 (The Pod 2018) dargestellt. Die sehr empfehlenswerte Folge befindet sich hinter einer Paywall; da es sich jedoch um börsennotierte Unternehmen handelt, sind die Zahlen auch frei zugänglich. Die Folge, samt der aufbereiteten Zahlen, widmet sich allen großen, börsennotierten Publishern und zeigt insgesamt einen deutlichen Trend. Exemplarisch wollen wir nachfolgend lediglich den Publisher Activision-Blizzard betrachten.

Dieser ist unter anderem für den Vertrieb der Marken Diablo, World of Warcraft, Hearthstone, Overwatch und der Call-of-Duty-Spiele verantwortlich. Während der Umsatz in den Jahren 2011–2015 mehr oder weniger im Bereich von vier Milliarden-US-Dollar lag und, prozentual gesehen, teilweise auch leicht rückläufig war, stieg der Anteil an Digitalverkäufen spürbar an. Das sind nicht automatisch alles Mikrotransaktionen, auch der Wandel abnehmender Verkaufszahlen des stationären Handels hin zu Online-Download-Shops spiegelt sich darin wider. Dennoch, im Februar 2016 übernimmt Activision-Blizzard den Anbieter „King Digital Entertainment“, der Online- / Smartphone-Spiele wie Candy Crush auf den Markt bringt. Die Bilanzen der Folgejahre sprechen eine klare Sprache: Der Umsatz steigt 2016 auf über sechs Milliarden Dollar, der Anteil an Digitalverkäufen lag im Fiskaljahr 2017 bei zuletzt 84 % (2011 bei 38 %). Grafisch stellt sich diese Entwicklung wie in ➤ Abb. 8.1 dar:

Dieser Trend ist auch bei den anderen Publishern deutlich zu sehen; für nähere Informationen verweisen wir an dieser Stelle erneut auf die sehr hörenswerte Folge des Gamespodcast.de. Der Markt verändert sich also spürbar, und in Deutschland ändert die USK in dieser Zeit lediglich ihre Spruchpraxis bei der bereits angesprochenen Hakenkreuz-Debatte (➤ Kap. 8.2).

Dass gerade Kinder und Jugendliche vor **glücksspielähnlichen Spielmechaniken** geschützt werden sollten (und damit die USK gefragt ist), zeigen unsere tägliche Arbeit und nachfolgende Studien. Hayer et al. demonstrieren dies in einer 2019 erschienenen

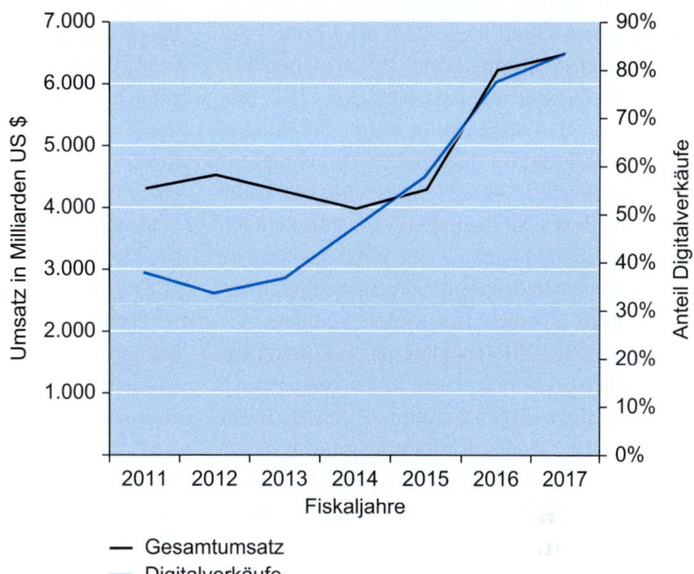

Abb. 8.1 Grafische Darstellung der Umsätze des Publishers Activision-Blizzard [L231; X371] Quelle: Games-podcast.de; Magazin Spezial: Den Publishern auf die Bilanz geschaut

Arbeit. Diese wird nachfolgend auch als **Social-Gambling-Studie** bezeichnet. Dabei wurden Daten bei 1905 Schülerinnen und Schülern der Klassenstufen 6–10 im Alter zwischen 11 und 19 Jahren aus drei norddeutschen Städten erhoben. Die Ergebnisse zeigten, dass 50,3 % der Befragten in den letzten zwölf Monaten an einem simulierten Internet-Glücksspiel teilgenommen hatten. Videospiele landeten dabei mit 40 % auf Platz 1, gefolgt von Apps mit 19,2 %. Die Zahlen sind alarmierend und decken sich mit unseren klinischen Erfahrungen: Gerade die ohne Anschaffungskosten startbaren Free2Play-Spiele könnten Kinder also in die Verschuldung oder weitere negative Konsequenzen bringen. Immer wieder berichten uns Eltern von vollständig dafür ausgegebenem Taschengeld oder gar heimlich genutzten Kreditkarten. Doch es sind nicht immer nur die „bösen" Free2Play-Spiele. Auch vermeintlich unbedenkliche „klassische" Spiele weisen solche Mechaniken auf. Etwa die von der USK ab „0 Jahren" freigegebenen Spiele der FIFA-Reihe. Diese jährlich neu aufgelegten Fußballspiele schaffen es regelmäßig, das meistverkaufte Videospiel in Deutschland zu werden, zuletzt etwa 2018 (Lewerenz 2019). Neben generellen problematischen Spielinhalten, den „Ultimate Team"-Modus und Lootboxen in Form von Spielerkarten betreffend, hat sich um die Reihe auch ein klassischer Sportwetten-Markt gebildet. Unter Sportwettenvergleich.net (2019) wird etwa die einfache Zugänglichkeit gelobt: „*Wenn ihr noch keine Berührung mit eSport-Wetten hattet bisher, aber regelmäßig Fußball schaut oder Fußballwetten platziert, ist FIFA für euch genau die richtige eSport-Disziplin. Beim Zuschauen müsst ihr keine neuen Regeln lernen, denn das FIFA-Spiel ist eine sehr realistische Umsetzung des echten Fußballspiels. Die Auswahl an FIFA-Wetten ist ebenfalls sehr nah an den echten Fußballwetten dran, sodass ihr auch in diesem Bereich keine großen Umstellungen machen müsst.*" Gegen solche „sekundären" Märkte um ein Videospiel herum ist die USK machtlos, dennoch sollten unserer Meinung nach auch solche Aspekte zumindest thematisiert werden. Neben FIFA sind es dann vor allem Free2Play-Spiele, die von einer großen (minderjährigen) Zielgruppe konsumiert werden. Das ist problematisch, weil es einige Hinweise gibt, dass Abhängigkeit und ausgegebenes Geld zusammenhängen.

Dreier et al. konnten 2017 zeigen, dass die Erlöse, die ein Publisher mit Spielen macht, mit dem Grad einer Abhängigkeit korrelieren. Insbesondere die von der Industrie „Wale" gennannten Vielausgeber (> 16 € / Monat) im Free2Play-Bereich wiesen signifikante Überschneidungen mit abhängigen Videospielern auf. Prozentual gesehen zeigten sie im Vergleich mit den anderen Gruppen (unterteilt nach dem sogenannten ARPU = Average Revenue per User, zu Deutsch: „durchschnittlicher Erlös pro Kunde") mit 18,2 % die höchste Abhängigkeitsrate bei männlichen Teilnehmern. Die sogenannten Dolphins (6–15 € / Monat) kamen auf 10,3 %, die „Minnows" (1–5 € / Monat) auf 3,7 % (jeweils nur die männlichen Teilnehmer zur besseren Vergleichbarkeit). Der Vollständigkeit halber sei erwähnt, dass auch die männlichen sogenannten „Freeloader" (0 € / Monat) auf eine Abhängigkeitsrate von 6,2 % kamen. In den unteren Ausgabenbereichen sind die Effekte also nicht mehr ganz so eindeutig.

Li et al. konnten 2019 ebenfalls einen Zusammenhang zwischen problematischem Videospielgebrauch und problematischem Glücksspiel nachweisen. Ebenso sahen sie Level eines erhöhten psychologischen Stresserlebens. Eine Studie von Macey & Hamari (2018) untersuchte E-Sport-Zuschauer hinsichtlich der Inanspruchnahme von Glücksspielmechaniken wie Skin Gambling (Marktplätze zum Verkauf von Ingame-Items) und Lootboxen. 50,3 % der mittels Online-Fragebogen teilnehmenden Probanden zeigten problematisches (4,5 %) oder potenziell problematisches (moderates Risiko 18 %, geringes Risiko 27,8 %) Glücksspielverhalten. Wer mehr E-Sport-Events konsumierte, nutzte auch eher Glücksspielangebote. Aus der eigenen therapeutischen Erfahrung lässt sich sagen, dass hier vermutlich eine starke Identifikation mit den „Stars" der Szene und der Wunsch, wie diese „auszusehen", eine Rolle spielen dürfte. Und wir sprechen jetzt nur über die kosmetischen Items (in Wettbewerbsspielen gibt es i.d.R. ja auch keine spielverändernden Gegenstände).

8

MERKE

Es gibt also zusammenfassend gesagt zumindest den erhärteten Verdacht, dass Videospielabhängige auch Opfer von Glücksspielmechaniken werden könnten. Das drängt die Frage auf, wie diesem Problem begegnet werden kann.

8.5 Regulation und Einflussnahme auf Glücksspielinhalte

Möglichkeiten der Regulation und Einflussnahme wären zum Beispiel die Option für Spieler (und Eltern), Einzahlbeträge zu limitieren, wie man es von anderen Glücksspielangeboten kennt. Drummond et al. legten diesbezüglich 2019 einige Daten vor. Ihren Berechnungen nach sind 30 % derjenigen, die viel Geld ausgeben, in einem moderat-hohen Risiko bezüglich ihres Glücksspiels. Risikoglücksspieler geben dabei nach Griffiths (2018) signifikant mehr Geld für Lootboxen aus (25 US-Dollar) als Spieler ohne entsprechendes Risiko (2,50 US-Dollar). Drummond et al. sehen eine sinnvolle Grenze bei 50 US-Dollar pro Monat.

King & Delfabbro (2019) geht dieser Ansatz nicht weit genug. Sie kritisieren etwa die fehlende Möglichkeit, bei Videospielen eingesetztes Geld zurückzugewinnen, und sehen die Abhängigkeit von Lootboxen eher unter der Internet Gaming Disorder verortet. Eine Ausnahme stelle das sogenannte „Skin Gambling" dar. Sie verweisen ferner auf das Phänomen der Sunken-Cost-Fellacy. Dies bedeutet wörtlich übersetzt „Irrtum der versunkenen Kosten". In der Wirtschaftspsychologie wird damit der Fehler bezeichnet, weiteres Geld in ein zu scheitern drohendes Projekt zu stecken, weil das Gefühl entsteht, man habe ohnehin schon viel Geld investiert, und damit die Entscheidung für eine weitere Investition gerechtfertigt wird (Arkes & Blumer 1985). Aus emotionaler Sicht ist ein solches Verhalten nachvollziehbar, und genau das machen sich die Entwickler von Free2Play-Spielen zunutze. Um die Sinnhaftigkeit einer ersten Investition zu rechtfertigen, schieben Spieler noch mehr Geld nach. Ein Teufelskreis entsteht.

BEWERTUNG

In der Tat unterscheidet sich dieses Verhalten von einem Glücksspieler, der Gewinnen „hinterherjagt". Der Gewinn ist hier objektiv gesehen sehr viel ideeller, sei es zum Beispiel die schicke neue Rüstung des Charakters.

King & Delfabbro führen ferner fort, dass diese Aspekte in künftigen Krankheitsbeschreibungen der Internet Gaming Disorder berücksichtigt werden sollten. So könne man sich auch vom Glücksspiel abheben (einer der Kritikpunkte an der Schaffung einer Diagnose, ➤ Kap. 1).

Das vorgeschlagene Limit bei 50 US-Dollar sehen sie kritisch. Spieler könnten zum Beispiel ihre Spielzeit erhöhen, um durch erspielbare Währung zum Kauf von Zufallsitems auf den Einsatz von Echtgeld verzichten zu können. Außerdem würde sich die Industrie anpassen und neue Formen der Mikrotransaktionen kreieren. Auch den Jugendschutz könne man mit der Setzung eines Limits nicht ausreichend umsetzen. Sie empfehlen ein breitbasiges Vorgehen gegen die Problematik.

Damit sind wir, im Falle Deutschlands, wieder bei der USK. Bloß, die braucht natürlich rechtliche Grundlagen, um tätig zu werden. In Bezug auf die „Lootboxen" tut sich hier gerade – beim Schreiben dieser Zeilen – so viel, dass dieser Text bei Erscheinen (hoffentlich) bereits veraltet ist. Die Aufsichtsbehörden verschiedener Länder haben sich des Problems angenommen. Teilweise wurden bereits Verbote und nachfolgende Spielanpassungen auf den Weg gebracht. Etwa in Belgien (Der Standard 2019) und den Niederlanden (Molke 2018). Trotzdem leisteten sich die Publisher auch während der Entstehung dieses Buches noch einige Fehltritte. Etwa als die Vizepräsidentin für juristische Belange des Publishers Electronic Arts, Kerry Hopkins, während einer Anhörung vor dem britischen Parlament (Uslenghi 2019) im Juni 2019 Lootboxen verharmloste und sie mit Überraschungseiern verglich.

Was also tun, wenn die Publisher sich (größtenteils) ihrer Verantwortung entziehen? Marc von Meduna von der Universität Bremen etwa forderte auf der Fachtagung „Neues aus der Glücksspiel(sucht)-Forschung: Erkenntnisse für Prävention und Hilfe" (von Meduna 2017) in Hamburg auf Basis der Erfahrungen in der Social-Gambling-Studie die Einbindung der simulierten Glücksspiele in bestehende Jugendsuchtpräventionsprogramme. Ferner sah er eine Notwendigkeit von Medienkompetenzschulungen, plädierte für Warnhinweise in simulierten Glücksspielen zur Aufklärung über die mit echten Glücksspielen verbundenen Suchtgefahren (unrealistische Auszahlungsquoten [bei den klassischen Glücksspielen, Anm. des Herausgebers]). Er forderte ein Verbot von Verlinkungen von Demospielseiten auf echte Glücksspielseiten und somit eine Einschränkung der Werbemöglichkeiten.

In einer sehr empfehlenswerten Arbeit stellten King & Delfabbro 2018 weitere Möglichkeiten vor. Hierbei lag der Schwerpunkt auf Videospielen. Die Autoren nehmen teilweise Bezug auf das Gamedesign. Solche Aspekte sind gerade dann entscheidend, wenn man sich in der Therapie mit Abhängigkeiten auf die Spielebene begibt (➤ Kap. 17). Idealerweise lassen sich vereinzelt bereits eigene, zu treffende Maßnahmen besprechen. Die Empfehlungen der Arbeit wurden nachfolgend durch unsere persönlichen Erfahrungen ergänzt.

Gamedesign und Ingame-Käufe

- Das Festsetzen eines Limits (unter den o. g. Einschränkungen!)
  → Hier sind vor allem die Hersteller gefragt, die aber vermutlich (wie auch bei den nachfolgenden Punkten) erst bei einer entsprechenden verpflichtenden Gesetzesgrundlage aktiv werden. Die wissenschaftliche Basis eines wirksamen Schutzes vor Abhängigkeit durch Festsetzen eines maximalen Transaktionslimits bildet unter anderem die bereits angesprochene Arbeit von Dreier et al. aus dem Jahr 2017. Auf dem Deutschen Suchtkongress 2019 in Mainz schlug Michael Dreier (Dreier 2019) eine Obergrenze bei 16 € / Monat vor, gab jedoch zu bedenken, dass die konkrete Umsetzung vor einigen Schwierigkeiten steht. Bis dahin sind also die Betroffenen selbst gefragt. Eventuell lassen sich therapeutische Absprachen treffen, zudem ist die Wahl des Zahlungsdienstleisters entscheidend.
- Die Möglichkeit, sich Beträge in Echtgeld anzeigen zu lassen statt der Verschleierung durch Fantasiewährungen (z. B. Juwelen, Gold, etc.)
  → Hier sind die Hersteller gefragt. Bis dahin führt ein gut sichtbarer Zettel am Monitor dem Betroffenen die „Umrechnung" vor Augen.
- Keine One-Click-Kaufabschlüsse, sondern zum Beispiel das notwendige Bestätigen der Transaktion
  → Hier sind die Hersteller selbst gefragt.
- Eine „Cooldown"-Zeit, in der keine neuen Käufe getätigt werden können
  → Hier sind die Hersteller selbst gefragt.
- Items können ohne Geld freigespielt werden.
  → Hier sind die Hersteller selbst gefragt. Cave: Grinding-Mechaniken können die Spielzeit und damit das Risiko strecken! Eine genaue individuelle Betrachtung des jeweiligen Spiels ist unerlässlich.
- Items haben kein „Ablaufdatum" mehr.
  → Hier sind die Hersteller selbst gefragt.
- Items sind nur kosmetisch und geben keine spielerischen Vorteile.
  → Hier sind die Hersteller selbst gefragt (was sie ja bereits in Teilen umsetzen, wenn auch vermutlich eher, um die Community nicht zu spalten). Zu be-

achten ist hier die oben beschriebene starke emotionale Bedeutung eines „schönen Charakters".

- Das Verhalten des Spielers (die Spielerstatistik) darf keinen Einfluss auf die Items haben. Systeme, die dem Spieler etwa gezielt Items „unter die Nase halten", die er aufgrund seines Spielstils brauchen könnte, oder ihn am Anfang seines Spiels mehr belohnen als nach einer gewissen Spielzeit, sind teilweise schon zum Patent angemeldet worden.
  → Hier sind die Hersteller selbst gefragt.
- Die Shops sollten nicht zentral im Spiel zugänglich sein, sondern separiert werden (Stimuluskontrolle).
  → Hier sind die Hersteller selbst gefragt.
- Es sollte auf Aufforderungen, Geld auszugeben (z. B. spezielle Angebote, die auf dem Startbildschirm auftauchen) verzichtet werden. Ebenso sollte es keine zeitlich limitierten Angebote mehr geben.
  → Hier sind die Hersteller selbst gefragt.
- Auf Duplikate bzw. „nutzlose" Items sollte verzichtet werden. So erhalten Spieler wenigstens immer ein für sie nützliches Item und können zudem die anfallenden Gesamtkosten für ein seltenes Item besser abschätzen.
  → Hier sind die Hersteller selbst gefragt.
- Das audiovisuelle Feedback beim Öffnen einer Lootbox hat eine starke psychologische Wirkung. In der Tat fließt hier bei der Entwicklung eines Spiels meist ein hoher Aufwand ein. Hier Anpassungen vorzunehmen und die Lootboxen etwa an „normale" Belohnungskisten anzugleichen, ist nach Aussage der Autoren ein sinnvoller Schritt.
  → Hier sind die Hersteller selbst gefragt.
- Kauf der Währung nur außerhalb des Spiels
  → Hier sind die Hersteller selbst gefragt.

Transparenz und Genauigkeit des Spieldesigns und der Spielfunktionen

- Kennzeichnung der Spielinhalte. King & Delfabbro geht die Kennzeichnung: „In-game purchasing" noch nicht weit genug. Sie schlagen Label wie „Erlaubt unbegrenzte Käufe" oder „Enthält Slot-Machine-Games, die echtes Geld benötigen" vor.
  → Hier sind regulierende Behörden (z. B. Aufsichtsbehörden oder die USK und die Obersten Landesjugendbehörden) gefragt.
- Anzeigen der Wahrscheinlichkeiten für zufällige Belohnungen im entsprechenden Shop
  → Hier sind die Hersteller selbst gefragt (vereinzelt wurden solche Maßnahmen bereits umgesetzt, wie etwa eine News-Meldung [Ritter 2017] über den chinesischen Markt berichtet).
- Klare Beschreibung der kaufbaren Items statt mysteriöser Umschreibungen (z. B. kein fiktives „Unfassbar mächtiges Flammenschwert")
  → Hier sind die Hersteller selbst gefragt.

Maßnahmen des Verbraucherschutzes

- Höhere Altersbeschränkungen (zum Beispiel ab 18 Jahren) bei Spielen mit Mikrotransaktionen. Somit würde man Kinder und Jugendliche als Personengruppe schützen, da sie gegebenenfalls nicht in der Lage sind, den Geldwert der Transaktionen in vollem Umfang zu begreifen und eventuell sogar auf die Kreditkarte ihrer Eltern zurückgreifen. Die Hoffnung dabei: Die Eltern würden bei einer höheren Altersfreigabe dann zumindest genauer hinschauen.
  → Hier sind regulierende Behörden (in Deutschland die USK und die Obersten Landesjugendbehörden) gefragt.
- Genereller Rückerstattungsanspruch bzw. großzügigere zeitliche Fenster bei Stellung eines solchen
  → Hier sind die Hersteller selbst gefragt. In der Therapie mit Patienten sollte individuell erarbeitet werden, ob solche Ansprüche bestehen und wie man sie entsprechend wahrnehmen kann.
- Einblendungen oder postalische Benachrichtigungen über zurückliegende Investitionen
  → Hier sind die Hersteller selbst gefragt. Eine entsprechende, eigens angefertigte Doku seitens des Patienten (s. u.) könnte ebenfalls hilfreich sein. Davon abgeleitet könnten Notizzettel am Bildschirm oder am Mobilgerät, welche die aktuellen Einzahlungen des Monats in Summe anzeigen, eine Unterstützung sein.
- Selbstausschluss und limitierte Verfügbarkeit. Die eigenmächtig durchgeführte Spielersperre ist im klassischen Glücksspiel sehr effektiv. Diese sollte auch für Videospiele einfacher zugänglich gemacht werden. Auf der anderen Seite macht es nach Aussage der Autoren Sinn, die Öffnungszeiten eines Ingame-Shops zu regulieren und beispielsweise auf die Nachtstunden zu legen, um damit Kinder zu schützen.
  → Hier sind die Hersteller selbst gefragt. Mit Patienten sollten Spielsperren therapeutisch auf-

gegriffen und vorbereitet werden. Die Sperrung eines Shops tagsüber könnte insbesondere im Kinder- und Jugendbereich zu einem (heimlichen) Konsum in der Nacht führen und sollte mitbedacht werden.

- Checklisten und Informationen über abhängiges Spielverhalten sollten gerade denjenigen zur Verfügung gestellt werden, die regelmäßig Mikrotransaktionen durchführen. Nach Studienlage (s. o.) haben sie per se ein erhöhtes Risiko, abhängig zu sein.
  → Hier sind die Hersteller selbst gefragt. Therapeuten können mittels Aufklärung über das Störungsbild (z. B. Informationsabende) diesen Punkt aktiv mitgestalten.

Verbraucherinformationen und Verantwortlichkeit der Industrie

- Für den Spieler einsehbare Statistiken über seine zurückliegenden Investitionen. Diese Maßnahme ermöglicht etwa die bereits angesprochenen Benachrichtigungen über bereits getätigte Einzahlungen. Auch eine Liste der damit erworbenen Items ist begrüßenswert. Der Spieler ist somit informierter und in der Lage, sein eigenes Verhalten besser zu hinterfragen. Die Autoren führen ferner an, dass es auch hilfreich sein könnte, die Ausgaben anderer Spieler einsehen zu können, um so einen materiellen Bezug zu deren Sammlung von Items herstellen zu können.
  → Hier sind die Hersteller selbst gefragt. Patienten können therapeutisch dazu angeleitet werden, eine entsprechende Dokumentation auch eigenmächtig zu führen.
- Hersteller sollten Änderungen am Mikrotransaktionssystem transparent angeben. Das betrifft z. B. die Auszahlungsrate oder den Nutzen bestimmter Gegenstände. Die Autoren weisen ferner auf mögliche Schwächungen von Items durch den regulären Spielverlauf hin.
  → Hier sind die Hersteller selbst gefragt.
- Die Hersteller sollten sich ihrer Verantwortung bewusst werden, dass ein Teil ihrer Spieler ein abhängiges Spielverhalten entwickeln könnte. Tipps zum gesunden Umgang mit Videospielen (z. B. Pausen, ausreichender Schlaf, sportliche Aktivität, etc.) sollten allen Spielern zur Verfügung gestellt werden. Vor Ingame-Käufen sollten Spieler nochmal an ihre eigene Verantwortung erinnert werden. Minderjährige sollten dazu aufgefordert werden, die Erlaubnis ihrer Eltern einzuholen. Weiterführende Informationen könnten auf der Herstellerwebsite zur Verfügung stehen.
  → Hier sind die Hersteller selbst gefragt. Vereinzelt gibt es bereits positive Beispiele zu vermelden, z. B. die grundsätzliche Haltung von Microsoft (Dring 2019). Hierbei ist einschränkend zu erwähnen, dass der „Xbox One – Leitfaden für gesundes Spielen" (Xbox.com 2019) zum Zeitpunkt der Entstehung dieses Kapitels noch ziemlich übersichtlich war und Abhängigkeit nicht explizit erwähnte. Doch immerhin: Das Gros der anderen Videospielanbieter beschränkt sich auf die Epilepsiewarnung.

MERKE

Es sind zusammenfassend gesagt also vor allem die Hersteller und Institutionen wie die USK, die nun Änderungen auf den Weg bringen müssen. Dazu braucht es eine entsprechende Gesetzesgrundlage. Es ist sinnvoll, sich bewusst zu machen, wie wenig Einflussmöglichkeiten Abhängige teilweise haben. Ein Modell, das dies anschaulich darstellt (4-M-Modell) wird in ➤ Kap. 16 ausführlicher vorgestellt.

BEWERTUNG

Hoffen wir, dass die Politik sich ihrer Verantwortung bewusst wird und entsprechende Maßnahmen gesetzlich verankert. Erst dann wird die sich selbst regulierende USK gezwungen sein, beispielsweise Belohnungsaspekte und andere an Spiele bindende Faktoren in ihrer Spruchpraxis umzusetzen, um immerhin den Jugendschutz weiterhin gewährleisten zu können. Erwachsene Patienten hingegen müssen weiterhin auf ein Einlenken der Spielehersteller hoffen. Warum das auch aus Sicht der Videospielenden zu hoffen bleibt, das soll ➤ Kap. 8.6 darlegen.

8.6 „Serious Games" und Kunst

Es gibt sie, die Videospiele, die man unserer Meinung nach relativ bedenkenlos als Kunstwerke einsortieren kann. „Life Is Strange" aus den in ➤ Kap. 7 genannten Gründen. Die Spiele der „Bioshock"-Reihe mit ihren Kritiken an Philosophie und Religion, aber vermutlich auch die „Grand Theft Autos" mit ihrer Satire auf unseren westlichen Lebensstil, die es teilweise sogar auf die Feuilleton-Seiten der Zeitungen geschafft haben. Wenn man diese Spiele nämlich als

Erwachsener konsumiert, erschließt sich einem die hintergründige Thematik; Kinder hingegen (die dieses ab 18 Jahren freigegebene Spiel nicht spielen sollten) finden es hingegen „einfach nur geil" Fußgänger mit dem Auto zu überfahren.

Gerade im Indie-Bereich, fernab der großen jährlichen Fußballsimulationen und Militär-Shooter, wird man fündig. „That Dragon, Cancer", das sich mit dem Krebstod eines Kindes beschäftigt, „The Beginners Guide", das sich mit dem kreativen Aspekt von Spieleentwicklung auseinandersetzt oder „This War Of Mine", das sich mit den Auswirkungen von Krieg auf Menschen beschäftigt. Doch nicht alle Games müssen unbedingt „serious" sein, um künstlerisch wertvoll zu sein. Wir versuchen deshalb diesen Begriff so gut es geht zu vermeiden, auch wenn es natürlich ganz klare Vertreter dieses „Genres" gibt. Aber auch auf den ersten Blick ziemlich „verspielte" Spiele können einen zum Nachdenken bringen und damit „serious" sein. Das hochgelobte „What Remains of Edith Finch" aus dem Jahr 2017 etwa, das spätestens in der Szene in der Fischfabrik zeigt, wozu dieses interaktive Medium fähig ist. Den Spieler am eigenen Leib spüren zu lassen, was es heißt, im Rahmen einer monotonen Tätigkeit in psychotische Fantasiewelten abzudriften, das kann kein Buch und kein Film bewerkstelligen. Oder das fantastische „Outer Wilds" aus dem Jahr 2019, in dem der Spieler in einer durch eine Supernova getriggerten Zeitschleife festhängt und ein liebevoll gestaltetes Universum erkundet: Ein Kunstwerk, ganz ohne (primär) moralische Aspekte. Ob ein Spiel Kunst ist oder nicht, das entscheidet der jeweilige Konsument ganz persönlich.

BEWERTUNG

Die Gaming-Szene kämpft seit Jahren für eine Gleichberechtigung mit Filmen und Literatur. Anstatt sich auf Hakenkreuze zu fokussieren, täte sie gut daran, sich endlich dem Thema Abhängigkeit zu widmen. Hier ist nicht nur die USK angesprochen, sondern jeder Spieler dort draußen. Wer mauert, schafft Misstrauen und begibt sich auf eine Ebene mit denen, die vorschnell verurteilen und jedes Spiel als „Killerspiel" bezeichnen.
Die Spieleindustrie muss nicht zur Tabakindustrie werden, die jahrelang die Schädlichkeit von Rauchen unter den aus Goldbarren gefertigten Tisch kehren wollte. Videospiele sind großartig! Sie können nur leider manchmal Leute abhängig machen. Und das müssen wir alle auch so wahrhaben wollen!

LITERATUR

Arkes HR, Blumer C. The psychology of sunk cost. Organizational Behavior and Human Decision Processes 1985, 35(1): 124–140.

Albertini V, Dreier M, Groppler A et al. Position des Fachverbands Medienabhängigkeit e.V. zur Einbeziehung von entwicklungsbeeinträchtigenden Bindungskriterien bei der Altersfreigabe von Computerspielen zur Prävention und Verhinderung einer Medienabhängigkeit. 2015. http://www.fv-medienabhaengigkeit.de/fileadmin/images/Dateien/Position_spielimmanente_Faktoren_02-2015.pdf [Aufgerufen am 03.10.2019].

Anderson CA, Shibuya A, Ihori N et al. Violent video game effects on aggression, empathy, and prosocial behavior in eastern and western countries: a meta-analytic review. Psychol Bull 2010; 136(2): 151–173.

Bayer T. Bayerischer Innenminister: Killerspiele sind Tötungstrainingssoftware - Update: Petition mit großem Erfolg. 2009. https://www.pcgameshardware.de/Spiele-Thema-239104/News/Killerspiele-so-schaedlich-wie-Kinderpornografie-680494/ [Aufgerufen am 03.10.2019].

Boers K, Reinecke J, Bentrup C et al. Vom Jugend- zum frühen Erwachsenenalter. Monatsschrift für Kriminologie und Strafrechtsreform 2014; 97(3): 183–202.

Böhmermann J. Jan Böhmermann on Twitter. 2016. https://twitter.com/janboehm/status/757145866906066944?lang = de [Aufgerufen am 03.10.2019].

Brühl J. Amoklauf: De Maizière und die Killerspiel-Debatte. Süddeutsche.de 2016. https://www.sueddeutsche.de/digital/amoklauf-in-muenchen-zurueck-in-die-nullerjahre-de-maiziere-reanimiert-killerspiel-debatte-1.3092117 [Aufgerufen am 23.09.2019].

dbate – N24. De Maizière gibt Killerspielen Mitschuld an Amoklauf in München (dbate). YouTube 2016. https://www.youtube.com/watch?v = Aa6EimWipic [Aufgerufen am 03.10.2019].

Der Standard (red). „Killerspiele sind wie Drogen und Kinderpornos". 2019. https://www.derstandard.at/story/1237228923925/toetungstrainingssoftware-killerspiele-sind-wie-drogen-und-kinderpornos [Aufgerufen am 03.10.2019].

Der Standard (dk). Paukenschlag: EA entfernt widerwillig Lootboxen bei „Fifa" in Belgien – - derStandard.de 2019. https://www.derstandard.de/story/2000097314241/paukenschlag-ea-entfernt-widerwillig-lootboxen-bei-fifa-in-belgien [Aufgerufen am 03.10.2019].

Dreier M, Wölfling K, Duven E, Giralt S, Beutel ME, Müller KW. Free-to-play: About addicted Whales, at risk Dolphins and healthy Minnows. Monetarization design and Internet Gaming Disorder. Addictive Behaviors 2017; 64: 328–333.

Dreier M. Evidenzbasierter Jugendschutz in Computerspielen: Eine Obergrenze für Mikrotransaktionen von 16 € pro Monat. Deutscher Suchtkongress Mainz. 17.09.2019.

Dring C. 2019. https://www.gamesindustry.biz/articles/2019-05-19-xbox-we-have-a-huge-responsibility-to-a-healthy-gaming-lifestyle [Aufgerufen am 03.10.2019].

Drummond A, Sauer JD, Hall LC. Loot box limit–setting: a potential policy to protect video game users with gambling problems? Addiction 2019; 114(5): 935–936.

Ferguson CJ, Kilburn J. Much ado about nothing: The misestimation and overinterpretation of violent video game effects in Eastern and Western nations: Comment on Anderson et al. (2010). Psychological Bulletin 2010; 136(2): 174–178.

Griffiths MD. Hot topics in gambling: gambling blocking apps, loot boxes, and 'crypto-trading addiction'. Online Gambling Lawyer 2018; 17(7): 9–11.

Hayer T, Rosenkranz M, Meyer G, Brosowski T. Simuliertes Glücksspiel im Internet. Kindheit und Entwicklung 2019; 28(2): 123–133.

Hilgard J, Engelhardt CR, Rouder JN. Overstated evidence for short-term effects of violent games on affect and behavior: A reanalysis of Anderson et al. (2010). Psychological Bulletin 2017; 143(7): 757–774.

Huesmann LR. Nailing the coffin shut on doubts that violent video games stimulate aggression: Comment on Anderson et al. (2010). Psychological Bulletin 2010; 136(2): 179–181.

King DL, Delfabbro PH. Video Game Monetization (e.g., 'Loot Boxes'): a Blueprint for Practical Social Responsibility Measures. International Journal of Mental Health and Addiction 2018; 17(1): 166–179.

King DL, Delfabbro PH. Loot box limit - setting is not sufficient on its own to prevent players from overspending: a reply to Drummond, Sauer & Hall. Addiction 2019; 114 (7): 1324–1325.

Lewerenz C. Spielejahr 2018: Meistverkaufte Spiele in Deutschland. 2019. https://www.computerbase.de/2019-01/meistverkaufte-spiele-2018-deutschland/ [Aufgerufen am 03.10.2019].

Li W, Mills D, Nower L. The relationship of loot box purchases to problem video gaming and problem gambling. Addictive Behaviors 2019; 97: 27–34.

Macey J, Hamari J. eSports, skins and loot boxes: Participants, practices and problematic behaviour associated with emergent forms of gambling. New Media & Society 2018; 21(1): 20–41.

Madigan J. 022 – Research on Addiction and Aggression. Spreaker 2016. https://www.spreaker.com/user/hjmadigan/022-research-on-addiction-and-aggression [Aufgerufen am 03.10.2019].

Merkel C. WoW ein ›Killerspiel‹ - Bild-Zeitung berichtet über CSU-Verbotspläne. 2009. https://www.gamestar.de/news/wow_ein_killerspiel,1955723.html [Aufgerufen am 03.10.2019].

Molke D. Lootboxen – Verbot tritt in den Niederlanden in Kraft, hohe Geldstrafen. 2018. https://www.gamepro.de/artikel/lootboxen-in-den-niederlanden-wird-das-verbot-jetzt-umgesetzt,3331422.html [Aufgerufen am 03.10.2019].

Oerding H. Videospiel „Through the Darkest of Times": Mit Hakenkreuzen spielt man doch. ZEIT ONLINE 2018. https://www.zeit.de/digital/games/2018-10/videospiel-through-darkest-times-nazizeit-hitlergruss-hakenkreuz [Aufgerufen am 03.10.2019].

Ritter T. Lootboxen in China – Gewinnchancen müssen ab sofort offengelegt werden. 2017. https://www.gamestar.de/news/lootboxen_in_china,3313480.html [Aufgerufen am 03.10.2019].

Schermann N. »Diagnose Spielsucht« – Welche Folgen bringt der WHO-Beschluss? 2019. https://www.gamestar.de/artikel/interview-spielsucht-who-icd-gaming-disorder,3344344.html [Aufgerufen am 03.10.2019].

Sportwettenvergleich.net. 2019. https://www.sportwettenvergleich.net/fifa-wetten-um-echtgeld/ [Aufgerufen am 03.10.2019].

Sz.de – Süddeutsche Zeitung. „Sie animieren Jugendliche, andere Menschen zu töten." 2010. https://www.sueddeutsche.de/politik/debatte-um-killer-spiele-sie-animieren-jugendliche-andere-menschen-zu-toeten-1.893849 [Aufgerufen am 03.10.2019].

The Pod – gamespodcast.de. Runde #135: Wolfenstein – The New Colossus The Pod. 2017. https://www.gamespodcast.de/2017/11/05/runde-135-wolfenstein-the-new-colossus/ [Aufgerufen am 03.10.2019].

The Pod – gamespodcast.de. Magazin Spezial: Den Publishern auf die Bilanz geschaut The Pod. 2018. https://www.gamespodcast.de/2018/05/16/226511/ [Aufgerufen am 03.10.2019].

USK. Pressemitteilung vom 09.08.2018. USK berücksichtigt bei Altersfreigabe von Spielen künftig Sozialadäquanz - Unterhaltungssoftware Selbstkontrolle. https://usk.de/usk-beruecksichtigt-bei-altersfreigabe-von-spielen-kuenftig-sozialadaequanz/ [Aufgerufen am 03.10.2019].

Uslenghi F. Lootboxen sind laut EA so harmlos wie Überraschungseier. 2019. https://www.gamestar.de/artikel/lootboxen-ea-ue-eier-harmlos,3345614.html [Aufgerufen am 03.10.2019].

von Meduna M. Nutzungsmuster und Risikofaktoren von Social Gambling im Jugendalter. Fachtagung „Neues aus der Glücksspiel(sucht)-Forschung: Erkenntnisse für Prävention und Hilfe" am 08.06.2017, Hamburg. http://isd-hamburg.de/dl/GS2017/20170608_Marc_Meduna.pdf [Aufgerufen am 03.10.2019].

Wurm G. Counter Strike – Schnittbericht: USK 16. 2014. https://www.schnittberichte.com/schnittbericht.php?ID = 923471 [Aufgerufen am 03.10.2019].

Wurm G. Indiana Jones und der letzte Kreuzzug – Schnittbericht: Deutsche Version. 2014. https://www.schnittberichte.com/schnittbericht.php?ID = 4013 [Aufgerufen am 03.10.2019].

Xbox.com. Xbox One – Leitfaden für gesundes Spielen. 2019. https://support.xbox.com/de-DE/xbox-one/console/healthy-gaming-guide [Aufgerufen am 03.10.2019].

KAPITEL

9 Beratung

Kristin Schneider

9.1 Einleitung

Beratungsstellen sind für Betroffene und Angehörige sowie auch für Fachkräfte, die zum Thema Videospiel- und Internetabhängigkeit Hilfe und Rat suchen, häufig die ersten Anlaufstellen. Dort bieten meist Fachkräfte der Sozialen Arbeit und der Sozialpädagogik eine erste professionelle Unterstützung an und leisten durch ihre Einschätzung des individuellen Hilfebedarfs wichtige Schnittstellenarbeit in Form der Vermittlung weiterer Hilfe. Der Beratung, die stets auch das Hilfenetzwerk im Blick hat, kommt in der Versorgungslandschaft somit eine wichtige koordinierende Funktion zu.

Die Abgrenzung zwischen den Arbeitsfeldern Beratung und Behandlung erscheint trotz Berücksichtigung möglicher Kriterien, wie beispielsweise Dauer, Anlass, Methode oder Intensität, häufig unscharf (Elbing 2000), da die Übergänge oft fließend sein können. Je nach Konzept der Beratung und weiterer therapeutischer Qualifikation der beratenden Person (z. B. Verhaltenstherapie, Suchttherapie, systemische Therapie, Motivierende Gesprächsführung) fließen hier durchaus therapeutische Aspekte mit ein. Einige Methoden und Arbeitsmaterialien, beispielsweise aus den in ➤ Kap. 19 beschriebenen Behandlungsmanualen, sind nicht selten feste Bestandteile der Beratung bei Videospiel- und Internetabhängigkeit geworden.

Es soll in diesem Kapitel jedoch nicht die Beschreibung einer Abgrenzung von Beratung und Behandlung im Fokus stehen. Vielmehr sollen die Zugangswege zu Hilfsangeboten nachgezeichnet, relevante Akteure in diesem Zusammenhang benannt und spezifische inhaltliche Bestandteile der Beratung bei Videospiel- und Internetabhängigkeit beschrieben werden, die sich in der Beratungsarbeit bewährt haben. Hier wird auch auf die Erfahrungen und den Wissensstand einer beispielhaften Einrichtung zurückgegriffen, die sich in diesem Arbeitsfeld hervorgetan hat. Die Beratungsstelle für Computerspiel- und Internetsüchtige und ihre Angehörigen des Caritasverbands für das Erzbistum Berlin e. V. „Lost *in* Space", die aus der 1987 gegründeten Beratungsstelle für Glücksspielsüchtige und ihre Angehörigen „Café Beispiellos" 2006 als Projekt entsprang, war bundesweit eine der ersten zu dieser Thematik. Beide Beratungsstellen besitzen eine über viele Jahre erworbene Fachexpertise in den Bereichen der Beratung, der Präventions- und Frühinterventionsarbeit sowie der Fort- und Weiterbildung von Fachkräften. Im Auftrag der Senatsverwaltung für Gesundheit und Soziales Berlin konnte eine umfangreiche „Evaluation (Glücks-)Spielsucht- und Computer- / Internetsucht-bezogener Beratung in Berlin" durch die Gesellschaft für Forschung und Beratung im Gesundheits- und Sozialbereich GmbH (FOGS) durchgeführt werden. Im Rahmen dieser Längsschnittanalyse über z. T. mehr als 25 Jahre Entwicklung wurden klienten- und einrichtungs- bzw. beratungsbezogene Daten betrachtet (Schu et al. 2015), die für die weitere Konzeptentwicklung und -adaption relevante, aufschlussreiche Hinweise geben konnten.

9.2 Versorgungslage

Einen umfangreichen Überblick zur Versorgungslage von spezifischen Hilfsangeboten in Deutschland liefern die Berichte von Petersen et al. (2010), Petersen et al. (2017) und Ruf & Kleinschmidt (2013, 2019). Insbesondere Beratungsstellen aus den Bereichen der Suchtberatung, Jugendsuchtberatung und Erziehungs- und Familienberatung haben sich seither weiter der Thematik angenommen, ebenso auch Psychotherapiepraxen und Fachkliniken. Die Hilfe-Verzeichnisse des Fachverbands Medienabhängigkeit e. V. (www.fv-medienabhaengigkeit.de) und der Universitätsklinik für Psychiatrie und Psychotherapie, Sektion für Suchtmedizin und Suchtforschung in Tübingen (www.erstehilfe-internetsucht.de) zeigen bereits ein stetig wachsendes Netzwerk, bestehend aus Einrichtungen und Fachkundigen unterschiedlichster Professionen mit dem gemeinsamen Ziel, die Versorgung der Betroffenen und ihrer Angehörigen zu verbessern. Nach wie vor **fehlt** es allerdings an einer **flächendeckenden Versorgung** (Freitag 2012, 2015; te Wildt 2015.; Fachverband Medienabhängigkeit e. V. 2012). Aus diesem Grund müssen Hilfesuchende für fachspezifische Beratungs- und Gruppenangebote häufig weite Anfahrtswege auf sich nehmen. Der Zugang zu den Hilfen ist aufgrund dieser ungenügenden Erreichbarkeit und der insgesamt zu wenig niederschwellig ausgerichteten Angebote deutlich erschwert. Besondere Bedarfe an zielgruppenspezifischen Beratungs- und Behandlungsangeboten bestehen laut der Forschungsergebnisse von Petersen et al. (2017) für Migranten und insbesondere für Frauen (➤ Kap. 6.2). Im Vergleich zu anderen Abhängigkeiten stecken viele Beratungsstellen beim Thema Videospiel- und Internetabhängigkeit größtenteils noch in der Orientierungsphase. Die Autorenschaft dieses Buches möchte an dieser Stelle ermutigen, selbst die Initiative zu ergreifen, sich neugierig in das Thema einzuarbeiten, Fortbildungen zu nutzen und Videospiel- und Internetabhängigkeit in das bestehende Beratungsrepertoire mitaufzunehmen.

Bundesweit übernehmen **Suchtberatungsstellen** vor Ort hier eine wichtige Aufgabe der Daseinsvorsorge und können erfolgreiche Arbeit vorweisen, wie deutsche Spitzenverbände feststellen konnten. „*Die Funktion der Suchtberatung kann aufgrund der fachlichen Expertise von Fachkräften der Sozialen Arbeit als* Brückenfunktion *der Sozialen Arbeit in andere professionelle Hilfen, aber auch in andere Lebensbereiche bezeichnet werden.*" Des Weiteren trägt sie neben vielen anderen Potenzialen dazu bei, die Lebenssituation von Menschen in ihrem sozialen Umfeld zu verbessern und eine langfristige Stabilisierung der in suchttherapeutischen Maßnahmen erarbeiteten Verhaltensänderungen zu bewirken (Mäder-Linke & Bürkle 2018). Diese Suchtberatungsinfrastruktur ist allerdings nicht ausreichend gesichert. So wurde im April 2019 seitens der bundesweiten Spitzenverbände der Suchthilfe (Deutsche Hauptstelle für Suchtfragen e. V. und Mitgliedsverbände sowie Fachverband Sucht e. V.) in einer gemeinsamen Aktion auf die teilweise prekäre Finanzsituation der Suchtberatungsstellen aufmerksam gemacht und ein „Notruf Suchtberatung. Stabile Finanzierung jetzt!" sowie Forderungen zur Suchtberatung (DHS 2019) an alle Mitglieder des Bundestages, die Bundesdrogenbeauftragte, das Referat Drogen und Sucht im Bundesministerium für Gesundheit (BMG), die Gesundheitsminister der Länder, die kommunalen Spitzenverbände sowie den Deutschen Verein für öffentliche und private Fürsorge e. V. übermittelt. Ein Ausbau um zusätzliche Beratungsangebote im Bereich Videospiel- und Internetabhängigkeit erscheint in dem Zusammenhang als eine sehr große Herausforderung.

Wie bereits Petersen et al. (2010, 2017) postulierten und in ➤ Kap. 3 und ➤ Kap. 10 dieses Buches ebenfalls konstatiert wird, bedarf es dringend hinreichend geprüfter Diagnostik- und Behandlungsleitlinien sowie einer sichergestellten Finanzierung der entsprechenden Einrichtungen und Projekte. Die Gründung der gemeinsamen Arbeitsgruppe „Exzessives Computerspielen" durch die DHS und den Fachverband Medienabhängigkeit e. V. steht beispielhaft für Maßnahmen, die eine stetige Verbesserung der Versorgung vorantreiben. Ziel ist es, offene Fragen in den Arbeitsfeldern Forschung, Prävention / Frühintervention, Beratung und Behandlung unter Einbeziehung wissenschaftlicher Expertisen gemeinsam zu diskutieren und sich zu positionieren (Fleischmann & Scholz 2018). Den Betroffenen und Angehörigen soll eine verlässliche (finanziell gesicherte), qualifizierte und vernetzte Beratungsleistung angeboten werden können.

MERKE

Nach wie vor fehlt es an einer flächendeckenden Versorgung. Ein Ausbau der Beratungsangebote mit einem möglichst niederschwelligen Zugang ist dringend erforderlich, um die Betroffenen und ihre Angehörigen frühzeitig zu erreichen.

9.3 Zugangswege zu Hilfsangeboten

Für viele Betroffene stellt es eine große Herausforderung dar, Kontakt zu einer Beratungsstelle aufzunehmen. Dies ist teilweise den fehlenden oder zu hochschwelligen Hilfen geschuldet, jedoch auch der oft zu Beginn der Erkrankung mangelnden Problemeinsicht vieler Betroffener. Wie schon Petersen et al. (2010) konstatierten, bestehen bei vielen Betroffenen die Probleme mit digitalem Medienkonsum bereits seit vielen Jahren, bevor sie professionelle Hilfe in Anspruch nehmen. Die Jahresstatistik 2018 von Lost in Space zeigt bei der Gesamtzahl der Betroffenen eine Zeitspanne von ca. 7,7 Jahren von Beginn erster Probleme bis zum Beratungsbeginn. Ratsuchende Angehörige und Fachkräfte aus dem psychosozialen Hilfesystem, die einen Handlungsbedarf feststellen, nehmen teilweise vorerst allein Beratung in Anspruch (z. B. auch in Form von Informationsveranstaltungen). Eine erste Kontaktaufnahme erfolgt zuweilen auch in einem Zwangskontext, in Folge großer Konflikte in der Familie, einer Auflage durch die Agentur für Arbeit, das betreute Wohnen. Der Leidensdruck durch die zunehmenden existenziellen Probleme und die massiven Konflikte im sozialen Umfeld trägt bei den Betroffenen i.d.R. zu einer Veränderungsmotivation und zur Inanspruchnahme der Hilfen bei.

Während epidemiologische Studien wiederholt haben zeigen können, dass Männer und Frauen annähernd gleich häufig von internetbezogenen Störungen betroffen sind, zeigt die klinische Praxis hingegen, dass hier nahezu ausschließlich betroffene Männer Hilfe zu ihrer Problematik suchen. Da es bislang keine Erklärung für dieses Missverhältnis gibt, erforschte das staatlich geförderte Forschungsprojekt **„IBSfemme"** der Universitätsmedizin der Johannes Gutenberg-Universität Mainz für den Zeitraum von 2017–2019 die „Geschlechtsspezifische Inanspruchnahme von Beratungs- und Behandlungsangeboten bei internetbezogenen Störungen" (Müller 2019; ➤ Kap. 6.2).

Die einzelnen Zielgruppen, die zum Thema Videospiel- und Internetabhängigkeit Hilfe suchen, sind in ➤ Abb. 9.1 dargestellt.

Online Hilfe suchen

In dem Bericht von Petersen et al. (2010) wird deutlich, dass Hilfesuchende überwiegend über die **Internetrecherche** in die Beratungs- und Behandlungseinrichtungen fanden. Mittlerweile ermöglichen einige Online-Beratungsangebote einen niederschwelligen ersten Kontakt.

Wenn Hilfesuchende im Netz suchen, finden sie inzwischen Internetseiten, die Informationen zum Krankheitsbild, Selbsttests, Ratschläge sowie Zugang zu spezifischen Hilfsangeboten bereithalten und sogar eine professionelle Online-Beratung anbieten. Jugendliche, die sich heute per se dauerhaft im Netz aufhalten, und Erwachsene, die aufgrund ihres exzessiven Spiele- und Internetkonsums ebenfalls permanent online sind, können durch Online-Beratungsangebote da abgeholt werden, wo sie sich ohnehin aufhalten. Als Vorreiterprojekt ist in dem Zusammenhang **„webcare + "** zu nennen, ein Selbsthilfe-Projekt der Hessischen Landesstelle für Suchtfragen e. V. (HLS), das 2013 unter der Leitung von Benjamin Wockenfuß als Informationsportal zu Möglichkeiten und Grenzen digitaler Medien an den Start ging. Die Online-Plattform, in deren Zentrum virtuelle Selbsthilfegruppen

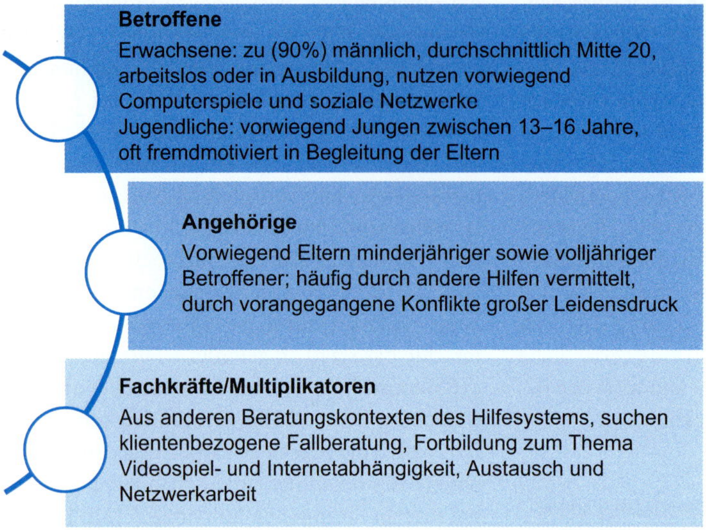

Betroffene
Erwachsene: zu (90%) männlich, durchschnittlich Mitte 20, arbeitslos oder in Ausbildung, nutzen vorwiegend Computerspiele und soziale Netzwerke
Jugendliche: vorwiegend Jungen zwischen 13–16 Jahre, oft fremdmotiviert in Begleitung der Eltern

Angehörige
Vorwiegend Eltern minderjähriger sowie volljähriger Betroffener; häufig durch andere Hilfen vermittelt, durch vorangegangene Konflikte großer Leidensdruck

Fachkräfte/Multiplikatoren
Aus anderen Beratungskontexten des Hilfesystems, suchen klientenbezogene Fallberatung, Fortbildung zum Thema Videospiel- und Internetabhängigkeit, Austausch und Netzwerkarbeit

Abb. 9.1 Hilfesuchende zum Thema Videospiel- und Internetabhängigkeit [L231]

für Betroffene und Angehörige stehen, bietet darüber hinaus Zugang zu Wissen und einem Hilfenetzwerk und fungiert damit als Selbsthilfe und Streetwork der niederschwelligen Hilfen bei exzessiver oder abhängiger Mediennutzung. Weiter haben Angebote wie der Online-Ambulanz-Service für Internetsüchtige mit Sitz in Bochum **(OASIS)** und **OMPRIS** (Onlinebasiertes Motivationsprogramm zur Reduktion des problematischen Medienkonsums und Förderung der Behandlungsmotivation bei Menschen mit Computerspielabhängigkeit und Internetsucht) die Onlineberatung in dem Fachgebiet immens professionalisiert. Gerade für Menschen, die aufgrund ihrer krankheitsbedingten sozialen Isolation und Zurückgezogenheit sowie psychischen Einschränkungen (➤ Kap. 4, ➤ Kap. 5) sonst nicht erreicht werden können, stellt dieser Zugang für die erste Kontaktaufnahme und Vermittlung zu Beratungsstellen vor Ort ein elementares niederschwelliges Hilfsangebot dar (Fachverband Medienabhängigkeit e. V. 2012). Die Website www.erstehilfe-internetsucht.de bietet die bislang größte Adress-Datenbank für Hilfsangebote bei Internetsucht in Deutschland. Grundlage ist ein Forschungsprojekt der Sektion Suchtmedizin und Suchtforschung an der Universitätsklinik für Psychiatrie Tübingen. Unter dem Projekttitel „Angebote bei internetbasiertem Suchtverhalten – eine Bestandsaufnahme und Bedarfsermittlung an Beratungsstellen und Kliniken (AbiS)" (Petersen & Batra 2017) wurde die Versorgungsituation für internetabhängige Menschen in Deutschland untersucht und die in dem Zusammenhang genannte Website erarbeitet, die eine deutschlandweite Suche nach regionalen spezifischen Beratungs- und Behandlungsangeboten sowie Hintergrundinformationen bereithält. Die Ergebnisse des AbiS-Forschungsprojekts stehen als wissenschaftlicher Bericht, als Taschenbuch und als E-Book zur Verfügung (Petersen et al. 2017).

Speziell Eltern finden seit 2012 auf der Online-Plattform **„ELSA"** eine Beratung bei Suchtgefährdung und Abhängigkeit von Kindern und Jugendlichen. Weiterhin haben sich insbesondere für Kinder und Jugendliche zielgruppenaffine Online-Beratungs- und Informationsplattformen etabliert (z. B. **jugendnotmail.berlin; juuuport.de; Klicksafe Cyber-Mobbing Erste-Hilfe App; nummergegenkummer.de; ins-netz-gehen.de**). Neue niederschwellige Beratungs- und Therapiekonzepte, wie beispielsweise die aktuell in Entwicklung befindliche App-basierte Frühintervention für Familien, **„OPEN. IU App** – Online Psychiatric Evaluation Network for Internet Use" (Geisel 2019), deuten die zukunftsweisenden Veränderungen in der Hilfelandschaft an. Auf vielen Internetseiten ist dazu das vom Fachverband Medienabhängigkeit e. V. angebotene umfangreiche interaktive Hilfsverzeichnis verlinkt. Prof. Kreidenweis (2019, DHS Konferenz), der sich mit dem digitalen Wandel in der Sozialwirtschaft beschäftigt, ver-

9

deutlicht die Notwendigkeit der Auseinandersetzung mit gesellschaftsverändernden Auswirkungen und deren Implikationen für die soziale Arbeit, um mit der Entwicklung neuer Dienstleistungen wie zum Beispiel Online-Beratungsangeboten Hilfesuchende weiterhin zu erreichen.

MERKE

Online-Beratungsangebote stellen durch ihre Niederschwelligkeit für viele Menschen mit einer Videospiel- und Internetabhängigkeit einen ersten Zugang zum Versorgungsnetzwerk dar und können hier erste Motivations- und Vermittlungsarbeit leisten.

Vor Ort Hilfe suchen

Während volljährige Betroffene und deren Angehörige sich zum großen Teil als erstes an ärztliche, psychotherapeutische, psychiatrische Hilfen, Suchtberatungsstellen und psychiatrische Kliniken wenden, erweisen sich bei Kindern und Jugendlichen mit ihren Eltern die Erziehungs-, Familien-, und Jugendsuchtberatungsstellen, Schulen und Jugendhilfen sowie kinder- und jugendpsychiatrischen und -psychotherapeutischen Praxen bzw. Ambulanzen als erste Anlaufstellen.

Eine Übersicht über relevante **erste Anlaufstellen** und vermittelnde Dienste im Beratungsverlauf von Betroffenen und Angehörigen liefert ➤ Tab. 9.1.

Es bedarf weiterhin einer Verbesserung der Zugangswege in die Beratung und Behandlung, um Betroffene mit einer Videospiel- und Internetabhängigkeit zu erreichen (Petersen et al. 2017). Ein Mangel an Erfahrung und Fachwissen bei den Fachkräften sowie lange Wartezeiten und Anfahrtswege können vorrangig als Hindernisse im Beratungsprozess angesehen werden, die den Zugang zu adäquaten spezialisierten Hilfsmaßnahmen erschweren. Auch wenn im Folgenden insbesondere auf die ambulante Beratung im Rahmen der Suchtberatung sowie der Elternberatung in Jugend-, Erziehungs- und Familienberatungsstellen eingegangen wird, schließt das natürlich nicht aus, dass auch in anderen Kontexten (➤ Tab. 9.1) eine qualifizierte Beratung zum Thema stattfinden kann. Insgesamt lässt sich aber feststellen, dass Betroffene und ihre Angehörigen erfahrungsgemäß mehrere Versuche unternehmen, um ein spezifisches Hilfsangebot zu finden.

Tab. 9.1 Akteure im Beratungsverlauf von Betroffenen und Angehörigen. Beispiele für erste Anlaufstellen und vermittelnde Dienste

Erwachsene	Kinder und Jugendliche
- Online-Informationen/-Beratung	- Online-Informationen/-Beratung
- Hausärzte/Fachärzte	- Kinder- und Jugendärzte
- Universitäten/Berufsschulen	- Schulen/Berufsschulen
- Suchtberatungsstellen	- Erziehungs- und Familienberatungsstellen
- Psychologische Beratungsstellen	- Jugendsuchtberatung
- Psychotherapeutische Praxen	- Kinder- und Jugendpsychotherapeuten
- (Psychiatrische) Krankenhäuser, Ambulanzen, Tageskliniken	- Kinder- und Jugendpsychiatrie
- Sozialpsychiatrischer Dienst (SPD)	- Kinder- und jugendpsychiatrischer Dienst (KJPD)
- Krisendienst	- Jugend- und Familienhilfen
- Selbsthilfe	- Jugendamt
- Agentur für Arbeit/Jobcenter	- Jugendberufshilfe, berufsbildenden Maßnahmen
- Betreutes Wohnen	- Betreutes Jugendwohnen (JA)

MERKE

Um Verzögerungen im Hilfeprozess, eine potenzielle Abnahme der Behandlungsmotivation und damit eine Chronifizierung bei den Betroffenen zu vermeiden, sollte das Angebot der Onlineberatung und deren Bewerbung (sprich Verlinkung) auf Webseiten anderer psychosozialer Hilfeeinrichtungen unbedingt weiter ausgebaut werden.

MERKE

Die Sensibilisierung zum Thema Videospiel- und Internetabhängigkeit bei allen beteiligten Akteuren im Hilfesystem sowie eine Vernetzung untereinander ist für eine bedarfsorientierte, gezielte Hilfe für Betroffene und ihre Angehörigen unabdingbar.

9.4 Spezifischer Beratungsansatz bei Videospiel- und Internetabhängigkeit

Insgesamt ist für den Beratungsprozess eine **Kombination aus Beratungsgesprächen und einer angeleiteten Gesprächsgruppe oder Selbsthilfegruppe** empfehlenswert, um zwei wertvolle Unterstützungsmöglichkeiten miteinander zu verbinden. Weitgehend sind die Themen zur inhaltlichen Gestaltung denen mit dem Schwerpunkt anderer Abhängigkeitserkrankungen ähnlich, einige können als störungsspezifische Themen angesehen werden.

Unter Berücksichtigung der speziellen Beratungsbedürfnisse der Betroffenen ergeben sich folgende **Themenschwerpunkte** im Beratungsprozess:

- Vertrauensaufbau, Neugierde, Ressourcenorientierung (Faszination als Türöffner)
- Ambivalenz und damit verbundene Ängste (Abstinenzentscheidung)
- Stärkung der Änderungsmotivation (➤ Kap. 14, ➤ Kap. 16.1)
- Intensive Auseinandersetzung mit der Nutzung digitaler Medien (Begriffsklärung der Abstinenz, Psychoedukation, Verhaltensanalyse, Kosten-Nutzen-Analyse; ➤ Kap. 13, ➤ Kap. 14)
- Diagnostische Ersteinschätzung (Videospiel- und Internetabhängigkeit ➤ Kap. 3, Komorbiditäten ➤ Kap. 4, ➤ Kap. 5)
- Förderung sozialer Kompetenzen (➤ Kap. 16.3.3)
- Alternative Stressbewältigungsmaßnahmen und Freizeitgestaltung (➤ Kap. 15.3, ➤ Kap. 15.4)
- Spielimmanente suchtfördernde Faktoren (Bindungskriterien; ➤ Kap. 8.1)
- Gefahren von Geldeinsatz in Videospielen, Schulden (Glücksspielelemente; ➤ Kap. 8.4)
- Prokrastination, Entwicklung von Zukunftsperspektive (➤ Kap. 15.5)
- Soziales Umfeld (Kap. 9, ➤ Kap. 18)
- Vermittlung in weitere Hilfen
- Suchtverschiebung und Rückfälle (➤ Kap. 16.4)

Erfahrungsgemäß sind die meisten Betroffenen sehr unsicher, wenn sie zu einer Erstberatung erscheinen, und kommen in einigen Fällen fremdmotiviert. Somit sollte bei der Gestaltung der Erstgespräche insbesondere dem **Vertrauensaufbau und der Motivierenden Gesprächsführung** besondere Bedeutung zukommen, um die Betroffenen zur Annahme weiterer Hilfen über das Erstgespräch hinaus zu motivieren. Hier haben sich Techniken des Motivationsaufbaus, wie die Motivierende Gesprächsführung (Miller & Rollnick 1999), bewährt (Müller et al. 2018). Weiter verdeutlichen Kähler & Gregusch (2015), dass die helfende Beziehung, die Ressourcenaktivierung und die motivationale Klärung die Grundsäulen des Erstgesprächs bilden. Eine **neugierige, wertschätzende Haltung** ermöglicht einen ersten Einstieg in die Thematik, bei dem den Betroffenen ein wertfreier Raum gegeben wird, um über ihren Konsum, ihre Faszination und auch über die persönliche Bedeutung der entsprechenden Nutzungsform zu sprechen. Viele berichten, dass sie bislang auf wenig bis gar kein Verständnis für ihr Problem gestoßen sind.

Auffallend ist die **Ambivalenz** der Betroffenen in Bezug auf ihre Veränderungsmotivation. Auf der einen Seite rufen die negativen Konsequenzen des exzessiven Konsums und die Aussicht auf ein wertorientiertes Leben einen Veränderungswunsch hervor, auf der anderen Seite löst die Vorstellung einer Lösung von entsprechenden Spielen oder Online-Aktivitäten, insbesondere von der Möglichkeit der Emotionsregulation über die Mediennutzung, bei vielen Betroffenen Ängste aus (Wölfling et al. 2013). *„Es ist daher unabdingbar, diese Ambivalenz mit dem Patienten herauszuarbeiten, zu entpathologisieren sowie eine Stärkung der Änderungsmotivation* (➤ Kap. 14, ➤ Kap. 16.1) *zu unterstützen“ (Wölfling et al. 2013).* In der Praxis zeigt sich, dass viele Betroffene die Sorge haben, dass sie mit Beginn der Beratung sofort ihr Gerät, sprich Computer oder Smartphone, abgeben oder verkaufen müssen. Sie erleben eine große Ratlosigkeit über den zukünftigen Gebrauch ihrer Geräte (Computer, Smartphone etc.) bei Einschränkung oder Aufgabe ihrer problematischen Nutzungsformen. An der Stelle kann die Aussicht auf eine Begleitung bei der schrittweisen Auseinandersetzung sowie auch bei Veränderungsversuchen den Abbau von Ängsten und Aufbau von Zuversicht fördern. Es bedarf hier erfahrungsgemäß **viel Motivationsarbeit, Anleitung und Struktur bei der gemeinsamen Auseinandersetzung mit der Mediennutzung** im Hinblick auf die Einteilung in ein gesundes, riskantes und süchtiges Verhalten.

Im Unterschied zu anderen Abhängigkeiten bedarf es bei einer Videospiel- und Internetabhängigkeit erfahrungsgemäß einer genaueren Begriffsklärung von **Abstinenz und Teilabstinenz.** Das Ziel der Beratung besteht meist darin, zu einer bewussten, gesunden Videospiel- und Internetnutzung zu begleiten. Die Forderung nach vollständiger Abstinenz (vom Internet oder den Geräten) erscheint wenig sinnvoll, da dies gravierende schulische bzw. berufliche und soziale Einschränkungen mit sich bringen würde. Vielmehr wird meist angestrebt, mit den Betroffenen zu erarbeiten, welche Bereiche des Internets problematisch für sie sind und wie sie sich davor schützen können. In dem Kontext orientieren sich die meisten Beratungs- und Behandlungskonzepte am **Ampelmodell (**➤ Kap. 16.3.1), anhand dessen die Nutzer ihre unterschiedlichen Online-Anwendungsbereiche in riskant (rot), weniger riskant (gelb) und ungefährlich (grün) einstufen. Bei manchen ist eine Reduktion des Konsums möglich und ein kontrollierter Konsum dieser Bereiche kann aufrechterhalten werden. Viele stellen jedoch mit Unterstützung der Einzel- und Gruppengespräche schmerzhaft fest, dass sie bereits eine Suchtproblematik entwickelt haben und eine Abstinenz von entsprechenden Anwendungen notwendig ist. Im Folgenden geht es hier um den Aufbau einer Abstinenz und um die konkrete Umsetzung mit **Entwicklung von individuellen Sicherungsmaßnahmen.** In dem Zusammenhang werden auch Abschiedsrituale besprochen, da die Betroffenen von einer sehr intensiven Bindung zum Spiel und Identifikation mit ihrer Spielfigur berichten.

Wann eine Videospiel- / Internetabhängigkeit behandelt werden sollte, hängt von dem Schweregrad des Problemverhaltens ab. Dazu sollte eine **erste diagnostische Einschätzung** vorgenommen werden (➤ Kap. 3). Dies kann mit Hilfe existierender Testfragebögen passieren oder auch im Dialog abgefragt werden. Hierbei sind auch **komorbide psychiatrische Erkrankungen,** wie in ➤ Kap. 4 und ➤ Kap. 5 beschrieben, in besonderem Maße zu berücksichtigen. Sollte sich im Rahmen des Beratungsprozesses ein therapeutischer Bedarf zeigen, helfen die beratenden Personen bei **Vermittlung sowie Beantragung entsprechender therapeutischer Hilfen,** wie beispielsweise der Vermittlung in ambulante Psychotherapie- sowie eine stationäre medizinische Rehabilitationsbehandlung. In der Praxis zeigt sich, dass die Betroffenen häufig eine psychische Erkrankung bereits lange vermuten, jedoch nie fachlich haben abklären lassen. Beispielsweise beschreiben viele Betroffene bei Verdacht einer Depression in der Vergangenheit einen übermäßigen sozialen Rückzug, was zu einer stetigen Zunahme von Online-Aktivitäten geführt habe. Wiederum andere beschreiben ein Abtauchen in virtuelle Welten, was einen sozialen Rückzug und depressive Gefühle hervorgerufen habe. Dieses „Henne-Ei Problem" (➤ Kap. 4), welches vielen bekannt ist, beschreibt die **Relevanz einer umfassenden Anamnese und folglich einer Vernetzung der Hilfen.** Den beratenden Fachkräften kommt bei der Einschätzung der Bedarfslage eine wichtige Rolle zu. Sie wägen ab, wann und in welcher Form eine Weitervermittlung erfolgen sollte. Die Beratung als ambulantes Unterstützungsangebot soll als Brücke dienen und zur Annahme weiterer Hilfen motivieren.

MERKE

Die Einschätzung, wann eine Weitervermittlung an weitere Hilfen erfolgen sollte und welche Hilfe zu empfehlen ist, ist eine sehr zentrale und auch herausfordernde Aufgabe für die beratenden Fachkräfte im Feld der sozialen Arbeit in der Suchthilfe. Eine gute Vernetzung zu anderen Hilfsangeboten bietet gute Chancen und überwindet Hürden, da „Umwege" vermieden werden können.

Die Teilnahme an einer **angeleiteten Gesprächsgruppe** stellt eine wertvolle Ergänzung zur Einzelberatung dar und ermöglicht den Betroffenen zahlreiche Lerneffekte im sozialen Setting. Die Vorgehensweise orientiert sich an der aktuellen Lebenssituation der Gruppenteilnehmer und fördert deren individuelle Bewältigungsfertigkeiten. Betroffene beschreiben den Zustand, dass ein Mangel an sozialer Kompetenz, als Folge von sozialen Ängsten in Verbindung mit teils jahrelangem sozialem Rückzug bis hin zu sozialer Isolation, wie in einem „Teufelskreis" zu weiterem Rückzug geführt habe und eine Bewältigung sozialer Situationen unerreichbar schien. Die Gesprächs- oder Gruppentermine stellen für manche die fast einzigen persönlichen Kontakte dar, die sie außerhalb der virtuellen Welt und außerhalb ihrer Wohnung erleben. Es ist zu beobachten, dass aus diesem Grund der Gruppeneinstieg für die Mehrheit anfangs eine sehr große Herausforderung darstellt, sich jedoch bei regelmäßiger Teilnahme ein Vertrauen in der Gruppe und auch insgesamt eine Verbesserung der sozialen Kompetenzen entwickelt. Demnach stellt das Gruppenerleben ein wesentliches Erfahrungs- und Übungsfeld für die Betroffenen dar, in dem *„sie,* *ihre Rollen und Kompetenzen in sozialen Gefügen und Prozessen (wieder-) entdecken und darauf aufbauend*" auf soziale Situationen außerhalb des Beratungskontextes übertragen können (Wölfling et al. 2013). Das Angebot einer **Motivationsgruppe** kann in der ersten Motivationsphase, die meist stark von Ambivalenz geprägt ist, eine erste Auseinandersetzung mit dem exzessiven oder abhängigen Nutzungsverhalten fördern und schrittweise zu einer Abstinenzentscheidung führen. Eine **Abstinenzgruppe** wird dem Bedürfnis der bereits entschiedenen Betroffenen gerecht, über Themen wie zum Beispiel die Aufrechterhaltung der Abstinenz, mögliche Rückfälle und Rückfallvorbeugung sowie die Herausforderungen des teils veränderten Alltags zu sprechen. Zusätzlich sollte ein **offenes Freizeitangebot** die (Wieder-) Entdeckung alternativer Freizeitgestaltung sowie die Entwicklung alternativer Bewältigungsstrategien für herausfordernde Lebenslagen fördern. Es stellt auch ein niedrigschwelliges Begegnungsangebot für den Personenkreis dar, der sich spontan entscheidet, die Einrichtung aufzusuchen. Je nach Bedarf können und sollten weitere Gruppenangebote geschaffen werden. In der praktischen Arbeit hat es sich bewährt, regelmäßig das Konzept der Beratungsangebote und deren Inhalte im Team zu diskutieren und an die Bedürfnisse der Betroffenen und deren Angehörigen anzupassen.

9.5 Beratung des sozialen Umfelds

Wie in ➤ Kap. 9.3 bereits beschrieben, machen die Angehörigen einen großen Teil der Ratsuchenden aus, die professionelle Hilfe zum Thema Videospiel- und Internetabhängigkeit suchen. Zu diesen Angehörigen gehören meist Eltern, aber auch Großeltern und Lebenspartnerinnen, wobei Eltern hier den größten Teil ausmachen. Des Weiteren suchen jedoch auch weitere Beteiligte wie Fachkräfte aus angrenzenden Arbeitskontexten (➤ Kap. 9.2) Rat und Austausch. Die beteiligten Personen aus dem engeren sozialen Umfeld (➤ Abb. 9.2) sollten in jedem Fall in die Beratungs- und Behandlungsprozesse miteinbezogen werden, da dies nachweislich zu einer Verbesserung der Lebensqualität Angehöriger beiträgt sowie die Behandlungsbereitschaft der (teils) nicht teilnehmenden Betroffenen erhöhen kann (Bischof 2012, 2013).

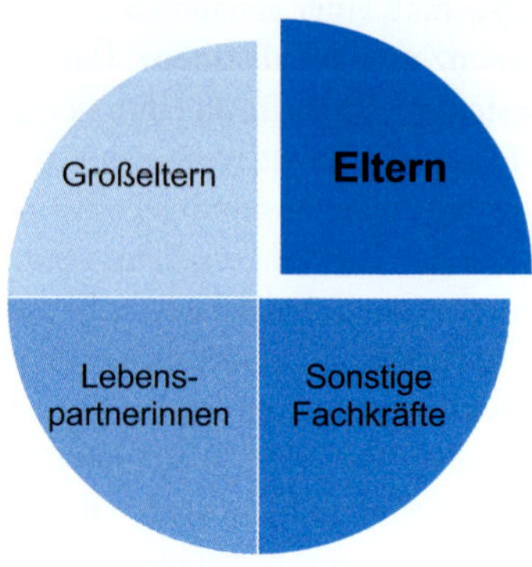

Abb. 9.2 Beratung des sozialen Umfelds bei Videospiel- und Internetabhängigkeit [L231]

Während bei der Beratung der Angehörigen und nahestehender Personen mehr die Mitbetroffenheit bis hin zur Co-Abhängigkeit im Fokus stehen, geht es beim Austausch mit Fachkräften vorrangig um die Verbesserung der aktuellen oder Planung weiterer Hilfen, welche den Betroffenen bei seiner Genesung unterstützen können. In Bezug auf die Inhalte und Ziele der Beratung lassen sich erfahrungsgemäß Unterschiede feststellen, je nachdem, ob die Beratung an Eltern, Lebenspartnerinnen oder Fachkräfte gerichtet ist, und weiter, ob es sich bei den Betroffenen um minderjährige oder volljährige Menschen handelt. Im Folgenden werden mit Hilfe einiger Beispiele die Unterschiede beleuchtet.

Fallbeispiel

„Mein Sohn ist 28 Jahre alt und er geht nicht mehr zur Uni, vernachlässigt seine Körperhygiene, geht mir immer mehr aus dem Weg, schließt sich im Zimmer ein. Ich habe die Sorge, dass ich bald gar nicht mehr an ihn rankomme. Wenn ich ihn darauf anspreche, verdreht er nur die Augen und sagt, dass ich doch das Problem habe und ihn in Ruhe lassen soll."

„Mein Freund (34) und ich haben sehr viel Streit wegen seinen Konsolenspielen, und neuerdings entzieht er sich mir und geht nicht mehr ans Telefon. Wir wohnen nicht zusammen und ich habe das Gefühl, er igelt sich bei sich zu Hause ein und sitzt nur noch vor der Konsole. Wenn das weitergeht, dann muss ich mich trennen."

Bei der Beratung von Angehörigen, die wegen eines erwachsenen nahestehenden Betroffenen Hilfe und Rat suchen, gilt es, die Angehörigen zu motivieren:

- sich näher mit dem Verhalten des Betroffenen und auch dem eigenen Verhalten **auseinanderzusetzen** (z. B. Informationen zum Krankheitsbild, Einschätzung des Gesundheitszustands und ggf. Korrektur der Einschätzung, Verständnis der Faszination),
- eigenes Verhalten zu **reflektieren** (z. B. aufrechterhaltendes Verhalten, Grenzen und Bedürfnisse erkennen, Ablöseprozesse zulassen, deeskalierende und gewaltfreie Kommunikation),
- Ideen zu entwickeln, wie sie gut **für sich selbst sorgen und den Betroffenen unterstützen** können (z. B. Stärkung der Beziehung, persönliche Grenzen wahrnehmen und danach handeln),
- **Zuversicht und Geduld** zu entwickeln dranzubleiben,
- **weitere Hilfen von außen** anzunehmen (z. B. Familie und Freunde, Angehörigengruppe, therapeutische Hilfe, weitere Hilfen wie sozialpsychiatrischer Dienst).

Eltern und auch Partnerinnen berichten in der Beratung gleichermaßen, dass das Sich-entziehen und -abschotten des betroffenen Angehörigen mit am schwierigsten auszuhalten seien. Für Erziehungsmaßnahmen ist es in den meisten Fällen zu spät und die Eltern stehen ratlos und hilflos wortwörtlich vor verschlossener Tür. Sie beschreiben Gefühle der Traurigkeit, der Wut und der Verzweiflung in Verbindung mit bislang erfolglosen Versuchen, den Betroffenen zur Problemeinsicht zu bringen, die es gerade zu Beginn der Beratung für eine gute **Vertrauensbasis** unbedingt zu würdigen gilt. Für die Eltern ist es oft schwer, noch auf das Leben ihrer erwachsenen Kinder Einfluss zu nehmen, erst recht, wenn diese nicht mehr im gemeinsamen Haushalt leben. Sollte das aber noch der Fall sein, könnte es ein Anfang sein, das gemeinsame Leben mit entsprechenden gemeinsamen Vereinbarungen, Bedürfnissen und Wünschen zu thematisieren und potenzielle **aufrechterhaltende Bedingungen** des Suchtverhaltens herauszuarbeiten. Konzepte zur Einbeziehung der Angehörigen wie beispielweise der von Sisson und Azrin (1986) erstmals entwickelte „Community Reinforcement Approach" (CRA), später „Community Reinforcement And Family Training" (CRAFT), konnten zeigen, dass sich mit dem Ansatz die Lebensqualität Angehöriger sowie die Behandlungsbereitschaft und Inanspruchnahme weiterer Hilfen der (teils) nicht teilnehmenden Betroffenen deutlich verbessern lassen (Bischof 2012, 2013). Der Leitgedanke besteht hier darin, co-abhängige Strukturen, die das Suchtverhalten des Betroffenen verlängern, aufzugeben und durch bewusste, grenzsetzende „Nicht-Hilfe" und erarbeitete Maßnahmen eine Veränderung der bisher durch die missbräuchliche bzw. süchtige Dynamik geprägten Lebenssituation zu bewirken. Im weiteren Verlauf kann die Beratung ein Hilfsangebot mit **Ankerfunktion** darstellen, was die Angehörigen über einen längeren Zeitraum mit oben genannten Themen begleitet und bei Bedarf in weitere Hilfen vermittelt. Es ist zu beobachten, dass durch die kontinuierliche Begleitung der Angehörigen nach einiger Zeit die Betroffenen doch den Kontakt zur Beratungseinrichtung aufnehmen. Sie profitieren von der bereits bestehenden Verbindung. Zum Ende des Beratungsprozesses sind aus diesem Grund terminierte Telefongespräche zu empfehlen, die als Check-up dazu dienen können, den Kontakt zu halten und so niederschwellige (aufsuchende) Hilfe zu leisten.

Fallbeispiel

„Ich bin Betreuer von Herrn M. (22) im Ambulant Betreuten Wohnen und uns fällt zunehmend auf, dass Herr M. sich nicht an die Verabredungen hält und wichtige Termine verpasst, weil er tagsüber und auch nachts Computerspiele spielt und morgens oft verschläft. Wir können ihm ja nicht das WLAN abstellen und ihn aus dem Zimmer zwingen. Wir sind ratlos."

Um die Hilfen für die Betroffenen bestmöglich aufeinander abzustimmen, ist es hilfreich, die beteiligte Kollegenschaft in den Beratungsprozess miteinzubeziehen. Meist stellt sich hierbei die Frage, wie Betroffene oder Angehörige motiviert werden können, ihr Verhalten zu verändern, bzw. gezielte Angebote aufzusuchen oder welche weiteren Hilfen in Zukunft in Frage kommen, wenn das ambulante Beratungsangebot nicht ausreicht. Fachkräfte melden sich sowohl zu einer konkreten klientenbezogenen Fallbesprechung als auch, um sich weiterzubilden und zu vernetzen. Wie in ➤ Kap. 9.2 zur Versorgungslage ausgeführt, fühlen sich viele Fachkräfte auf dem Gebiet der Videospiel- und Internetabhängigkeit unsicher oder befinden sich vielleicht derzeit in der Entwicklung entsprechender Konzepte für ihre Einrichtung. Hier können regelmäßige Informationsveranstaltungen für Fachkräfte einen großen Beitrag leisten, um für einen gemeinsamen Wissensstand über das Krankheitsbild zu sorgen und sich über passende Unterstützungsmöglichkeiten auszutauschen. Weiterhin bieten etwa die regionalen Arbeitsgruppen des Fachverbands Medienabhängigkeit e. V. allen Interessierten die Gelegenheit, sich ein Bild über die Hilfsangebote im eigenen Bundesland zu verschaffen und sich untereinander zu vernetzen.

9.6 Beratung von Eltern und Familie in Kindheit und Adoleszenz

Kristin Schneider und Lisa Kehler

Fallbeispiel

„Unser 13-jähriger Sohn hat unsere Kreditkarte geklaut und damit für insgesamt 600 EUR in seinem Handyspiel solche Diamanten gekauft. Überhaupt verbringt er viel zu viel Zeit damit, früher ist er zum Fußball gegangen und hat mehr seine Freunde getroffen. Wir sind geschockt und haben ihm erstmal das Handy weggenommen. Seitdem geht er wieder mehr raus, aber welche Regeln sollen wir für das Handy aufstellen?“

„Mein 15-jähriger Sohn klebt an seinem Handyspiel, er kann es überhaupt nicht mehr aus der Hand legen ohne dann total nervös zu sein. Einmal kam ich um 3 Uhr morgens in sein Zimmer und er lag angezogen mit Handy in der Hand auf seinem Bett. Wenn ich es ihm wegnehme, rastet er vollkommen aus, beschimpft mich aufs Schlimmste und er wird auch schon mal handgreiflich. Ich habe bemerkt, dass er sich manchmal selbst verletzt. Ich halte die körperlichen Auseinandersetzungen und das Geschrei nicht länger aus. Ich bin alleinerziehend, gehe arbeiten und habe bald keine Kraft mehr. Der Vater war nie richtig für uns da, wenn mein Sohn dort zu Besuch ist, wird er mit neuen Spielen und unbegrenzten Spielzeiten allein gelassen und kehrt völlig erschöpft zurück.“

Wie in ➤ Kap. 7 bereits beschrieben, stellen die Gruppen der Jugendlichen und jungen Erwachsenen sogenannte **Risikogruppen** bei der Entstehung einer Videospiel- und Internetabhängigkeit dar, was neben anderen Ursachenfaktoren auch mit denen der entwicklungsbedingten erhöhten Risikobereitschaft, Autonomieentwicklung und dem übermäßigen Hang zu exzessivem Verhalten begründet werden kann. Videospiele sind längst fester Bestandteil von Diskussionen und Konflikten im Familienalltag. Eltern müssen stetig entscheiden, welche Spiele und Medien wann und wie genutzt werden. Gerade wenn soziale Ressourcen weniger vorhanden sind, bieten Medien eine angenehme Beschäftigung der Kinder mit wenig Aufsicht. Dabei werden von Seiten der Kinder nach unserer Erfahrung durchaus Argumente angeführt, wie „ich werde ausgeschlossen, wenn ich nicht auch Fortnite spielen darf … alle in der Klasse spielen das!“ oder es findet eine heiße Diskussion im Klassenchat statt, wann die Kinder ihr eigenes Smartphone brauchen. Dabei sind die meisten Eltern keine „Digital Natives“ und haben kein eigenes Modell zum Umgang mit den stetig verfügbaren Ressourcen der Medien. Jesper Juul, der bekannte dänische Familientherapeut, betonte, dass die Situation mit den Handys und Tablets so neu ist, dass es den Familien noch nicht gelungen sei, diesbezüglich eine „Kultur“ zu entwickeln. Mit dem Fernsehen habe es um die 40 Jahre gedauert. Bei den neuen digitalen Medien wie dem Smartphone brauche es eben auch die Erwachsenen, die Vorbilder für gesunde Nutzung sind und reflektiert mit der eigenen Mediennutzung umgehen (Juul 2015).

Verzweifelte Eltern und extrem belastete Familien wenden sich oftmals nach langem Zögern oder aufgrund von schlechten Schulleistungen ans Hilfesystem. Dabei ist wie beschrieben der Zugang zu einer Familienberatungsstelle oft deutlich niedrigschwelliger als der Weg zur Psychotherapie. Themen sind nicht nur die alltäglichen Konflikte rund um das Computerspielen, welche den Familienalltag bestimmen, sondern auch die im Raum stehende Frage: „Ist das noch normal?“. Sowohl Eltern als auch die Kinder leiden unter dem enormen Druck, alle Beteiligten fühlen sich missverstanden und wenig akzeptiert. Beide Parteien stehen scheinbar wie verbitterte Kontrahenten einander gegenüber. Dabei sind die Eltern eine wichtige Ressource im adäquaten Umgang mit den Medien. Oftmals werden die Kinder geschickt, in der Hoffnung, dass sich die Lösung im Einzelkontakt zwischen Berater und Kind finden lasse. Je jünger die Kinder im Umgang mit Medien sind, desto entscheidender ist die Beratung der Eltern, da diese eine Vorbild- und Kontrollfunktion ausüben (müssen). Die Sorge der Eltern, dass sich bereits eine Abhängigkeitserkrankung entwickelt haben könnte, ist bei den meisten Ratsuchenden sehr groß, und dementsprechend auch ihr Leidensdruck. Viele berichten, dass sie zuvor bereits im großen Pool der Online-Elternratgeber Antworten auf ihre Fragen gesucht, Kriterien der Videospiel- / Internetabhängigkeit mit Hilfe eines Tests für ihre Kinder ausgewertet haben und sich aufgrund des positiven Ergebnisses mit großer Sorge an professionelle Hilfe gewandt haben. Auch wenn es sich glücklicherweise bei der Mehrzahl der Jugendlichen um eine „normale" Nutzung im Rahmen der Pubertätsentwicklung handelt (➤ Kap. 7), wenden sich viele Eltern besorgt an Suchtberatungs- oder Erziehungs- und Familienberatungsstellen, an Kinder- und Jugendtherapeuten oder auch an Ambulanzen in Krankenhäusern. Es ist verständlich und ratsam, dass Eltern bei drastischen unerwarteten Verhaltensveränderungen ihrer Kinder Hilfe suchen, und es besteht aufgrund dieser Nachfrage mittlerweile im Bereich der Suchtprävention und der Medienpädagogik ein stetig wachsendes Angebot an Beratung und Prävention, online sowie „face to face". In der Eltern- und Familienberatung werden mittels kreativer Methoden innere Suchprozesse angeregt und Lösungsstrategien erarbeitet. Dabei geht es um Verstehen, Verhandeln und Vereinbaren, Haltung zeigen und Halt geben. Folgende weitere Themen werden behandelt:

- die Aufklärung über Faszinationsfaktoren und Suchtkriterien,
- die erste diagnostische Einschätzung,
- pubertätsbedingte psychische und physische Veränderungen,
- die Stärkung der Beziehungen,
- der Aufbau einer Veränderungsmotivation,
- Haltung der Eltern,
- Medienregeln für die ganze Familie und
- eine bedarfsorientierte Weitervermittlung in weitere Hilfen.

Für den Beratungsprozess mit den Eltern und der gesamten Familie bietet sich das Modell nach Eidenbenz (2015) an: In der **Initialphase** geht es um Vertrauensaufbau und die Etablierung des Settings. Insgesamt ist es wichtig, die Herangehensweise der Beratung transparent zu machen und die Familie neugierig zu machen, im Umgang mit dem Spielen etwas Neues zu probieren. Durch eine wertschätzende akzeptierende Grundhaltung gegenüber digitalen Medien verstärkt sich die Chance, den Jugendlichen, der zumeist unfreiwillig in die Beratung kommt, mit ins Boot zu holen. Dafür wird in eine ausgiebige **Joiningphase** investiert, in der es um die Begeisterung des jeweils genutzten Games oder App geht. Wichtig ist es, die Jugendlichen als Experten wahrzunehmen. Häufig bietet sich hier ein kurzes Einzelgespräch vorab an, in dem die Jugendlichen in Ruhe zu Wort kommen können und bestenfalls eine vertrauensvolle Begegnung stattfinden kann. Die beratenden Personen nehmen hier eine Einschätzung des Ausmaßes der Problematik vor, in wie weit die Jugendlichen bereits missbräuchliches oder abhängiges Verhalten zeigen und welche Lebensbereiche von negativen Konsequenzen betroffen sind. Existiert noch eine alternative Freizeitgestaltung? Wie steht es um Freundschaften und die schulischen Leistungen? Gab oder gibt es schmerzhafte Erfahrungen in der Familie oder Schule? Die Sorgen der Eltern und ihre Belastungen wahrzunehmen ist gleichermaßen wichtig. Häufig brauchen Eltern zu Anfang der Beratung vor allem Hintergrundinformationen zu Videospiel- und Internetabhängigkeit, die ihnen eine Einschätzung und gegebenenfalls auch eine Korrektur dieser zum Gesundheitszustand ihres Kindes erlaubt. In der **Motivationsphase** bietet es sich an, nach ausgiebiger Psychoedukation der Eltern und gegebenenfalls Jugendlichen die Faszination hinter den Spielen zu thematisieren. Dazu eignen sich sehr gut Spiele, die das Wissen der Kinder an die Eltern vermitteln, z. B. Fragekarten. Auch geht es um die Haltung der Eltern und ihre Sorgen. Durch diesen Rollentausch und ein angeleitetes Interview wird es möglich, einander wieder zu verstehen. In der **Vertiefungsphase** werden neue Vereinbarungen wie der entwickelte Mediennutzungsvertrag für die Familie ausprobiert und evaluiert, was klappt gut und was nicht. In der **Stabilisierungs- und Abschlussphase** wird auf die bereits erreichte Veränderung geschaut und es werden Ziele für die Zukunft formuliert (Eidenbenz 2015). Es bedarf während des Beratungsprozesses einer ausführlichen Anamnese mit bestenfalls mehreren Gesprächen und natürlich der Einbeziehung des Familiensystems und gegebenenfalls weiterer Beteiligter des sozialen Umfelds, um über die weiteren Folgeschritte der Beratung zu entscheiden (➤ Kap. 7). Zeigen sich in der Familie weiter anhaltende Konflikte, die z. B. die Paarebene betreffen, Trennungs- oder Umgangskonflikte, ist eine Weitervermittlung in eine Erziehungs- und Familienberatungsstelle dringend zu empfehlen. Eine parallele Beratung bei einer Sucht- und einer Familien- oder Paarberatungsstelle müssen sich an der Stelle nicht ausschließen. Des Weiteren sollten hier auch Verhaltensänderungen oder Auffälligkeiten auf jeden Fall thematisiert werden, da eine exzessive Internetnutzung Ausdruck einer anderen – und womöglich bislang nicht diagnostizierten – psychischen Störung sein kann (Depression, Angststörung, ADHS, Autismus; ➤ Kap. 4) (Wölfling et al. 2013).

CAVE

Im Beratungsprozess zeigen sich häufig auch komorbide Störungen der Jugendlichen, die einer psychiatrischen und / oder psychotherapeutischen Behandlung bedürfen. Eine gute Vernetzung bietet die Möglichkeit, die Eltern ins nächste Hilfesystem (Klinik, Ambulanz, psychiatrische oder psychologische Praxis) weiterzuleiten bzw. zu klären, wer im Hilfesystem was übernimmt bzw. wie die Zusammenarbeit aussehen könnte.

Elterliche Haltung und Pubertät

Im Idealfall gelingt es im Laufe des Beratungsprozesses, durch guten Beziehungsaufbau mit dem Kind oder Jugendlichen und den Eltern über eine wertschätzende, ressourcenorientierte Haltung das gesamte Familiensystem näher bringen. Doch auch wenn der Jugendliche sich (noch) weigert, ist eine Unterstützung für die Eltern wichtig. Dabei zeigt sich als ein in der Praxis für uns wirkungsvoller Ansatz, mit den Eltern eine **„Haltung“** zu erarbeiten bzw. zu reflektieren. Mit verschiedenen Methoden können Informationen zum Spiel (Ressource und / oder Risiko) erarbeitet werden, was Eltern und Kinder dazu bringt, einander wieder zu „verstehen“ anstatt gegeneinander zu kämpfen. Dafür ist es besonders sinnvoll, an die Vorbildfunkton der Eltern zu erinnern und dabei die eigene vergangene sowie gegenwärtige Spiele- und Medienbiografie zu betrachten. Wie sieht im Alltag der Umgang mit Medien innerhalb der Familie aus, gibt es Zeiten, wo „offline“ gelebt wird, z. B. Mahlzeiten, oder ist das Smartphone stetiger Begleiter? Wo und wann spielen Medien keine Rolle?

Um die aktuelle Ausgangssituation innerhalb der Beratung darstellen zu können, kann ein **Familienbrett** genutzt werden, auf dem die die exzessive Mediennutzung neben den Familienmitgliedern aufgestellt wird. Innerhalb des Familiensystems ist es meistens zu vielen verzweifelten Situationen gekommen, in denen sich sowohl die Eltern als auch oftmals die Kinder und Jugendlichen hilflos gefühlt haben. Deshalb ist es wichtig, diese schwierige Zeit zu würdigen und das Familien- und / oder Elternsystem auf die Zukunft zu fokussieren, in der alternative Verhaltensweisen erarbeitet werden, z. B. über die imaginäre Zeitreise: Wie würdet ihr euch heute anders verhalten? Dabei geht es wie bereits beschrieben darum, das Expertenwissen der Jugendlichen zu nutzen und die Eltern für diese wichtige (wenn auch pathologische) Lebenswelt zu interessieren. So wie es auch wichtig ist, dass nicht fußballbegeisterte Eltern trotzdem dem Kind beim Punktspiel zuschauen.

MERKE

Die für Eltern und Kinder herausfordernde Phase der Pubertät zeigt sich als Risikofaktor für die Entwicklung einer Videospiel- und Internetabhängigkeit. Eine verlässliche Bindung und eine wertschätzende und konsequente Beziehung zu den Eltern sind essenzielle protektive Faktoren.

Eltern brauchen mehr als nur Zeitangaben, die beide Parteien zum Teil in den Wahnsinn treiben. Eltern sollten gestärkt werden, wieder in Beziehung zu gehen, um dann mit den Kindern Vereinbarungen zu verhandeln und durchzusetzen. Dabei hat sich in der Praxis die Haltung von Haim Omer als besonders hilfreich in der Elternarbeit gezeigt (Omer & Streit 2019; Omer & Schlippe 2017; ➤ Box 9.1).

BOX 9.1

Exkurs aus H. Omer, Neue Autorität: Das Geheimnis starker Eltern und Autorität durch Beziehung (Omer & Streit 2019; Omer & Schlippe 2017)

- Ankerfunktion – Präsenz oder die Kunst des Daseins
- Wachsame Sorge oder die Kunst, die Gefahren vorzubeugen
- Deeskalation oder die Kunst der Selbststeuerung
- Gemeinsam erziehen oder die Kunst der Unterstützung
- Widerstand oder die Kunst, Alternativen zur Strafe zu entwickeln
- Alles wird gut oder die Kunst der Wiedergutmachung

Die sensible Phase der **Pubertät** lässt sich in der Familienarbeit hier als Chance nutzen, im Familiensystem neue Kommunikations- und Beziehungserfahrungen zu machen. Die Entwicklungsaufgabe der Ablösung vom Elternhaus und die Autonomieentwicklung lösen besonders beim exzessiven Medienkonsum Ohnmacht bzw. Machtlosigkeit auf Seiten der Eltern aus, sodass ein sinnvolles Ziel eine neue Kommunikations- und Beziehungsgestaltung ist, die Bindung und Verlässlichkeit stärkt. Wenn Kinder in die Pubertät kommen, empfiehlt Jesper Juul im *Standard* 2015, dass Eltern zu „Sparringpartnern" werden sollten, die maximalen Widerstand leisten und wenig Schaden anrichten. Für Erziehung sei es zwar zu spät, jedoch sei es dennoch möglich, sie als Erwachsene zu begleiten und eine konstruktive Einflussnahme auf ihr Verhalten und ihre Entwicklung auszuüben. Die Eltern sollten laut Juul wie Trainingspartner (zum Beispiel im Boxsport) sein, die Rückmeldungen geben zu dem, was der Partner tut, und ihre eigenen Werte vertreten. Er sieht weiter die Pubertätsphase als Experiment, dessen Ergebnis zu 75 Prozent von der Basis abhängt, die von den Eltern für ihr Kind während der ersten zehn Jahre geschaffen wurde, und zu 25 Prozent davon, wie die Eltern jetzt und die nächsten fünf Jahre ihrem Kind begegnen. In der turbulenten Phase der Pubertät brauchen Jugendliche vor allem Liebe, Vertrauen und das Gefühl, ernst genommen zu werden. (Juul 2013).

➤ Box 9.2 zeigt einige kreative Methoden in der Eltern- und Familienberatung.

BOX 9.2

Exkurs: Kreative Methoden in der Eltern- und Familienberatung

Gemeinsame Spielideen:
- Welches Spiel bin ich? – anstatt – Wer bin ich?
- Karteikarten mit Fachwörtern Games (Kinder fragen die Eltern ab)
- Fragekarten Spiele

Interventionen und Methoden:
- Rollenspiel und Rollentausch: Interview des Kindes und Interview der Eltern
- Vortrag bzw. Debatte der Jugendlichen (Pro: Deshalb ist Gamen für mich wichtig) und Eltern (Contra: Das macht mir Sorge)
- Gamervokabular (Vokabeltest für Eltern und Kinder)
- Vortrag über das Spiel halten (Jugendliche)
- Was müssen Eltern aus Sicht der Jugendlichen wissen und was müssen Jugendliche aus Sicht der Eltern über das Spielen wissen?
- Die Waage: Was sind elterliche Bedingungen für das Spielen? (VW-Regel)
- Eigenes Glossar schreiben
- Mediennutzungsvertrag erarbeiten

Weitere Ziele in der Eltern- und Familienarbeit

Beschäftigen sich die Eltern mit den jeweiligen Spielen, verstehen sie den Anreiz und den Nutzen, so wird diese neue Ressourcenaktivierung innerhalb der Familie die **Medienkompetenz** der Eltern stärken. Öfter kam es in den Familien zu dramatischen Situationen, wenn die Eltern versuchten zu begrenzen; daher müssen Ängste und Resignation aus der Vergangenheit ihren Stellenwert im Beratungsprozess haben, ebenso ein Erklärungsmodell aller Beteiligten (Wie kam es dazu, dass sich das Videospielen so exzessiv entwickelt hat? Wie sind Eskalationen entstanden?). Jedoch muss es innerhalb des Familiensystems von allen Seiten den Wunsch nach Veränderung geben, was natürlich einen Leidensdruck auf allen Seiten erfordert. Durch den gemeinsam erarbeiteten Kontrakt zwischen Kindern und Eltern wird durch die Lösungsfokussierung auf das Ziel hingearbeitet und deeskalierende Vereinbarungen getroffen. Dabei kann es oft sinnvoll sein, weitere Unterstützer miteinzubeziehen. Aufgrund des von uns empfohlenen teilabstinenten Ansatzes für Jugendliche ohne Suchtdiagnose steht nicht das Verbot im Vordergrund, sondern der angemessene Umgang mit dem Spiel. Fokussiert werden muss auf die aufrechterhaltenen Bedingungen: Wer tut was, wodurch der Konsum und die Konflikte aufrechterhalten werden?

MERKE

Gelingt es nach einem Vertrauensaufbau mit der Familie, das Expertentum der Kinder in Bezug auf Games zu nutzen und diese neben dem Risiko als Ressource zu nutzen, so kann sowohl bei den Eltern als auch bei den Kindern ein Perspektivwechsel angeregt werden und neue Lösungen entwickelt werden. Dabei ist es entscheidend, eine wertschätzende Grundhaltung auf beiden Seiten zu etablieren.

Gruppenarbeit mit Eltern – Informationsveranstaltungen und Elterntrainings

In der Arbeit mit Kindern und Jugendlichen bieten sich vor allem Informationsveranstaltungen für Eltern und Elterntrainings an, um die elterliche **Medienkompetenz** präventiv zu stärken. Dabei steht sowohl die Aufklärung zu allen videospielrelevanten Themen im Vordergrund (Genres, USK, Lootboxen usw.) als auch die gezielte Aufklärung und Unterscheidung von exzessivem und pathologischem Spielen. Auch hier geht es darum, die Eltern als Experten zu schulen und neugierig auf das Game zu machen, um mit dieser verstehenden Haltung neu in die Verhandlung der Mediennutzung zu gehen. Synergie-Effekte entstehen insbesondere bei kontinuierlichen Eltern-Treffen. Diese führen zu einer Stärkung der elterlichen Position. Auch können sie gegenseitig Erfahrungen und Informationen austauschen.

In ➤ Box 9.3 finden Sie eine Sammlung von Methoden für Infoabende und Elterntrainings.

BOX 9.3

Methoden für Infoabende und Elterntraining – Eltern in Bewegung (nach Klicksafe, Heinz et al. 2015)

- **Vorbild** sein: Wo nutzen die Eltern die Medien? Gibt es innerhalb der Familie Offline-Zeiten (z. B. beim Essen)? Haben die Kinder Zeiten mit den Eltern ohne Smartphone?
- „Computerspielen heißt für mich …" – diesen Satz sollten alle Eltern zu Beginn für sich auf einem Zettel vervollständigen und an die Pinnwand kleben. So ergibt sich innerhalb der Gruppe ein erstes **Stimmungsbild.**
- Meine **Haltung als Eltern gegenüber Games** und Online-Zeiten? Die Eltern bekommen Klebepunkte, die sie je nach Zustimmung auf die unterschiedlichen Plakate kleben, z. B. kommt mir nicht ins Haus / zeitlich begrenzt / nur als Belohnung / nur nach USK / wir spielen gemeinsam / jederzeit / bringt die Kinder ins Verderben / ist ein tolles Hobby usw.
- Die **eigene Medien-Geschichte** im Raum „aufstellen lassen": Was und wie haben Sie gespielt? Wie viele Stunden sind Sie online? Eigene Spielebiografie betrachten (Helden darstellen lassen).
- Eltern in Diskurs bringen: Argumente auf Metaplankarten sammeln zu Beginn: Welche **Ressourcen** sehen Sie in den Videospielen und Online sein? Im Anschluss **Risikofaktoren** sammeln lassen. Input von den Gruppenleitern zu unterschiedlichen Haltungen: digitale Demenz vs. digitale Hysterie. Dabei werden aktuelle Erkenntnisse über Entstehungsmodelle und Risikofaktoren aufgezeigt.
- Weiterer **informativer Input** für die Eltern (z. B. empfehlenswerte Internetseiten, Let's play ansehen, USK / FSK, aktuelle Spiele, Lootboxen) und Psychoedukation (pathologisches Spielen)
- Weitere **kreative Gestaltungsmöglichkeiten** anbieten, z. B. selber ein Gaming-Glossar entwickeln Gaming – Deutsch / Deutsch – Gaming
- Einladung der Eltern, über die **Individualität** ihrer Kinder nachzudenken: Welche Spiele könnten gut sein für mein Kind, welche eher nicht … Was braucht mein Kind (Analogie Fahrradfahren)? Die **Spielebewertung** soll neben den USK-Empfehlungen individuell auf das Kind abgestimmt sein: Was kann es gut, was macht ihm Angst? Was spielen die anderen? Wie geht es meinem Kind beim und nach dem Spielen? Eltern motivieren, sich auszutauschen. Fragen Sie nach! Warum spielt Ihr Sohn gerade das?
- **Mediennutzungsvertrag** erarbeiten

LITERATUR

Bischof G. Das „Community Reinforcement and Family Training" CRAFT. SuchtMagazin 2012; 1: 30–32.

Bischof G. CRAFT: Community Reinforcement Ansatz und Familien-Training. 2013. http://www.dg-sucht.de/fileadmin/user_upload/pdf/aktuelles/Bischoff.pdf [Aufgerufen am 21.10.2019].

DHS. Stellungnahme zur problematischen Finanzsituation in Suchtberatungsstellen und Forderungen der DHS. 2019. https://www.dhs.de/start/startmeldung-single/article/stellungnahme-zur-problematischen-finanzsituation-in-suchtberatungsstellen-und-forderungen-der-dhs.html. [Aufgerufen am 03.10.2019].

Eidenbenz F. Systemische Therapie bei Internetabhängigkeit – Phasenmodell. Suchttherapie 2015; 16(04): 179–186.

Elbing E. Beratung. Spektrum.de; 2000. https://www.spektrum.de/lexikon/psychologie/beratung/2133 [Aufgerufen am 29.09.2019].

Fachverband Medienabhängigkeit e.V. Empfehlungen des Fachverbandes Medienabhängigkeit für die Behandlung von Medienabhängigkeit im deutschen Sozial- und Gesundheitssystem. 2012. http://www.fv-medienabhaengigkeit.de/fileadmin/images/Dateien/Empfehlungen-Fachverbandmedienabh %C3 %A4ngigkeit.pdf [Aufgerufen am 03.02.2020].

Fleischmann H, Scholz D. Gemeinsame Erklärung der Deutschen Hauptstelle für Suchtfragen e.V. (DHS) und des Fachverbands Medienabhängigkeit e.V. (FVM). 2018. http://www.fv-medienabhaengigkeit.de/fileadmin/images/Dateien/10-24_Gemeinsame_Erklaerung_FV_Med_-_DHS.pdf [Aufgerufen am 20.10.2019].

9

Freitag E. Ambulante Beratung und Behandlung von computer- und internetabhängigen Kindern, Jugendlichen und deren Eltern – Aus der Arbeit der Beratungsstelle „return", Hannover. In: Möller C (Hrsg.): Internet- und Computersucht. Ein Praxishandbuch für Therapeuten, Pädagogen und Eltern. Stuttgart: Kohlhammer; 2012.

Freitag E. Beratung, Behandlung und Versorgung medien- und computersüchtiger Kinder und Jugendlicher und ihrer Eltern. In: Möller C (Hrsg.): Internet- und Computersucht. Ein Praxishandbuch für Therapeuten, Pädagogen und Eltern. Stuttgart: Kohlhammer; 2015.

Geisel O. Online Psychiatric Evaluation Network for Internet Use – OPEN.IU App.X. Symposium des Fachverbands Medienabhängigkeit 2019 in Mainz. 19.09.2019.

Heinz D, Schmölders T, Felling M. Elternabende Computerspiele. Handreichung für Referentinnen und Referenten. Klicksafe (Hrsg.): Landeszentrale für Medien und Kommunikation (Lmk) Rheinland-Pfalz & Landesanstalt für Medien Nordrhein-Westfalen (Lfm). Düsseldorf 2015.

Juul J. (2013). In der Pubertät kommt Erziehung zu spät. derStandard.at, 04.03.2013. https://www.derstandard.at/story/1361241085496/in-der-pubertaet-kommt-erziehung-zu-spaet [Aufgerufen am 10.07.2019].

Juul J. (2015). Das handysüchtige Kind. Die Eltern als Vorbild: Was zu tun ist, wenn sich der Internetkonsum unkontrolliert steigert. derStandard.at, 20.03.2015. https://www.derstandard.at/story/2000013214525/das-handysuechtige-kind [Aufgerufen am 10.07.2019].

Kähler HD, Gregusch P. Erstgespräche in der fallbezogenen Sozialen Arbeit. Freiburg i.Br.: Lambertus; 2015.

Kreidenweis H. Total digital? – Wohlfahrtspflege zwischen Stagnation und Wandel. 58. DHS Fachkonferenz SUCHT 2019. #Suchthilfe #Digital 2019 in Augsburg. 09.–11.10.2019.

Mäder-Linke C, Bürkle S. Exzerpt zum Papier - Tätigkeiten und Potentiale der Funktion „Suchtberatung". Expertise im Auftrag von Caritas Suchthilfe e.V. (CaSu), Freiburg und Gesamtverband für Suchthilfe e.V.(GVS-Fachverband der Diakonie Deutschland), Berlin. 2018. http://www.sucht.org/fileadmin/user_upload/Mediendownloads/Expertise_und_Exzerpt.pdf [Aufgerufen am 15.10.2019].

Miller W, Rollnick S. Motivierende Gesprächsführung. Ein Konzept zur Beratung von Menschen mit Suchtproblemen. Freiburg im B.: Lambertus; 1999.

Müller A, Wölfling K, Müller KW. Verhaltenssüchte – Pathologisches Kaufen, Spielsucht und Internetsucht. In: Hahlweg K, Hautzinger M, Margraf J, Rief W. (Hrsg.): Fortschritte der Psychotherapie, Band 70. Göttingen: Hogrefe 2018; 73.

Müller KW. Rolle des sozialen Umfelds und deren Einflüsse auf die Entwicklung einer Problemeinsicht bei betroffenen Frauen. X. Symposium des Fachverbands Medienabhängigkeit 2019 in Mainz. 19.09.2019.

Omer H, Streit P. Neue Autorität: Das Geheimnis starker Eltern. Göttingen: Vandenhoeck & Ruprecht; 2019.

Omer H, von Schlippe A. Autorität ohne Gewalt: Coaching für Eltern von Kindern mit Verhaltensproblemen; „elterliche Präsenz" als systemisches Konzept. Göttingen: Vandenhoeck & Ruprecht; 2017.

Petersen KU, Thomasius R, Schelb Y, et al. Beratungs- und Behandlungsangebote zum pathologischen Internetgebrauch in Deutschland. Endbericht an das Bundesministerium für Gesundheit (BMG). Hamburg: Universitätsklinikum Hamburg-Eppendorf, Deutsches Zentrum für Suchtfragen des Kindes- und Jugendalters (DZSKJ); 2010.

Petersen K, Hanke S, Bieber L, Mühleck A, Batra A. Angebote bei internetbasiertem Suchtverhalten (AbiS). Lengerich: Pabst Science Publishers; 2017.

Petersen K, Batra A. Angebote bei internetbasiertem Suchtverhalten – eine Bestandsaufnahme und Bedarfsermittlung an Schulen, Beratungsstellen und Kliniken (AbiS). Abschlussbericht für das Bundesgesundheitsministerium, Projektlaufzeit: 01.07.2015-31.03.2016. Bundesgesundheitsministerium.de. 2017. https://www.bundesgesundheitsministerium.de/fileadmin/Dateien/5_Publikationen/Drogen_und_Sucht/Berichte/Abschlussbericht_AbiS.pdf [Aufgerufen am 23.10.2019].

Ruf D, Kleinschmidt M. Problematischer Computerspiel- und Internetgebrauch. Informationen – Materialien – Internetseiten – Beratungs- und Behandlungsangebote. 2020. https://www.caritas.de/cms/contents/caritas.de/medien/dokumente/fachthemen/sucht/problematischer-comp/2020-01-28-problematischer_computerspiel_und_internetgebrauch_v3.pdf?d = a&f = o [Aufgerufen am 01.03.2020].

Ruf D, Kleinschmidt M. Problematischer Computerspiel und Internetgebrauch. Informationen- Materialien-Internetseiten- Beratungs- und Behandlungsangebote. 2013. https://www.google.com/url?sa = t&rct = j&q = &esrc = s&source = web&cd = 1&ved = 2ahUKEwikzsPUlfnnAh-VQ3aQKHQpQANUQFjAAegQIBRAB&url = https %3A %2F %2Fwww.kreuzbund.de %2Fde %2Fdownloads.html %3Ffile %3Dfiles %2Fkreuzbund %2Fpublic %2Fdownloads %2Fservice %2Farbeitshilfen %2FComputer-spiel-und-Internetgebrauch-Caritas-Arbeitshilfe.pdf&usg = AOvVaw0xv2xGEDGpiSOnElcTBub0 [Aufgerufen am 01.03.2020].

Schu M, Hartmann R, Kirvel S. Suchthilfe: Fogs GmbH. 2015. https://www.fogs-gmbh.de/ueber-uns/team/sandra-kirvel/?tx_mgprojektdatenbank_pi4 %5Bmodus %5D = singleViewProject&tx_mgprojektdatenbank_pi4 %5Bproject %5D = 332&cHash = a7d8c26ea2367b-5334280d03127a96f8 [Aufgerufen am 01.03.2020].

Sisson R, Azrin N. Family-member involvement to initiate and promote treatment of problem drinkers. Journal of Behavior Therapy and Experimental Psychiatry 1986; 17(1): 15–21.

te Wildt B. Digital Junkies. München: Droemer; 2015.

Wölfling K, Jo C, Bengesser I, Beutel ME, Müller KW. Computerspiel- und Internetsucht: Ein kognitiv-behaviorales Behandlungsmanual. Stuttgart: Kohlhammer; 2013.

9

B Therapieoptionen

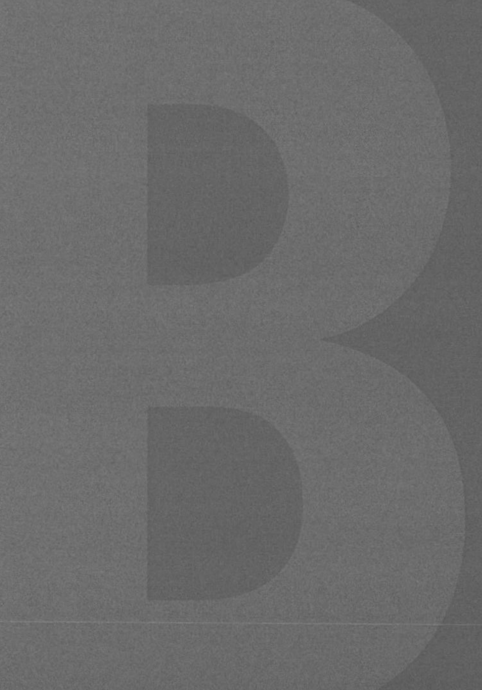

KAPITEL

10 Psychotherapie

Kristin Schneider

10.1 Einleitung

Der Neuheit des Störungsbildes ist es geschuldet, dass bislang weder (einheitliche) Standards in der Diagnostik (➤ Kap. 3) noch in der Behandlung vorliegen. Im Zuge der Leitlinienentwicklung der Arbeitsgemeinschaft der wissenschaftlichen medizinischen Fachgesellschaften (AWMF) sollen bald **Handlungsempfehlungen (S1-Leitlinien)** von einer repräsentativ zusammengesetzten Expertengruppe der Fachgesellschaft(en) (u. a. PD Dr. Rumpf) erarbeitet und veröffentlicht werden (Rumpf 2019). Die weltweit erste Behandlungsleitlinie zur Video- und Internetabhängigkeit erarbeiteten Chand et al. (2016) im Auftrag der Indian Psychiatric Society (➤ Kap. 10.4).

Nichtsdestotrotz haben sich in Deutschland einzelne Einrichtungen durch ihre mittlerweile mehrjährige Erfahrung mit spezialisierten Behandlungsangeboten hervorgetan und es wurden auch bereits mehrere **Therapiemanuale** veröffentlicht, die seit einigen Jahren eine Orientierung ermöglichen (Schuhler & Vogelsang 2012; Pruin 2014; Wölfling et al. 2012; Moll & Thomasius 2019). Diese werden in ➤ Kap. 19 näher beschrieben. Aktuell ist über die Anwendbarkeit und Wirksamkeit psychotherapeutischer Interventionen nur wenig bekannt. Der Schwerpunkt dieses Kapitels liegt in der Übersicht der aktuell meist verwendeten therapeutischen Ansätze sowie insbesondere dem aktuellen Forschungsstand zur Wirksamkeit therapeutischer Verfahren.

10.2 Behandlungsangebote

Im **Kindes- und Jugendalter** stellen größtenteils ortsnahe Erziehungs- und Familienberatungsstellen oder Kinderarztpraxen erste Anlaufstellen dar, die im Bedarfsfall an therapeutische Hilfen weitervermitteln.

Hier können ambulante, teilstationäre und stationäre psychotherapeutische Angebote im Rahmen der Kinder- und Jugendpsychiatrie und -psychotherapie in Anspruch genommen werden. Im **Erwachsenenalter** halten vorrangig Fachambulanzen und Fachkliniken für Psychosomatik und Suchtrehabilitation spezifische stationäre Behandlungsangebote bereit. Diese können zwar als Regelleistung der Deutschen Rentenversicherung als Behandlung psychischer Erkrankungen (unter den Diagnoseschlüsseln ICD-10 F63.8 / F68.8) in Anspruch genommen werden (➤ Kap. 3), stellen jedoch ein (aus unserer Sicht mäßig sinnvolles) Hilfskonstrukt dar, bis die Abrechnung nach ICD-11 möglich sein wird. Die spezifischen Behandlungsangebote der Einrichtungen für Videospiel- und Internetabhängigkeit richten sich jedoch fast ausnahmslos an Erwachsene (Moll & Thomasius 2019). Zudem bestehen weiterhin Hindernisse in Bezug auf den Zugang zu therapeutischen Hilfen. So mangelt es häufig an Orientierung in der Hilfelandschaft und auch an der Erreichbarkeit der Anlaufstellen, die sich mit der Problematik auskennen (➤ Kap. 9). Des Weiteren ist die Suche nach einer Psychotherapiestelle häufig mit sehr langen Wartezeiten verbunden, was oftmals zu einer zusätzlichen Belastung für die Betroffenen führt (Munz 2018) und dadurch eine Verschlimmerung oder sogar Chronifizierung der Problematik zur Folge haben kann.

10.3 Therapeutische Verfahren

Die psychotherapeutische Praxis zur Behandlung einer Videospiel- und Internetabhängigkeit ist vielfältig und es existieren viele Behandlungskonzepte, die zu einer nachhaltigen seelischen Gesundung der Betroffenen führen können (te Wildt 2015). Die Behandlungskonzepte können sowohl einzel- und gruppentherapeutische als auch kombinierte Settings beinhalten, wobei viele Behandelnde eine Kombination aus Einzel- und Gruppentherapie – sowohl bei Jugendlichen als auch bei Erwachsenen – empfehlen (Müller et al. 2018).

In der Literatur werden vorrangig folgende **Therapieansätze zur Behandlung einer Videospiel- und Internetabhängigkeit** benannt:

- kognitiv-behavioraler Ansatz,
- tiefenpsychologisch fundierter / psychodynamischer und psychoanalytischer Ansatz,
- multimodaler Ansatz,
- systemischer / familientherapeutischer Ansatz.

Eine **Gruppentherapie** kann laut Wang et al. (2019) neben einer Einzeltherapie zusätzlich effektiv dazu beitragen, die Symptome der Spielabhängigkeit des Patienten zu verringern, die Wiederherstellung zwischenmenschlicher Beziehungen zu fördern, das Selbstvertrauen des Einzelnen zu verbessern und den Rückzug aus diesen Spielen zu bewältigen. Die Gruppe bietet eine sichere Umgebung, um sich über Spielerfahrungen und sensible Themen auszutauschen, und darüber hinaus die Möglichkeit, gesunde Bewältigungsstrategien zu entwickeln.

MERKE

Bei der Behandlung einer Videospiel- und Internetabhängigkeit ist der **kognitiv-behaviorale Ansatz** eine der etabliertesten Therapiemethoden.

10.3.1 Kognitiv-behavioraler Ansatz

Inzwischen herrscht größtenteils Übereinstimmung, dass es sich bei einer Videospiel- und Internetabhängigkeit um eine **Verhaltenssucht** handelt (Petersen & Wölfling 2018; Moll & Thomasius 2019). Zudem ließen sich deutliche Ähnlichkeiten zwischen einer solchen und anderen Abhängigkeitserkrankungen feststellen, beispielsweise bei neurobiologischen und neurochemischen Prozessen (Müller et al. 2018; Brand 2014). Wölfling et al. (2019) machen hier deutlich, dass viele empirische Befunde zu neurobiologischen Mechanismen das Vorhaben stützen, Videospiel- und Internetsucht als Verhaltensabhängigkeit anzuerkennen, unter anderem wegen Ähnlichkeiten zur Glücksspielabhängigkeit (Fauth-Bühler & Mann 2017; Ko et al. 2013; Zhang & Brand 2018). Demnach erscheint es naheliegend, dass bei einer Verhaltensabhängigkeit verhaltenstherapeutische Interventionen geeignet sind, die vor allem auf eine Veränderung von Verhaltensweisen abzielen. Eine **kognitiv-behaviorale Behandlung** nimmt vor allem die Veränderungsmotivation in den Blick, befasst sich mit der Analyse und Veränderung der dysfunktionalen Denkprozesse, den sozialen und Verhaltensdefiziten und zielt auf die Entwicklung alternativer Verhaltensweisen ab (Wölfling et al. 2019). Des Weiteren werden verhaltenstherapeutische Interventionen bei der Behandlung von Angststörungen und ADHS erfolgreich eingesetzt, welche zu den häufigsten komorbiden Störungen bei einer Videospiel- und Internetsucht zählen.

10.3.2 Tiefenpsychologisch fundierter/psychodynamischer und psychoanalytischer Ansatz

Mit einem tiefenpsychologischen (psychodynamischen) und psychoanalytischen Behandlungsansatz wurden bei der Behandlung von Videospiel- und Internetabhängigkeit gute Erfahrungen gemacht, jedoch sollte sich diese im Idealfall an eine spezifische Suchttherapie anschließen. Ratsam ist sie dennoch dann, *„wenn bei den Betroffenen eine andere psychische Erkrankung im Vordergrund steht und deshalb auch kaum eine Veränderungsmotivation im Hinblick auf eine Abstinenzerzielung zu beobachten ist"* (*te Wildt 2015*). Psychodynamische Interventionen versuchen die **zugrundeliegende Psychodynamik** aufzudecken, die zu einem Rückzug aus der realen in die virtuelle Welt geführt hat und nutzen die realen Beziehungserfahrungen in den psychotherapeutischen Einzelgesprächen und Gruppensitzungen als Erfahrungs- und Übungsfeld im Hinblick auf eine längerfristige gesunde Beziehungsgestaltung.

10.3.3 Multimodaler Ansatz

Insbesondere multimodale Behandlungsansätze als **Kombination verschiedener therapeutischer Ansätze** (z. B. Psychotherapie, Psychoedukation, Elterntraining, Ergo-, Musiktherapie etc.), die besonders das soziale Umfeld miteinbeziehen, finden in der Kinder- und Jugendpsychiatrie und -psychotherapie ihre Anwendung und gelten als vielversprechend (Wölfling & Müller 2014). Gerade das Konzept, verschiedene Behandlungsmethoden und verschiedene Berufsgruppen durch ein interprofessionell arbeitendes Fachkräfteteam miteinander zu verknüpfen, ermöglicht eine sehr individuell abgestimmte, bedarfsorientierte Therapie. Einzelpsychotherapie, Gruppenpsychotherapie sowie Familientherapie bilden oft die Grundbestandteile multimodaler Behandlungsprogramme.

10.3.4 Systemischer/familientherapeutischer Ansatz

Die systemische Therapie bzw. Familientherapie stellen neben den bereits genannten weitere bedeutende Psychotherapieformen dar. Im Rahmen der Nutzenbewertung der systemischen Therapie durch den Gemeinsamen Bundesausschuss für die Zulassung als weiteres Psychotherapie-Richtlinienverfahren konnten ihr Nutzen und ihre Wirksamkeit ausreichend belegt werden (Gemeinsamer Bundesausschuss, Hecken 2018). Sie beinhalten eine lösungs- und ressourcenorientierte Herangehensweise, die das soziale Umfeld (System) des Betroffenen und die Beziehungsprozesse untereinander betrachtet, und versucht mit der Eröffnung neuer Perspektiven und Verbesserung gegenseitigen Verständnisses ein verantwortungsvolles Bewusstsein und mehr Handlungsspielraum bei allen Beteiligten zu schaffen. Die systemische/familientherapeutische Sichtweise ist an **Beziehungsprozessen** der Beteiligten interessiert, die an der Entstehung und auch an aufrechterhaltenden Bedingungen für das Problem, hier speziell das Suchtverhalten, beteiligt, und daher auch für Veränderungs- und Lösungsprozesse von Bedeutung sind. Besonders im Frühstadium der Suchtentwicklung stellt der Ansatz aufgrund seiner motivationsfördernden Eigenschaft eine vielversprechende Methode dar und ermöglicht einen Einstieg in die Thematik ohne eine direkte Abstinenzfokussierung. Es wurde eine Vielzahl von Konzepten zur Behandlung von Jugendlichen und Erwachsenen mit substanzbezogenen Abhängigkeitserkrankungen (Cannabis, Heroin, Alkohol) entwickelt, die einen wichtigen Beitrag zur Weiterentwicklung des Suchthilfesystems leisten können (Schindler et al. 2010). In den USA werden ambulante, multimodale systemische Therapieansätze wie die Multidimensional Family Therapy (MDFT) oder die Multisystemic Therapy (MST) zur Behandlung von Substanzmissbrauch bei Jugendlichen sogar als Standard eingesetzt (Schindler et al. 2005; Schindler et al. 2010). Eine europäische Studie hat hierzu die Arbeitsgruppe um Thomasius (2004) mit der „Eppendorfer Familientherapie" (EFT) präsentiert. Aufgrund der bereits erwähnten Parallelen zwischen einer Videospiel- und Internetabhängigkeit und anderen Abhängigkeitserkrankungen lässt sich hier eine gute Anwendbarkeit vermuten. In Deutschland und der Schweiz haben sich vor allem Detlef Scholz (2014, 2016) und Franz Eidenbenz (2015) mit systemischen Therapiekonzepten zu Videospiel- und Internetabhängigkeit hervorgetan.

10.3.5 Einbeziehung des sozialen Umfelds

Insgesamt betrachtet, sollte bei den oben genannten Therapieschulen die Einbeziehung des sozialen Umfelds mit den Familienangehörigen und nahestehenden Bezugspersonen grundsätzlich mitbedacht werden. Die Angehörigen sind meist gleichermaßen betroffen und suchen aktiv Hilfe, um mit der belastenden und eventuell konfliktreichen Situation umgehen zu können (zu familienbedingten Einflussfaktoren ➤ Kap. 2.5 und ➤ Kap. 10.5). Bewährte spezifische Therapiebausteine sind hier: das Tübinger „Training für Angehörige von Betroffenen mit Internet- und Computerspielsucht" (El Kasmi et al. 2011; ➤ Kap. 18.2.3), von dem erste Erfahrungen aus der Pilotstudie beim DGKJP-Kongress 2019 in Mannheim vorgestellt wurden (Brandhorst 2019); das Behandlungskonzept „CRAFT" (Community Reinforcement And Family Training; ➤ Kap. 8), Familiengespräche, Angehörigenseminare, Konfliktgespräche in der Verhaltenstherapie, psychoanalytische Paar- und Familientherapie in der psychodynamischen bzw. psychoanalytischen Therapie (Rost 2005) und familientherapeutische Anwendungen in der multimodalen und systemischen Therapie.

MERKE

Behandlungsansätze, die Angehörige miteinbeziehen, können signifikant dazu beitragen, familiäre oder partnerschaftliche Konflikte sowie suchtaufrechterhaltende Bedingungen zu lösen, Beziehungen zu stärken, die Veränderungsmotivation zu erhöhen und Lösungswege zu erarbeiten.

10

10.4 Anwendbarkeit und Wirksamkeit

Über die Anwendbarkeit und Wirksamkeit psychotherapeutischer Interventionen ist bislang nur wenig bekannt, da derzeit insgesamt nur wenige Psychotherapiestudien zu einer Videospiel- und Internetabhängigkeit vorliegen, die zudem noch über keine ausreichend hohen qualitativen Standards verfügen. Es liegen seit einigen Jahren systematische Übersichtsarbeiten zu bereits existierenden Psychotherapiestudien über eine Videospiel- und / oder Internetabhängigkeit vor (King et al. 2011, 2017; Liu et al. 2012; Winkler et al. 2013; Kuss & Lopez-Fernandez 2016; Chun et al. 2017; Stevens et al. 2018), die insgesamt jedoch ein sehr heterogenes Bild der durchgeführten Studien zeigen, mit erheblichen inhaltlichen und methodischen Schwankungen. Die Übersichtarbeiten von King et al. (2011, 2017) liefern hier wichtige Informationen zur Bewertung und Interpretierbarkeit der Wirksamkeit einzelner Psychotherapieverfahren und zeigen unter Bezugnahme auf CONSORT-Kriterien, dass die meisten Psychotherapiestudien erhebliche inhaltliche und methodische Mängel aufweisen. Zu den Hauptkritikpunkten zählen beispielsweise das Fehlen von manualisierten Therapieprogrammen, zu kleine Stichproben, fehlende Kontrollgruppen für statistische Vergleiche und der Mangel an Follow-up-Daten (Müller & Wölfling 2017; Wölfling et al. 2019).

Aus den bisherigen Studien geht jedoch hervor, dass vor allem **kognitiv-behaviorale Interventionen sowie multimodale Therapieansätze vielversprechende Effekte** zeigen (Wölfling et al. 2019; Petersen & Wölfling 2018). Auch wird bei Vorliegen komorbider Erkrankungen eine Kombinationsbehandlung aus kognitiver Verhaltenstherapie und pharmakologischer Behandlung empfohlen (➤ Kap. 4, ➤ Kap. 11; Petersen & Wölfling 2018). Winkler et al. (2013) zeigten in einer Metaanalyse unter Berücksichtigung von insgesamt 16 klinischen Studien, dass kognitiv-behaviorale Programme als auch pharmakologische Verfahren eine sehr gute Wirksamkeit im Hinblick auf die Reduktion der täglichen Onlinezeiten, der assoziierten depressiven Symptome sowie der Symptome der Internetabhängigkeit nach der Behandlung aufwiesen. Weiterhin wies die Studie von Du et al. (2010) gute Effekte einer multimodalen kognitiv-behavioralen Gruppentherapie mit jugendlichen Internetabhängigen (n = 56) nach und hob sich in der systematischen Übersicht von King et al. (2011, 2017) durch besonders qualitativ hochwertige Studienstandards (RCT) ab. Diese konstatiert, dass sowohl unmittelbar nach der Therapie als auch ein halbes Jahr später ein statistisch signifikant reduzierter Punktwert in der Selbstbeurteilung zur Internetsucht gemessen werden konnte, und ebenso eine Verbesserung der Zeitmanagementkompetenz sowie sinkende Werte in den Symptombereichen Ängstlichkeit, Hyperaktivität, allgemeine Verhaltensprobleme und Aufmerksamkeitsdefizite (Müller & Wölfling 2017).

Eine weltweit erste **Behandlungsleitlinie zur Video- und Internetabhängigkeit** erarbeiteten Chand et al. (2016) im Auftrag der Indian Psychiatric Society. Sie stellten für die kognitive Verhaltenstherapie eine Effektivität mit dem höchsten Empfehlungsgrad A fest, für die Kombination aus kognitiver Verhaltenstherapie und Familientherapie mit dem Empfehlungsgrad B und für Einzeltherapie als Schwerpunkt in der initialen Phase der Intervention mit dem Empfehlungsgrad C. Weiter zeigen erste Ergebnisse, dass die in der Therapie erzielten kurzfristigen Gewinne über einen langen Zeitraum erhalten bleiben (fast bis zu einem Jahr; B), allerdings pharmakologische Behandlungen allein (Escitalopram, Bupropion, Methylphenidat) nur kurzfristig wirksam sind (C). Insgesamt stellt das Forschungsteam einen Mangel an aussagekräftigen und methodisch fundierten Studien zur Folgenabschätzung fest.

MERKE

Die bisherigen Forschungsergebnisse weisen insgesamt darauf hin, dass kognitiv-behaviorale, multimodale sowie auch pharmakologische Ansätze gute bis sehr gute Effekte in der Behandlung zeigen und damit für zukünftige Behandlungsprogramme als richtungsweisend und vielversprechend zu betrachten sind.

Für Aussagen über die Anwendbarkeit und Wirksamkeit der verschiedenen Behandlungsansätze mangelte es bislang an ausreichender Evidenz durch randomisierte, kontrollierte klinische Studien, die an ausreichend hohen Fallzahlen durchgeführt wurden (Müller & Wölfling 2017). Es besteht, ausgehend von den beschriebenen Qualitätsmängeln der bisherigen Studien, ein großer Forschungsbedarf hinsichtlich der geforderten Qualitätsstandards und der Stabilität von Therapieerfolgen (Müller et al. 2018). Neue Erkenntnisse zum empirisch nachweislichen Nutzen therapeutischer Behandlungsansätze liefert die aktuell einzige mit höchstem Qualitätsstandard randomisierte, kontrollierte klinische Studie von Wölfling et al. (2019). Die Forschungsgruppe führte von 2012 bis 2017 eine multizentrische klinische Studie in vier Kliniken in Deutschland und Österreich durch, die auf einer **Kurzzeittherapie einer Videospiel- und Internetabhängigkeit** (Short-term Treatment for Internet and Computer Game Addiction – **STICA**) basiert, ein manuelles Programm, das Gruppen- und Einzelinterventionen kombiniert (➤ Kap. 19.2). Die insgesamt 143 teilnehmenden Männer in der Studie wurden nach dem Zufallsprinzip in zwei Gruppen aufgeteilt: eine Behandlungsgruppe, die ein Kurzzeittherapieprogramm mit 15 wöchentlichen Gruppen- und bis zu acht zweiwöchigen Einzelsitzungen durchlief, und eine Wartegruppe. Die STICA-Gruppe erhielt zusätzlich noch ein sechsmonatiges Follow-up. Die Teilnehmer waren im Durchschnitt 26,2 Jahre alt, zu einem Drittel erwerbstätig, ein erheblicher Teil (19 %) war arbeitslos und die Übrigen in Ausbildung. Die meisten (57 %) hatten Probleme mit Online-Videospielen und weniger mit anderen Internetaktivitäten, Online-Pornografie (16 %), allgemeiner Internetnutzung (21 %), am wenigsten mit Offline-Videospielen (6 %). Die Studienergebnisse zeigen, dass sich bei einer erheblichen Anzahl der behandelten Männer in der STICA-Gruppe (70 %) eine Remission zeigte (gegenüber 24 % der Männer in der Wartegruppe) und weiter eine Verbesserung in Bezug auf die täglichen Onlinezeiten, psychosoziale Funktionen, Depression einstellte. Interessanterweise reagierte die Kontrollgruppe ebenfalls mit positiven Effekten auch ohne Behandlung, was damit erklärt werden könnte, dass die Einbeziehung durch zwischenzeitliche Kontakte sowie die Aussicht auf eine baldige Behandlung vermutlich für mehr Struktur, Motivation und Hoffnung auf Veränderung sorgte. Den Studienergebnissen zufolge kann die Kurzzeitbehandlung von Videospiel- und Internetabhängigkeit (STICA) als wirksame und vielversprechende Behandlung für ein breites Spektrum von Betroffenen in mehreren Behandlungszentren angesehen werden, was auch die Indian Psychiatric Society in ihrem Bericht zu den Behandlungsleitlinien erwähnte (Chand et al. 2016).

MERKE

Eine Videospiel- und Internetabhängigkeit ist mit derzeitig erprobten kognitiv-behavioralen, multimodalen sowie bei komorbiden Störungen auch pharmakologischen Therapieansätzen gut behandelbar. Ausgehend von den Qualitätsmängeln der bisherigen Studien besteht jedoch ein großer Forschungsbedarf hinsichtlich der geforderten Qualitätsstandards und der Stabilität von Therapieerfolgen (Müller & Wölfling 2017).

10.5 Wirksamkeit therapeutischer Interventionen bei Jugendlichen

Grundlegend lässt die aktuelle Forschungslage den vorläufigen Schluss zu, dass kognitiv-behaviorale Behandlungsansätze sowie systemische und familientherapeutische Ansätze als erfolgsversprechend zu betrachten sind. Eine **Einbeziehung des familiären Umfelds** des Jugendlichen in die Behandlung erscheint insbesondere vor dem Hintergrund der in ➤ Kap. 2 beschriebenen familiären Einflussfaktoren auf die Entstehung einer Videospiel- und Internetabhängigkeit unerlässlich. Folgende relevante Studien untersuchten die Effektivität von therapeutischen Interventionen bei Jugendlichen mit einer missbräuchlichen oder abhängigen Videospiel- und Internetnutzung: Shek et al. 2009; Du et al. 2010; Wartberg et al. 2014a; Liu et al. 2015; Torres-Rodríguez et al. 2018.

Die Anwendung eines **integrativen Fokus** (einschließlich der Abhängigkeit, der komorbiden Symptome, der intra- und interpersonellen Fähigkeiten und der Familientherapie) scheint bei der Förderung jugendlicher Verhaltensänderungen wirksamer zu sein als eine kognitiv-behaviorale Therapie, die sich nur auf die Videospiel- und Internetabhängigkeit selbst konzentriert (Torres-Rodríguez et al. 2018). Auch in den anderen genannten Studien wird die Berücksichtigung des Jugendkontextes methodisch wie auch inhaltlich besonders deutlich. Moll & Thomasius (2019) beschreiben, dass die Behandlungskonzepte in den Studien (Shek et al. 2009; Du et al. 2010) neben der Behandlung des Jugendlichen auch Interventionen beispielsweise für die Eltern, die Peers oder die Lehrkräfte umfassten. Weiter heben sie besonders die Berücksichtigung entwicklungspathologischer Aspekte bei der Behandlung hervor. Beispielhaft zu nennen für eine Studie, die die Wirksamkeit familientherapeutischer Behandlung bei Jugendlichen mit einer Internetabhängigkeit empirisch untersucht, ist die von Liu et al. (2015). Sie wendeten im Rahmen ihrer Studie erstmals die Mehrfamiliengruppentherapie bei Jugendlichen mit einer Internetabhängigkeit an und konnten dabei einen signifikanten Effekt auf die Reduzierung der Symptome feststellen. Weiterhin fanden sie heraus, dass eine verbesserte Eltern-Jugendliche-Interaktion und Bedürfnisbefriedigung zur Wirkung beitragen.

MERKE

Die Einbeziehung des familiären Umfelds des Jugendlichen in die Behandlung erscheint essenziell und kann sich nachweislich positiv auf die Verhaltensänderungen und auf die Reduzierung der Symptome auswirken.

Wie in ➤ Kap. 2 bereits ausführlich beschrieben, stehen nach aktuellem Forschungsstand **familiäre Bedingungen** wesentlich in Zusammenhang mit der Entstehung einer Videospiel- und Internetabhängigkeit. Han et al. (2018) verweisen auf einige relevante Studien, die ebenfalls die Bedeutung des familiären Umfelds für die Entstehung einer Computerspielabhängigkeit besonders hervorheben (Han et al. 2012; Lam 2014; Yen et al. 2012) und einen Mangel an Bindung und Funktionalität zwischen Eltern und Kind als Risikofaktoren für Computerspiel- und Internetprobleme identifizieren (Hyun et al. 2015; Yen et al. 2012). Eine Interdependenz von Familienfunktionalität und dem Auftreten problematischer Internetnutzung konnten auch Wartberg et al. (2014b) feststellen. Bei betroffenen Familien scheinen häufig ein konfliktreiches Familienklima, inkonsequente und reaktive Regeln sowie die Koppelung von Mediennutzung an Belohnung und Strafe zu bestehen, was die Problematik insgesamt verschärfen kann (Kammerl et al. 2012). Zudem scheint ein unsicherer beziehungsweise ängstlicher Bindungsstil bei Kindern und Jugendlichen in Zusammenhang mit einer Internetabhängigkeit zu stehen (Jäger 2008; Siomos 2012).

MERKE

Ein Mangel an Bindung und Funktionalität zwischen Eltern und Kind können als Risikofaktoren für Videospiel- und Internetprobleme angesehen werden (mehr zu Risikofaktoren in ➤ Kap. 2).

In diesem Zusammengang liegt es nahe, dass sich systemische und familientherapeutische Interventionen als wirkungsvolle Maßnahmen bei einer Videospiel- und Internetabhängigkeit erweisen können (Eidenbenz 2012), um eine Verbesserung der Kommunikationsmuster, der Bindung und der Funktionalität innerhalb der Familie zu erzielen (vgl. ➤ Kap. 9.6, ➤ Kap. 10.3). In Deutschland und der Schweiz haben sich vor allem Detlef Scholz (2014, 2016) und Franz Eidenbenz (2015) mit systemischen Therapiekonzepten zur Videospiel- und Internetabhängigkeit hervorgetan.

Die gute Anwendbarkeit systemischer Behandlungsansätze stützt zudem eine Studie von Berg (2019), die positive Effekte systemischer Interventionen auf Bindungssicherheit, Verhaltensprobleme und Erziehungsverhalten bei Kinder im Grundschulalter nachweisen konnte.

Insgesamt weisen zahlreiche Studien den **Erfolg von systemischen und familientherapeutischen Interventionen** nach und sollten in Bezug auf Videospiel- und Internetabhängigkeit insbesondere im Kindes- und Jugendalter zunehmend berücksichtigt werden. Wie in ➤ Kap. 10.3 bereits erwähnt, werden ambulante, multimodale systemische Therapieansätze (wie z. B. Multidimensional Family Therapy [MDFT], Multisystemic Therapy [MST]) beispielweise in den USA als Standard bei der Behandlung des Substanzmissbrauchs im Jugendalter eingesetzt. Eine europäische Studie hat hierzu die Arbeitsgruppe um Thomasius (2004) mit der „Eppendorfer Familientherapie" (EFT) präsentiert. Die Wirksamkeit speziell für Störungen im Kindes- und Jugendalter ist durch viele Forschungsstudien sehr gut belegt, insbesondere für die so genannten „schweren" Störungen wie Störungen des Sozialverhaltens und jugendliche Delinquenz, Drogenkonsumstörungen, Essstörungen, Anpassung an bzw. Bewältigung von somatischen Krankheiten (DGSF 2019).

10.6 Unterschiede im Umgang mit Abstinenz und Teilabstinenz in der Behandlung

„Die Etablierung einer Abstinenz vom Suchtmittel ist bei der Behandlung von Abhängigkeitserkrankungen in der Regel das vorrangige Ziel" (Müller & Wölfling 2017), jedoch bedarf es bei der Einordnung der Abstinenz bei einer Videospiel- und Internetabhängigkeit, bezogen auf ihre Definition und Umsetzung, möglicherweise mehr Erklärungen als vielleicht bei anderen Abhängigkeitserkrankungen. Im Gegensatz zu anderen, wie etwa stoffgebundenen Abhängigkeitserkrankungen, kann eine vollständige Abstinenz von allen Internetanwendungen nicht als Ziel angesehen werden. Vielmehr hat die Behandlung eine selbstbestimmte, kontrollierte, nicht schädliche Nutzung digitaler Medien zum Ziel, sodass diese zweckgebunden und nicht zur Stimmungsregulation oder Selbstmedikation genutzt werden. Eine Identifizierung der problematischen Nutzungsformen (Videospiele, Online-Pornografie, soziale Netzwerke etc.) wird meist zu Beginn der Behandlung vorgenommen, die ergänzend auch durch Testverfahren abgefragt werden können (➤ Kap. 3). Die meisten Therapieansätze sind **abstinenzorientiert** konzipiert, was bedeutet, dass die Behandlung auf eine Abstinenz von der problematischen Nutzungsform abzielt, teilweise sogar eine sofortige Abstinenz mit Beginn der Behandlung voraussetzt. Im Verlauf der Therapie sollen die Betroffenen mittels vielfältiger Methoden an einen gesunden Umgang mit dem Internet und ihren Bildschirmgeräten herangeführt werden und alternative Bewältigungsstrategien erlernen, um einen Rückfall in alte Verhaltensmuster zu verhindern. In diesem Zusammenhang stellen die Expositionsübungen im Rahmen des Behandlungsprogramms nach Wölfling et al. (2012; ➤ Kap. 19.2) eine nennenswerte Methode zur Auseinandersetzung der Betroffenen mit Risikosituationen dar. Diese kommen sonst meist im Kontext der Behandlung von Angststörungen zur Anwendung.

Ein Behandlungsprogramm mit der Zielsetzung einer **Teilabstinenz** bei der Behandlung von Kindern und Jugendlichen mit schädlichem oder abhängigem Videospiel- und Internetnutzungsverhalten, wie es in diesem Buch vorgestellt wird (➤ Kap. 12), erscheint im Frühjahr 2021 im Elsevier-Verlag von den Autoren Illy und Florack unter dem Titel „Git Gud in Real-Life". Das Ziel einer Teilabstinenz in der Behandlung beinhaltet eine weitere Einteilung der problematischen Nutzungsformen im Detail. Bei Videospielen könnte das eine bewusste Unterscheidung zwischen Spielgenres sein und einen Ausschluss von bestimmten Videospielen abhängig von ihrem Suchtpotenzial für den Betroffenen bedeuten. Nicht zuletzt sollte die Anwendbarkeit eines teilabstinenzorientierten Behandlungsprogramms vor allem vom Schweregrad des exzessiven Videospiel- und Internetnutzungsverhaltens abhängig gemacht werden, sowie von bestehenden komorbiden Erkrankungen. Jedoch ist an dieser Stelle anzumerken, dass Kinder und Jugendliche mehr als je zuvor im Alltag mit digitalen Online-Medien konfrontiert sind und sich in der sensiblen Entwicklungsphase der Pubertät in ihnen und mit ihnen auch von der Erwachsenenwelt abgrenzen.

Der Gruppendruck, dem die Jugendlichen im Alltag mit gemeinsamen Treffen und Gesprächen über oder in Videospielen oder Online-Kommunikationskanälen ausgesetzt sind, in Verbindung mit dem auftauchenden Konflikt, den „Mitmach"-Aufforderungen der anderen Jugendlichen standzuhalten, sollte nicht unterschätzt werden. Eine Abstinenzzielsetzung könnte den Zugang zu den Jugendlichen erschweren, da dies für manche ein Ausschluss aus ihren Peer-Groups bedeuten und enormen Stress verursachen kann, der wiederum negativen Einfluss auf die Veränderungsmotivation und das Durchhaltevermögen haben könnte. Eine Aussicht auf eine Teilabstinenz könnte im Umkehrschluss bei den Jugendlichen zu einer größeren Teilnahmebereitschaft für die Therapie führen und zu einer effektiveren Übertragung der gelernten Verhaltensänderungen in den Alltag. Wie oben erwähnt herrschen in betroffenen Familien häufig Erziehungsstile mit inkonsequenten und reaktiven Regeln zur Mediennutzung vor, die nicht selten gekoppelt werden mit Strafe und Belohnung. Die betroffenen Jugendlichen, die Symptome einer Videospiel- und Internetabhängigkeit zeigen, hatten demnach bislang nur sehr schlechte Bedingungen, einen gesunden, kontrollierten Umgang mit ihren digitalen Geräten zu lernen. Hier ergibt sich mit dem Konzept einer Teilabstinenz bei sehr intensiver therapeutischer Begleitung der Betroffenen und ihrer Angehörigen die Chance, die bisher ungesunden Verhaltensmuster zu korrigieren und für zukünftige Herausforderungen des Alltags im Umgang mit digitalen Medien besser vorbereitet zu sein.

Insgesamt verändern die Verhaltenssüchte die bisherige Sichtweise auf das Thema Sucht, die im Allgemeinen bisher eine lebenslange Abstinenz als Königsweg beschreibt. *„Mit den Verhaltenssüchten wird Sucht anders gedacht werden müssen"* – Fragen nach dem rechten Maß für jeden und der Realisierbarkeit eines ausbalancierten Lebens und dem Umgang mit Abstinenz stellen neue Herausforderungen für die psychiatrische Diagnostik und Psychotherapie dar (Petersen & Wölfling 2018, S. 297).

LITERATUR

Berg M. Die Wirksamkeit systemischer Beratung: Erhöht Erziehungs- und Familienberatung die Bindungssicherheit von verhaltensauffälligen Kindern? Göttingen: V&R Unipress; 2019.

Brand M, Young K, Laier C. Prefrontal Control and Internet Addiction: A Theoretical Model and Review of Neuropsychological and Neuroimaging Findings. Frontiers in Human Neuroscience 2014; 8: 375.

Brandhorst I. S-35 Internetbezogene Störungen im Jugendalter. Erste Ergebnisse eines Trainings für Angehörige von betroffenen Jugendlichen und jungen Erwachsenen mit Internet - und Computerspielsucht. DGKJP-Kongress 2019 in Mannheim. 11.04.2019.

Chand P, Kandasamy A, Murthy P. Pathological internet use ("internet addiction"). In: Basu D, Dalal P, Balhara Y (Hrsg.): Clinical Practise Guidelines on newer and emerging addictive disorders in India. Gurgaon, Haryana: Indian Psychiatric Society, 2016: 221–236. www.indianjpsychiatry.org/documents/AddictiveDisordersBookFinal.pdf. [Aufgerufen am 28.10.2019].

Chun J, Shim H, Kim S. A Meta-Analysis of Treatment Interventions for Internet Addiction Among Korean Adolescents. Cyberpsychology, Behavior, and Social Networking 2017; 20(4): 225–231.

Dgsf.org. Systemische Therapie. 2019. https://www.dgsf.org/presse/kurzinfo-systemische-therapie [Aufgerufen am 23.10. 2019].

Du Y, Jiang W, Vance A. Longer Term Effect of Randomized, Controlled Group Cognitive Behavioural Therapy for Internet Addiction in Adolescent Students in Shanghai. Australian & New Zealand Journal of Psychiatry 2010; 44(2): pp.129-134.

Eidenbenz F. Therapie von Online-Sucht – systemisches Phasenmodell. Psychotherapie-Wissenschaft 2012; 2: 81–89.

Eidenbenz F. Systemische Therapie bei Internetabhängigkeit – Phasenmodell. Suchttherapie 2015; 16(04): 179–186.

El Kasmi J, Peukert P, Schlipf S, Barth G, Batra A. Training Angehöriger von Computerspiel- und Internetabhängigen: Theoretischer Hintergrund und Einführung eines Behandlungsangebots für Angehörige von Internet- und Computerspielabhängigen an der Universitätsklinik Tübingen [Training of relatives of computer game and internet addicts - theoretical background and implementation of a treatment programme for relatives of internet and computer game addicts at the university Hospital Tübingen]. Sucht: Zeitschrift für Wissenschaft und Praxis 2011; 57(1): 39–44.

Fauth-Bühler M, Mann K. Neurobiological correlates of internet gaming disorder: similarities to pathological gambling. Addict Behav 2017; 64: 349–356.

Han DH, Kim SM, Lee YS, Renshaw PF. The effect of family therapy on the changes in the severity of online game play and brain activity in adolescents with online game addiction. Psychiatry Research 2012; 202(2): 126–131.

Han D, Yoo M, Renshaw P, Petry N. A cohort study of patients seeking Internet gaming disorder treatment. Journal of Behavioral Addictions 2018; 7(4): 930–938.

Hecken. Beschluss des Gemeinsamen Bundesausschusses über die Anerkennung des Nutzens und der medizinischen Notwendigkeit der systemischen Therapie als Psychotherapieverfahren vom 22. November 2018. G-ba.de. https://www.g-ba.de/downloads/39-261-3588/2018-11-22_PT-

RL_Nutzen-Systemische-Therapie.pdf [Aufgerufen am 09.11.2019].

Hyun KJ, Han DH, Lee YS, et al. Risk factors associated with online game addiction: A hierarchical model. Computers in Human Behavior 2015; 48: 706–713.

Jäger R, Moormann N, Fluck L. Merkmale pathologischer Computerspielnutzung im Kindes- und Jugendalter. Universität Koblenz; 2008.

Kammerl R, Hirschhäuser L, Rosenkranz M, Schwinge C, Wartberg L, Petersen KU. Exzessive Internetnutzung in Familien – Zusammenhänge zwischen der exzessiven Computer- und Internetnutzung Jugendlicher und dem (medien) erzieherischen Handeln in den Familien. Bundesministerium für Familie, Senioren, Frauen und Jugend (Hrsg.) 2012.

https://www.agev.de/mediathek/file/EXIF-Exzessive-Internetnutzung-in-Familien.pdf [Aufgerufen am 01.03.2020].

King D, Delfabbro P, Griffiths M, Gradisar M. Assessing clinical trials of Internet addiction treatment: A systematic review and CONSORT evaluation. Clinical Psychology Review 2011; 31(7): 1110–1116.

King D, Delfabbro P, Wu A, et al. Treatment of Internet gaming disorder: An international systematic review and CONSORT evaluation. Clinical Psychology Review 2017; 54: 123–133.

Ko CH, Liu GC, Yen JY, Chen CY, Yen CF, Chen CS. Brain correlates of craving for online gaming under cue exposure in subjects with internet gaming addiction and in remitted subjects. Addict Biol 2013; 18(3): 559–569.

Kuss DJ, Lopez-Fernandez O. Internet addiction and problematic Internet use: A systematic review of clinical research. World Journal of Psychiatry 2016; 6(1): 143.

Lam LT. Risk factors of Internet addiction and the health effect of Internet addiction on adolescents: A systematic review of longitudinal and prospective studies. Current Psychiatry Reports 2014; 16(11): 508.

Liu C, Liao M, Smith DC. An Empirical Review of Internet Addiction Outcome Studies in China. Research on Social Work Practice 2012; 22(3): 282–292.

Liu Q, Fang X, Yan N, et al. Multi-family group therapy for adolescent Internet addiction: Exploring the underlying mechanisms. Addictive Behaviors 2015; 42: 1–8.

Moll B, Thomasius R. Kognitiv-verhaltenstherapeutisches Gruppenprogramm für Jugendliche mit abhängigem Computer- oder Internetgebrauch: das „Lebenslust statt Onlineflucht"-Programm. Göttingen: Hogrefe; 2019.

Müller A, Wölfling K, Müller KW. Verhaltenssüchte – Pathologisches Kaufen, Spielsucht und Internetsucht. In: Hahlweg K, Hautzinger M, Margraf J, Rief W (Hrsg.): Fortschritte der Psychotherapie, Band 70. Göttingen: Hogrefe 2018; 78.

Müller KW, Wölfling K. Pathologischer Mediengebrauch und Internetsucht. In: Bilke-Hentsch O, Gouzoulis-Mayfrank E, Klein M (Hrsg.): Sucht: Risiken – Formen – Interventionen. Stuttgart: Kohlhammer 2017; 118–129.

Munz D. Psychotherapie: Langes Warten auf Hilfe. 10.04.2018. Ndr.de. https://www.ndr.de/fernsehen/sendungen/panorama3/Psychotherapie-Langes-Warten-auf-Hilfe,psychotherapie146.html [Aufgerufen am 24.10.2019].

Petersen KU, Wölfling K. Verhaltenssüchte: Internet, Computerspiele, Kaufen … In: Soyka M, Batra A, Heinz A, Moggi F, Walter M (Hrsg.): Suchtmedizin. München: Elsevier 2018; 289–297.

Pruin N. Spaßfaktor Realität – zurück aus der virtuellen Welt; Therapiekonzept und Behandlungsmanual bei exzessivem und pathologischem Internetkonsum für Suchtfachambulanzen. Göttingen: Culliver; 2014.

Rost WD. Psychodynamische (psychoanalytische) Therapie. In: Thomasius R, Küstner UJ (Hrsg.): Familie und Sucht. Grundlagen – Therapiepraxis – Prävention. Stuttgart: Schattauer 2005; 135.

Rumpf HJ. Reagieren auf das digitale Zeitalter: Die Entwicklung von S1-Leitlinien. X. Symposium des Fachverbands Medienabhängigkeit 2019 in Mainz. 18.09.2019.

Schindler A, Küstner UJ, Sack P-M, Thomasius R. Systemische Therapie. In: Thomasius R, Küstner UJ (Hrsg.): Familie und Sucht. Grundlagen – Therapiepraxis – Prävention. Stuttgart: Schattauer 2005; 155–165.

Schindler A, von Sydow K, Beher S, Schweitzer-Rothers J, Retzlaff R. Systemische Therapie bei Substanzstörungen. Historische Entwicklung und aktuelle evidenzbasierte Varianten. Sucht 2010; 56(1): 13–19.

Scholz D. Systemische Interventionen bei Internetabhängigkeit. Heidelberg: Carl-Auer; 2014.

Scholz D. #Familie – Entspannter Umgang mit digitalen Medien. Heidelberg: Carl-Auer; 2016.

Schuhler P, Vogelgesang M. Pathologischer PC- und Internet-Gebrauch – Eine Therapieanleitung. Göttingen: Hogrefe; 2012.

Shek D, Tang V, Lo C. Evaluation of an Internet addiction treatment program for Chinese adolescents in Hong Kong. Adolescence 2009; 44: 359–373.

Siomos K, Floros G, Fisoun V, et al. Evolution of Internet addiction in Greek adolescent students over a two-year period: the impact of parental bonding. European Child & Adolescent Psychiatry 2012; 21(4): 211–219.

Stevens MWR, King DL, Dorstyn D, Delfabbro PH. Cognitive-behavioral therapy for Internet gaming disorder: A systematic review and meta-analysis. Clinical Psychology & Psychotherapy 2018; 26(2): 191–203.

te Wildt B. (2015). Digital Junkies. München: Droemer 2015; 235; 227–228.

Thomasius R. (Hrsg.): Familientherapeutische Frühbehandlung des Drogenmißbrauchs. Eine Studie zu Therapieeffekten und -prozessen. Hamburg: Kovac; 2004.

Torres-Rodríguez A, Griffiths M, Carbonell X, Oberst U. Treatment efficacy of a specialized psychotherapy program for Internet Gaming Disorder. Journal of Behavioral Addictions 2018; 7(4): 939–952.

Wang Q, Ren H, Long J, Liu Y, Liu T. Research progress and debates on gaming disorder. General Psychiatry 2019; 32(3): e100071.

Wartberg L, Thomsen M, Thomasius R, Moll B. Pilotstudie zur Effektivität eines kognitiv-verhaltenstherapeutischen Gruppenprogramms mit psychoedukativen Anteilen für Jugendliche mit pathologischem Internetgebrauch. Praxis der Kinderpsychologie und Kinderpsychiatrie 2014; 63(1): 21–35.

Wartberg L, Kammerl R, Rosenkranz M, et al. The Interdependence of Family Functioning and Problematic Internet Use in a Representative Quota Sample of Adolescents. Cyberpsychology, Behavior, and Social Networking 2014; 17(1): 14–18.

Winkler A, Dörsing B, Rief W, Shen Y, Glombiewski J. Treatment of internet addiction: a meta-analysis. Clin Psychol Rev 2013; 33(2): 317–329.

Wölfling K, Jo C, Bengesser I, Beutel ME, Müller KW. Computerspiel- und Internetsucht: ein kognitiv-behaviorales Behandlungsmanual. Stuttgart: Kohlhammer; 2012.

Wölfling K, Müller KW, Dreier M, et al. Efficacy of Short-term Treatment of Internet and Computer Game Addiction. JAMA Psychiatry. Published online July 10, 2019.

Wölfling K, Müller KW. Therapie. In: Bilke-Hentsch O, Wölfling K, Batra A (Hrsg.): Praxisbuch Verhaltenssucht. Symptomatik, Diagnostik und Therapie bei Kindern, Jugendlichen und Erwachsenen. Stuttgart: Thieme 2014; 117–124.

Yen JY, Yen CF, Chen CS, Wang PW, Chang YH, Ko CH. Social anxiety in online and real-life interaction and their associated factors. Cyberpsychology, Behavior, and Social Networking 2012; 15(1): 7–12.

Zhang J, Brand M. Editorial: Neural mechanism underlying internet gaming disorder. Front Psychiatry 2018; 9: 404.

KAPITEL

11 Pharmakotherapie

Bert te Wildt

CAVE

Wie bei anderen Verhaltenssüchten ist die Behandlung von Videospiel- und Internetabhängigkeit in erster Linie eine Domäne der Psychotherapie. Kausale Therapieansätze mit Psychopharmaka, die gezielt die Sucht nach digitalen Medien in Angriff nehmen, existieren bislang nicht. Dies liegt in der Natur der Sache, da ja die digitalen Suchtmittel nicht unmittelbar wie beim Substanzmissbrauch auf Rezeptoren im Belohnungssystem einwirken (➤ Kap. 2). Die diesbezügliche Studienlage ist bedauerlicherweise bislang noch sehr dünn.

11.1 Spezifische Pharmakotherapie

Kausale Behandlung?

Substanzen, die explizit das Craving beziehungsweise den Suchtdruck bei Abhängigkeitserkrankungen vermindern sollen, wurden auch schon mit einem gewissen Erfolg zur Abstinenzerhaltung bei pathologischen Glücksspielern eingesetzt. Obwohl **Opiatantagonisten** wie **Naltrexon** bei Verhaltenssüchten erprobt wurden, beispielsweise auch bei der Abhängigkeit von Online-Sexangeboten (Bostwick & Bucci 2008), werden sie bis auf Weiteres vermutlich keinen Platz in der regulären Behandlung von Internetabhängigkeit finden. Bei Patienten, die komorbid auch unter einer substanzgebundenen Sucht leiden, könnte die Gabe von Naltrexon allerdings durchaus auch auf die Internetabhängigkeit einen günstigen Effekt haben und ist deshalb in Erwägung zu ziehen. Abgesehen von diesen Fällen kann aber die Gabe von Naltrexon bei einer ausschließlichen Sucht nach digitalen Medien bislang nicht empfohlen werden.

11.2 Psychopharmakotherapie bei komorbiden Störungen

11.2.1 Bedeutung von Komorbidität

Alle weiteren bisherigen Versuche, die Gabe von Psychopharmaka im Rahmen von Studien bei der Therapie von Internetabhängigkeit einzusetzen, begründen sich vor allem auf der Behandlung einer der charakteristischen psychischen Begleiterkrankungen, zu denen vor allem depressive Störungen, Angsterkrankungen und das Aufmerksamkeitsdefizit- / Hyperaktivitätssyndrom (ADHS) gehören (➤ Kap. 4).

MERKE

Solange es keine kausalen Behandlungsansätze bei Internetabhängigkeit gibt, richtet sich die Psychopharmakotherapie vor allem nach der Komorbidität.

11.2.2 Antidepressiva

Antidepressiva werden sowohl bei **depressiven Erkrankungen** als auch bei **Angststörungen** eingesetzt. In psychopharmakologischen Studien bei Internetabhängigkeit sind sie die am häufigsten eingesetzten Substanzen (Kuss et al. 2016). Man kann davon ausgehen, dass eine Linderung der entsprechenden affektiven Symptomatik über eine verbesserte Stimmung und einen gesteigerten Antrieb auch eine Zunahme der Motivation im Hinblick auf die Abstinenzentwicklung bei Verhaltenssüchten mit sich bringen kann. Die Wahl der Antidepressiva richtet sich einerseits nach der Zulassung und Differenzialindikation der einzelnen Substanzgruppen für die jeweiligen Begleiterkrankungen. Andererseits wird bei der Auswahl des Antidepressivums genau überlegt, welche Zielsymptomatik ins Visier genommen werden soll und welche potenziellen Nebenwirkungen am ehesten zu tolerieren sind. Antriebssteigernde Antidepressiva wie **selektive Serotonin-Wiederaufnahmehemmer (SSRI)** und **selektive Serotonin-Noradrenalin-Wiederaufnahmehemmer (SSNRI)** sind bei morgendlichem Stimmungstief und gestörtem Antrieb besonders hilfreich, aber bei Suizidalität auch mit einem gewissen Risiko behaftet. Dagegen können sedierende Antidepressiva wie die **Trizyklika** und **Mirtazapin** dabei helfen, den Schlaf und den Schlaf-Wach-Rhythmus zu verbessern, sie können aber auch zu Überhangeffekten, Appetitsteigerung und Gewichtszunahme führen. Bei untergewichtigen Patienten kann das sinnvoll sein, bei übergewichtigen Patienten ist dies aber eher zu vermeiden (➤ Kap. 5).

Allerdings gibt es Hinweise dafür, dass Antidepressiva auch unabhängig vom Auftreten eines depressiven Syndroms bei der Behandlung von Abhängigkeitserkrankten positive Effekte erzielen können. Erste positive Erfahrungswerte gibt es für die SSRIs Citalopram (Dell'Osso et al. 2008) und Escitalopram. Dies gilt auch für Bupropion (Han et al. 2010), das im direkten Vergleich mit Escitalopram signifikant besser abschneidet (Song et al. 2016). Bupropion hat sich auch bei substanzgebundenen Suchterkrankungen schon als hilfreich erwiesen und zeigt ein vergleichsweise günstiges Nebenwirkungsprofil, insbesondere wenn es darum geht, die Sorge vor sexueller Dysfunktion zu berücksichtigen. Deshalb verwundert es auch nicht, dass dieses Präparat noch am ehesten als ein suchtspezifisch wirksames Präparat für die Behandlung von Computerspielsucht angesehen wird (Zajac et al. 2020).

11.2.3 ADHS-Präparate

Neben der Depression dürfte das ADHS die zweithäufigste psychische Begleiterkrankung sein, die nicht selten bis ins Erwachsenenleben persistiert. Besteht eine Indikation für eine entsprechende Psychopharmakotherapie, so sollte diese auch im Hinblick auf die Behandlung der Videospiel- und Internetabhängigkeit erfolgen. Denn in diesem Fall können Präparate wie **Methylphenidat** auch die Abhängigkeitssymptome lindern und eventuell einer Suchtverschiebung vorbeugen (Han et al. 2009). Für andere Suchterkrankungen, die ebenfalls gehäuft im Zuge eines ADHS auftreten, konnte diese protektive Wirkung mehrfach nachgewiesen werden. Es spricht vieles dafür, dass Präparate wie Methylphenidat bei nachgewiesenem ADHS kein eigenes Suchtpotenzial haben, auch wenn Amphetamine bisweilen bei Videospielern zur Leistungssteigerung eingesetzt werden.

MERKE

Medikamentöse Ansätze bei Internet- und Videospiel-Abhängigkeit zielen bislang vor allem auf die vorliegende Komorbidität ab. Da man es hier hauptsächlich mit Depressionen und Angstsyndromen zu tun hat, spielen hier – neben beruhigenden, schlafanstoßenden und stimmungsstabilisierenden Präparaten in Akutphasen – Antidepressiva eine Rolle. Allerdings gibt es Hinweise dafür, dass Antidepressiva auch unabhängig vom Auftreten eines depressiven Syndroms bei der Behandlung von Abhängigkeitserkrankten positive Effekte erzielen. Im Falle der Internetabhängigkeit gibt es erste Erfahrungen mit Citalopram, Escitalopram und Bupropion. Tritt ADHS als

Begleiterkrankung auf, kann Methylphenidat auch die Abhängigkeitssymptome lindern und eventuell einer Suchtverschiebung vorbeugen. Obwohl Opiatantagonisten wie Naltrexon bei Verhaltenssüchten erprobt wurden, werden sie bis auf Weiteres vermutlich kaum einen Platz in der regulären Behandlung von Internetabhängigkeit finden.

Ergänzend lassen sich Symptome der Abhängigkeit (Schlafstörungen und Entzugssymptome) medikamentös behandeln.

11.3 Symptomatische Pharmakotherapie

Bei vielen Videospiel- und Internetabhängigen ist der Schlaf-Wach-Rhythmus umgekehrt (➤ Kap 5), sodass es für die Behandlung am Tage sehr wichtig sein kann, hier mit Hilfe von **Hypnotika** überhaupt erst reguläre Schlafphasen zu erzielen. Bei isolierten Schlafstörungen unabhängig von einer depressiven Symptomatik können auch **schlafanstoßende Präparate** zum Einsatz kommen, wobei möglichst auf Präparate mit Suchtpotenzial (Benzodiazepine und Benzodiazepin-Analoga) verzichtet werden sollte, um keine Suchtverschiebung zu riskieren. Abgesehen von pflanzlichen Präparaten wie beispielsweise **Baldrian,** können hier **niederpotente Neuroleptika** verwendet werden. Im Entzug kann nicht nur der Schlaf stark gestört sein, sondern auch Unruhe und Angst können gezielte psychopharmakotherapeutische Interventionen notwendig werden lassen. Auch hier können niederpotente Neuroleptika hilfreich sein, im Falle von belastenden Ängsten und Impulsen auch mittelpotente Neuroleptika. In seltenen Fällen, bei Psychose-nahem Erleben im Rahmen des Entzugs können sogar hochpotente Neuroleptika vorübergehend indiziert sein, wobei dann atypische Präparate vorzuziehen sind.

11.4 Somatische Therapieverfahren

Neben der neurobiologisch ansetzenden Pharmakotherapie können auch weniger invasive somatische Verfahren zum Einsatz kommen, beispielsweise die Anwendung von **Biofeedback.** Zu den somatischen Therapieverfahren, denen eine aussichtsreiche Zukunftsperspektive zugesprochen werden kann, dürfte schließlich auch die **Sporttherapie** (➤ Kap. 15.4) zu zählen sein; dies gerade auch mit dem Ziel, ein komorbides depressives Syndrom mitzubehandeln, aber auch, um die Verortung in der physischen Welt und der eigenen Körperlichkeit und damit auch das Selbstwertgefühl zu fördern.

LITERATUR

Bostwick JM, Bucci JA. Internet sex addiction treated with naltrexone. Mayo Clinic Proceedings 2008; 83(2): 226–230.

Dell'Osso B, Hadley S, Allen A, Baker B, Chaplin WF, Hollander E. Escitalopram in the treatment of impulsive-compulsive internet usage disorder: an open-label trial followed by a double-blind discontinuation phase. Journal of Clinical Psychiatry 2008; 69(3): 452–456.

Han DH, Lee YS, Na C, et al. The effect of methylphenidate on Internet video game play in children with attention-deficit/hyperactivity disorder. Comprehensive Psychiatry 2009; 50(3): 251–256.

Han DH, Hwang JW, Renshaw P. Bupropion sustained release treatment decreases craving for video games and cue-induced brain activity in patients with Internet video game addiction. Experimental and Clinical Psychopharmacology 2010; 18: 297–304.

Kuss DJ, Lopez-Fernandez O. Internet addiction and problematic Internet use: A systematic review of clinical research. World Journal of Psychiatry 2016; 6(1): 143.

Song J, Park JH, Han DH, et al. Comparative study of the effects of bupropion and escitalopram on Internet gaming disorder. Psychiatry and Clinical Neurosciences 2016; 70(11): 527–535.

Zajac K, Ginley MK, Chang R. Treatments of internet gaming disorder: a systematic review of the evidence. Expert Rev Neurother 2020; 20(1): 85–93.

C Spezifische Therapieinhalte

KAPITEL

12 Zugrundeliegendes Konzept und therapeutische Haltung

Daniel Illy

Die nachfolgenden spezifischen Therapieansätze beziehen sich auf den „Ratgeber Videospiel- und Internetabhängigkeit – Hilfe für den Alltag" vom selben Verlag (Illy & Florack 2018). Dieses Buch ist eigentlich ein Ratgeber für Betroffene, behandelt jedoch die komplette Thematik einer teilabstinenzorientierten Behandlung (mit dem Schwerpunkt auf Jugendlichen und jungen Erwachsenen). Ein Therapiemanual der Autoren erscheint im Frühjahr 2021 ebenfalls im Elsevier-Verlag.

Die **zentralen Aspekte dieses Therapieregimes** sollten durch die Lektüre dieses Buches bereits angeklungen sein: Es geht um eine spezifische Abhängigkeitsbehandlung mit Fokus auf Teilabstinenz. Das Setting ist primär eine offene Gruppentherapie mit zehn Modulen. Diese können von den Teilnehmern in beliebiger Reihenfolge durchlaufen werden. Flankierend dazu finden Einzel- und Angehörigengespräche statt. Die Behandlung mischt Elemente der Verhaltenstherapie mit Techniken aus der Motivierenden Gesprächsführung. Die therapeutische Haltung ist hierbei wertschätzend und auf Augenhöhe mit den Betroffenen. Der Konsum von Videospielen und Internetangeboten ist dabei nicht per se negativ zu werten, vielmehr soll gemeinsam mit dem Patienten versucht werden, neue Wege zu einem maß- und freudvollen Umgang mit dem Medium zu finden. Eigene Erfahrungen der Therapeuten mit den konsumierten Spielen und Medien erleichtern die Arbeit, da diese Tatsache gerade von jugendliche Patienten wertgeschätzt wird; zudem lassen sich so spielimmanente Faktoren in die Therapie miteinbeziehen. Erste Erfahrungen mit der Gruppentherapie wurden bereits 2017 im Rahmen des DGKJP-Kongresses (Florack 2017) präsentiert, allerdings noch mit recht kleiner Fallzahl (n = 25). 2019 wurde die Sprechstunde samt Gruppentherapie in Berlin vom Autor dieses Kapitels auf eine zweite Klinik ausgeweitet. Im Zuge der gegenwärtigen Arbeit an einem Behandlungsmanual sollen in Zukunft auch weitere Daten zu Wirksamkeit mit größerer Fallzahl erhoben werden.

Bezüglich der **generellen Wirksamkeit von Psychotherapie** verweisen wir auf das ➤ Kap. 10. Einen inhaltlichen Überblick über andere, bislang existierende Therapiekonzepte liefert ➤ Kap. 19, aufgrund des Umfangs jedoch ohne Anspruch auf Vollständigkeit. Wir haben uns auf die uns bekannten deutschsprachigen Manuale konzentriert. Insbesondere die Vollabstinenzbehandlung unterscheidet sich dabei in Teilen von den nachfolgend ausführlich dargestellten Ansätzen, etwa durch den Einsatz von Konfrontationsübungen. Zur nachfolgenden Gliederung lässt sich sagen, dass sich die Therapieinhalte thematisch in sechs Themengebiete einteilen lassen. Diese werden (in der gegenwärtig durchgeführten Gruppentherapie, aber auch im Patientenratgeber und dem noch erscheinenden Behandlungsmanual) nicht in der hier dargestellten Reihenfolge durchlaufen, da sich die Themengebiete der einzelnen Module mischen. Für die Darstellung in diesem Buch war es jedoch übersichtlicher, eine thematische Unterteilung vorzunehmen.

Die Themengebiete und ihre jeweiligen Ziele zeigt ➤ Tab. 12.1.

LITERATUR

Florack J. Vortragssymposium zum DGKJP-Kongress am 23.03.2017 in Ulm. Videospielabhängigkeit und pathologische Internetnutzung.

Illy D, Florack J. Ratgeber Videospiel- und Internetabhängigkeit. Hilfe für den Alltag. München: Elsevier; 2018.

Tab. 12.1 Themengebiete und ihre jeweiligen Ziele der nachfolgend erläuterten Therapieansätze

Psychoedukation	Vermittlung von relevantem Wissen für Betroffene
Motivation und Zielsetzung	Erarbeitung eines Veränderungswunsches. Wird i.d.R in Einzelgesprächen vor Besuch der Gruppe durchgeführt.
Verhaltenstherapeutisch zentrierte Inhalte	Im Schwerpunkt: Veränderung von Denken, Fühlen und Handeln. Emotionsregulation. Erarbeitung einer Tagesstruktur mit alternativen Aktivitäten.
Suchttherapeutisch zentrierte Inhalte	Im Schwerpunkt: Stimuluskontrolltechniken zum Durchbrechen des Teufelskreises, Transfer in den Alltag.
Spielimmanente Faktoren	Aufgreifen von Gaming-Themen wie Genres, Kunstbegriff und Free2Play-Spielen. Aus dem Konsum ableitbare Themen für die Therapie.
Angehörige	Deeskalation und Aufbau einer Medienkompetenz. Etablierung von Angehörigen als Unterstützung des Betroffenen.

KAPITEL

13 Psychoedukation

Daniel Illy

Die Psychoedukation hat einen zentralen Stellenwert in der Behandlung einer Videospiel- und Internetabhängigkeit. Im Unterschied zu den stofflichen Süchten ist Betroffenen vielfach nicht klar, dass ihr ausgeübtes Verhalten einen abhängigen Charakter hat.

Am Anfang steht deshalb zunächst die Aufklärung über die verschiedenen **Formen der Abhängigkeit** (➤ Kap. 1). Wie bereits an verschiedenen Stellen erwähnt, ist es essenziell wichtig, auch andere Teilbereiche der Abhängigkeit zu erfassen, um beispielsweise keine ebenfalls bestehende Abhängigkeit von Online-Pornografie zu übersehen. Im Zuge der Behandlung kann es zur sogenannten Suchtverschiebung (➤ Kap. 16) in andere Teilbereiche kommen.

Im Zuge der Diagnostik, aber auch im Rahmen der Psychoedukation sollten die **neun Abhängigkeitskriterien** (➤ Kap. 1) herausgearbeitet werden. Es bietet sich an dieser Stelle meist an, gemeinsam mit dem Patienten einen Längsschnitt zu erarbeiten, um etwa Aspekte wie eine Toleranzentwicklung im zeitlichen Verlauf beurteilen zu können. Wie ebenfalls in ➤ Kap. 1 anhand mehrerer Beispielpatienten besprochen, macht es trotz der zukünftigen geltenden ICD-11-Kriterien Sinn, alle neun Abhängigkeitskriterien nach DSM-5 zu nutzen, um keine Teilaspekte der Symptomatik zu übersehen (etwa die dysfunktionale Emotionsregulation).

Bezüglich der **Ätiologie** ihrer Abhängigkeit wünschen Betroffene vielfach Aufklärung. Ein kurzer Abriss des entsprechenden Kapitels (➤ Kap. 2) in diesem Buch kann dabei helfen. Eine herauszuarbeitende familiäre **genetische Vorbelastung** etwa kann entlastend wirken. Die Erarbeitung eines **Vulnerabilitäts-Stress-Modells** kann vielfach als Erklärungskonstrukt hilfreich sein und bietet Betroffenen bereits erste Ansatzmöglichkeiten für eine Veränderung durch Entspannungsverfahren (➤ Kap. 15). Grundsätzlich ist mit möglicherweise seitens des Patienten erwarteten monokausalen Erklärungsansätzen umzugehen.

Eine gute Hilfestellung dabei ist das von den stofflichen Süchten abstrahierte **Trias-Modell** von Kielholz und Ladewig (1973) in der Modifizierung von Wölfling et al. (2012) bzw. Illy & Florack (2018) wie in ➤ Abb. 13.1. Ursachen entstehen demnach aus drei unterschiedlichen Einflussrichtungen: der Person des Abhängigen selbst, seiner Umwelt und dem Suchtmittel (in diesem Fall Videospiele und Internet). Unter dem Überbegriff der eigenen *Person* lassen sich beispielsweise genetische Einflüsse, die eigene Medienerziehung, der Umgang mit Stress, komorbide psychische Erkrankungen und Persönlichkeitsaspekte subsummieren. Unter *Umwelt* lassen sich aktuelle Stressfaktoren und Konflikte, die Peergroup und Beziehungen genauer analysieren. Und schließlich lohnt es sich, das *Mittel* selbst genauer zu betrachten: Videospiele bieten unmittelbare Erfolge durch Belohnungseffekte, Zeitvertreib, Anonymität und soziale Bindung bei gleichzeitiger Distanz. An dieser Stelle lassen sich auch häufig spielimmanente Faktoren (➤ Kap. 17) herausarbeiten, etwa die Übernahme einer gewünschten Rolle mit (geschönter) Selbstdarstellung.

Es macht Sinn, Betroffenen gewisse **biologische Grundlagen** (➤ Kap. 2) zu vermitteln, etwa die Wirkweise von zerebralen Botenstoffen oder das Suchtgedächtnis. Betroffene erfahren auch eine gewisse Entlastung, wenn ihnen klar wird, dass der wiederholte Griff zum Suchtmittel nicht „aus freien Stücken" geschieht, sondern „vorprogrammiert" ist.

Das wichtige Themenfeld der **komorbiden psychischen Erkrankungen** (➤ Kap. 4) hat einen zentralen Stellenwert in der Behandlung einer Videospiel- und Internetabhängigkeit: einerseits für die behandelnde Person selbst im Rahmen der Therapieplanung, andererseits lassen sich mit Betroffenen auch spielimmanente Faktoren (➤ Kap. 17) ableiten. Die von Videospielen befriedigte Reizoffenheit von ADHS-Patienten und die Flucht in virtuelle Welten bei Depression und Sozialer Phobie seien hier als Beispiel genannt. Grundsätzlich stellt sich vielfach die Frage nach dem **„Henne-Ei-Problem"**. Hier sind erneut

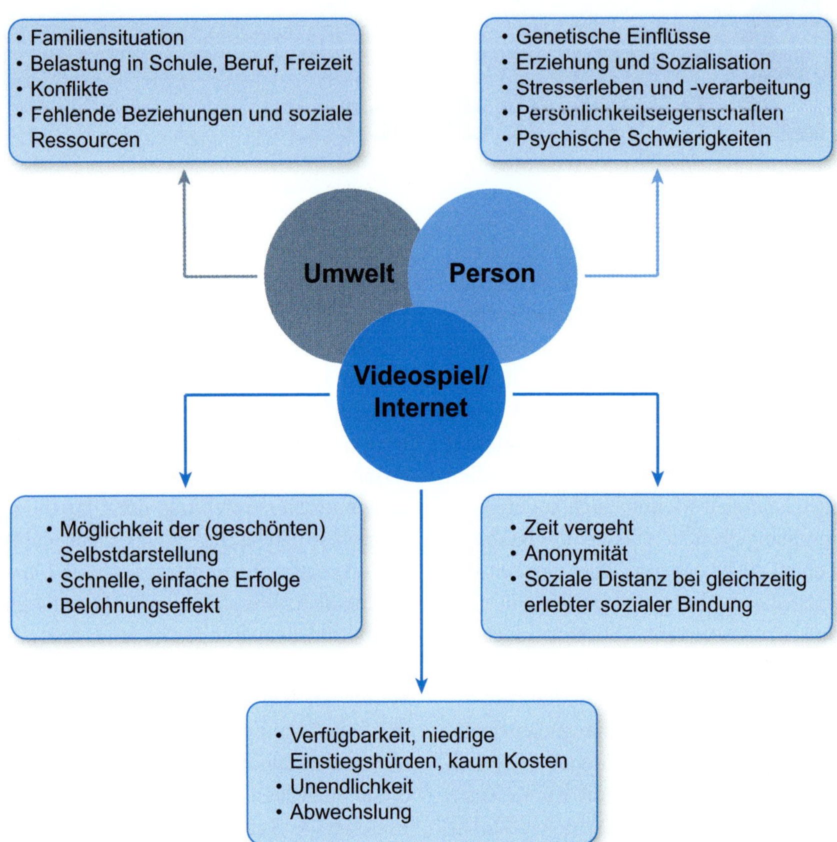

Abb. 13.1 Das Trias-Modell nach Kielholz und Ladewig (1973). Modifiziert nach Wölfling et al. (2012), aus Illy & Florack (2018).

Längsschnittbetrachtungen der Patientenbiografie sinnvoll.

BEWERTUNG

Auch wenn das Problem einer unzureichenden Abgrenzbarkeit teilweise von Kritikern (Aarseth et al. 2017) als Gegenargument für die Schaffung einer neuen Diagnose verwendet wird: Selbst wenn man den vollständigen Standpunkt der Kritiker einnimmt und annehmen würde, es gäbe gar keine Abhängigkeit von Videospielen, man müsste das unbestreitbare „Phänomen" trotzdem spezifisch „behandeln". Solange Therapierende nicht bei komorbiden Depressionen und anderen Störungen „wegschauen" und diese ignorieren, bestehen unserer Ansicht nach keine Nachteile dieses Ansatzes, einen entsprechender Leidensdruck Betroffener (bei Minderjährigen und schwerer Symptomatik initial gegebenenfalls zu einem gewissen Teil auch ausschließlich auf Seiten der Bezugspersonen) vorausgesetzt.

Die **komorbiden somatischen Erkrankungen** (➤ Kap. 5) gilt es im Rahmen der psychotherapeutischen Behandlung ebenfalls zu beachten. An dieser Stelle gibt es direkt ableitbare verhaltenstherapeutische Techniken (➤ Kap. 15), wie etwa die Erarbeitung von Regeln zur Schlafhygiene, Essenspläne oder natürlich die Anleitung zu sportlichen Aktivitäten (insbesondere bei Übergewicht).

Patienten benötigen zudem Informationen über die **psychotherapeutischen Behandlungsmöglichkeiten** (➤ Kap. 10) einer Videospiel- und Internetabhängigkeit sowie gegebenenfalls komorbider Störungen. Bei Letzteren kann auch die Aufklärung über **medikamentöse Behandlungsmöglichkeiten** (➤ Kap. 11) ein Thema werden. Auch Informationen über sonstige **(ambulante) Anlaufstellen** (➤ Kap. 9) können ja nach Situation des Patienten hilfreich sein, etwa

Erziehungs- und Familienberatungsstellen, Jobcenter oder Jugendämter.

Es gibt keine ausreichende wissenschaftliche Datenlage zur Wirksamkeit von Psychoedukation bei der Videospiel- und Internetabhängigkeit. Unbestreitbar sind solche Inhalte aber wichtiger Bestandteil einer Therapie. Eine Studie von González-Bueso et al. konnte 2018 zumindest in der Arbeit mit Eltern Betroffener feststellen, dass der Verzicht auf psychoedukative Inhalte eine höhere Abbruchrate zur Folge hatte. Der wichtige Therapiebaustein der Arbeit mit Angehörigen wird in ➤ Kap. 18 nochmals aufgegriffen. Die Mehrzahl der hier vorgestellten psychoedukativen Themen ist natürlich auch für Eltern und Lebenspartner von großem Interesse.

LITERATUR

Aarseth E, Bean AM, Boonen H, et al. Scholars' open debate paper on the World Health Organization ICD-11 Gaming Disorder proposal. Journal of Behavioral Addictions 2017; 6(3): 267–270.

González-Bueso V, Santamaría JJ, Fernández D, et al. Internet Gaming Disorder in Adolescents: Personality, Psychopathology and Evaluation of a Psychological Intervention Combined With Parent Psychoeducation. Frontiers in Psychology 2018; 28(9): 787.

Illy D, Florack J. Ratgeber Videospiel- und Internetabhängigkeit. Hilfe für den Alltag. München: Elsevier; 2018.

Kielholz P, Ladewig D. Die Abhängigkeit von Drogen. München: Deutscher Taschenbuch-Verlag; 1973.

Wölfling K, Jo C, Bengesser I, Beutel ME, Müller KW. Computerspiel- und Internetsucht: ein kognitiv-behaviorales Behandlungsmanual. Stuttgart: Kohlhammer; 2012.

KAPITEL

14 Motivation und Zielsetzung

Daniel Illy

14.1 Motivationsbildung und Vierfeldertafel

Die Motivationsbildung und Festlegung eines Therapieziels findet im Rahmen des hier vorgestellten Therapieprogramms zumeist vor Besuch der Gruppentherapie in Einzelgesprächen statt. Im Verlauf wird die Zielsetzung dann immer wieder durch die Gruppe oder im Einzelkontakt mit der therapierenden Person überprüft.

Essenziell sind das Erarbeiten eines Problembewusstseins bei den Betroffenen und die Erkenntnis, dass ein weiteres Verharren in der Passivität langfristig nur noch mehr Probleme schaffen wird. Dazu ist es hilfreich, eine sogenannte **Vierfeldertafel** wie in ➤ Tab. 14.1 zu erarbeiten, in welcher der Patient Vor- und Nachteile seines Konsums festhält.

Ganz im Sinne der Motivierenden Gesprächsführung geht es hier nicht darum, die Nachteile eines fortgesetzten Konsums zu betonen, sondern um die Möglichkeit für den Patienten, eine Entscheidungshilfe an der Hand zu haben. Gerade bei der (in den meisten Fällen zunächst umsetzbaren) Teilabstinenz überwiegen die langfristigen Vorteile eines geregelten Konsums. Bei jugendlichen Patienten lassen sich vielfach nur über (zunächst) kleine Kompromisse an das eigene Spielverhalten **Veränderungswünsche** formulieren.

Tab. 14.1 Beispiel einer Vierfeldertafel

	Vorteile	Nachteile
Kurzfristig	Stressregulation Probleme vergessen Freude am Spiel Sprachchat mit Freunden	Streit mit Eltern Frustration beim Verlieren
Langfristig	Hand-Augen-Koordination Analytisches Denken	Schulprobleme Soziale Isolation Beziehung zu Eltern Schlechte Körperhaltung

14.2 Das SMART-Konzept

Hat der Patient einen solchen Wunsch für sich erarbeiten können, so geht es im nächsten Schritt darum, ein geeignetes Ziel zu formulieren. Wir greifen dazu auf das **SMART-Konzept** zurück, das eigentlich aus der Unternehmens- und Personalführung stammt. Das Ziel sollte dabei so spezifisch **(S)** wie möglich sein. Was genau soll verändert werden? In der Regel benennen die Patienten hier eine spezifisch formulierte Reduktion der Spielzeit oder eine Veränderung ihrer Lebenssituation (zum Beispiel wieder in die Schule zu gehen). Dieses Ziel muss nachfolgend betrachtet messbar **(M)** sein. Im Falle einer Reduktion der Spielzeit wären das Stunden, der regelmäßige Schulbesuch kann durch eine selbstständig festgelegte Limitierung der Fehltage (Fernbleiben nur bei unvorhersehbaren somatischen Erkrankungen wie Fieber etc.) messbar werden. Im dritten Schritt muss das formulierte Ziel eine Attraktivität **(A)** für den Betroffenen aufweisen. Dabei ist die bereits besprochene Vierfeldertafel hilfreich. Die langfristigen Vorteile einer Teilabstinenz ergeben sich aus der Umkehr der langfristigen Nachteile des Konsums, also zum Beispiel mehr Zeit für Familie, Freunde und andere Hobbies oder den angestrebten Schulabschluss mit nachfolgenden beruflichen Möglichkeiten. Im nächsten Schritt gilt es einzuschätzen, wie realistisch **(R)** das formulierte Ziel ist. Hier muss ein guter Mittelweg zwischen Über- und Unterforderung des Betroffenen gefunden werden. Steht der angestrebte Schulabschluss zum Beispiel aufgrund einer unterdurchschnittlichen kognitiven Leistungsfähigkeit in unrealistischer Ferne, würde das den Betroffenen demotivieren. Ebenso der Wunsch des alleinstehenden Patienten, in unmittelbarer Zukunft eine Familie zu gründen. Neben einem generellen Abgleich mit der Realität ist dabei vor allem noch der letzte Punkt entscheidend: die Terminierbarkeit **(T).** Ein mitunter jahrelang antrainiertes Verhalten „verlernt" man nicht innerhalb von zwei Wochen. Ein zu weit in der Zukunft terminiertes Ziel hingegen verleitet zur Prokrastination (➤ Kap. 15). Empfehlenswert sind Kopplungen an das anstehende Therapieprogramm: Etwa innerhalb der nächsten drei Monate die Gruppentermine regelmäßig wahrzunehmen, die Spielzeit bis dahin um zwei Stunden / Tag zu reduzieren und in die Schule zu gehen. Diese Ziele sollten aber in jedem Fall individuell erarbeitet werden, da manche Patienten von mehr als einem Ziel zeitgleich bereits überfordert sein könnten.

Es gibt bei der Videospiel- und Internetabhängigkeit keine ausreichende wissenschaftliche Datenlage zu dieser Thematik. In anderen Bereichen wurde das SMART-Konzept bereits wissenschaftlich untersucht, etwa an Medizinstudenten (Tichelaar et al. 2016). Aus unserer klinischen Erfahrung lässt sich ableiten, dass Teilnehmer vor dem Besuch der Gruppentherapie deutlich von einer ausführlich herausgearbeiteten und klar formulierten Zielsetzung profitieren.

LITERATUR

Tichelaar J, den Uil SH, Antonini NF, van Agtmael MA, de Vries TPGM, Richir MC. A 'SMART' way to determine treatment goals in pharmacotherapy education. British Journal of Clinical Pharmacology 2016; 82(1): 280–284.

KAPITEL

15 Verhaltenstherapeutisch zentrierte Inhalte

Daniel Illy

15.1 Einleitung

Die verhaltenstherapeutisch zentrierten Inhalte des hier vorgestellten Therapieprogramms enthalten viele „Klassiker" dieser Therapierichtung. Das liegt vor allem daran, dass eine Verhaltenssucht logischerweise über eine Veränderung des Verhaltens Betroffener behandelt werden sollte. Zur Wirksamkeit und für einen umfangreichen Überblick sei das ➤ Kap. 10 empfohlen.

15.2 (Dysfunktionale) Emotionsregulation

Ein wesentliches Element in der Behandlung einer Videospiel- und Internetabhängigkeit ist die Bearbeitung einer **dysfunktionalen Emotionsregulation.** Damit wird die Ausübung eines schädlichen Verhaltens bezeichnet, das zur Belohnung bzw. Tilgung aversiv erlebter Reize eingesetzt wird. Weitere Beispiele finden sich bei selbstverletzenden Verhaltensweisen oder bei stofflichen Süchten wie dem Rauchen.

Um den Patienten zugänglich für diese Thematik zu machen, ist es vielfach notwendig, bei der Basis zu beginnen: der Unterscheidung und dem Zusammenhang zwischen **Denken, Fühlen und Handeln.** Therapieziel dabei ist die Aufdeckung eigener dysfunktionaler Verhaltensweisen. Zum Einstieg kann es sinnvoll sein, Beispiele für das Zusammenwirken von Denken, Fühlen und Handeln zu sammeln. Im Rollenspiel lässt sich beispielsweise eine Eifersuchtsszene auf einer Party nachstellen. In dem Durchgang, in dem der Betroffene sofort handelt, landet der imaginierte Inhalt des Glases auf der Kleidung des in ein Gespräch vertieften Partners. In einem zweiten Durchgang fühlt er zunächst in sich hinein („Ich fühle Eifersucht"), denkt dann nach („Hat ja vielleicht was mit mir zu tun, ich mag mich gerade selber nicht so gern.") und handelt erst dann („Schatz, können wir bitte kurz etwas besprechen?"). Häufig gelingt es Teilnehmern, über dieses sehr konstruierte und in Teilen lebensfremde (es ist menschlich, manchmal sofort zu handeln) Beispiel ins Gespräch über die Thematik zu kommen („Nicht mal Sie als Therapeut würden sich so verhalten!"). Gerade bei einer komorbid bestehenden Depression ist der Zusammenhang von „schlechten" Gedanken, „schlechten" Gefühlen und „schlechtem" Verhalten von essenzieller Bedeutung.

Sind dem Patienten die Grundlagen verständlich geworden, so erfolgt die Anleitung zur Selbstbeobachtung, etwa mit Hilfe einer **Verhaltensanalyse.** Mit ihrer Hilfe lassen sich, wie nachfolgend am Beispiel der Ausgangssituation „schlechte Note in der Schule bekommen" gezeigt (➤ Abb. 15.1), bereits erste Veränderungen im Umgang mit vormals dysfunktional gelösten Situationen erwirken.

Gefühl	Gedanke	Handlung
„Beschissen"	Diesen Tag einfach beenden und zocken!	Videospiel spielen

↓

Gefühl	Gedanke	Handlung
Wut	Es lag vermutlich daran, dass ich das Falsche vorbereitet habe.	In Zukunft besser zuhören was relevant ist und mir aufschreiben.

Abb. 15.1 Beispiel einer Verhaltensanalyse [L231]

Im Verlauf können Patienten lernen, die für sie schwierigen Situationen (gesammelt im in ➤ Tab. 15.1 vorgestellten Wochenprotokoll) mit Hilfe einer **Situationsanalyse** (➤ Abb. 15.2) neu zu bewerten.

Erfahrungsgemäß braucht es hier häufig sehr viel Anleitung und Motivation, gerade für jugendliche Patienten. Etwas praxisnäher, da an das eigene Spielverhalten gekoppelt, ist das **Gratifikations- / Kompensationsmodell.** Wie man in ➤ Abb. 15.3 sehen kann, nimmt im Laufe der Suchtentwicklung die natürliche Belohnung durch das Spielen zugunsten einer steigenden Kompensation von negativen Gefühlen ab.

Tab. 15.1 Vorlage eines Wochenprotokolls (für einen Tag; modifiziert nach Wölfling et al. 2012)

Situation	Gedanken	Gefühle	Körper	Verlangen (0-10)	Spiel-/Nutzungsdauer (min)
Gesamtnutzungsdauer des Tages:					

Situation	Ich	Videospiel-/Internetnutzung		Konsequenz	
Stress in der Schule	Stress durch das Spielen vergessen wollen Unsicherheit wegen Hausaufgaben	**Vorher**	**Nach Beginn**		
		Gedanken	Gedanken	Kurzfristig	
		Sobald ich zuhause bin, wird gezockt!	Endlich den Kopf abschalten	Weniger Stress	positiv
		Körper	Körper	Langfristig	
		Druck auf der Brust	Innere Ruhe	Charakter erreicht höheres Level	
		Gefühle	Gefühle	Kurzfristig	
		Wut	Freude	Wieder keine Hausaufgaben gemacht	negativ
		Verhalten	Verhalten	Langfristig	
		Spielen	Unfähigkeit aufzuhören	Schlechter in der Schule Noch mehr Stress	

Abb. 15.2 Beispiel einer Situationsanalyse [L231]

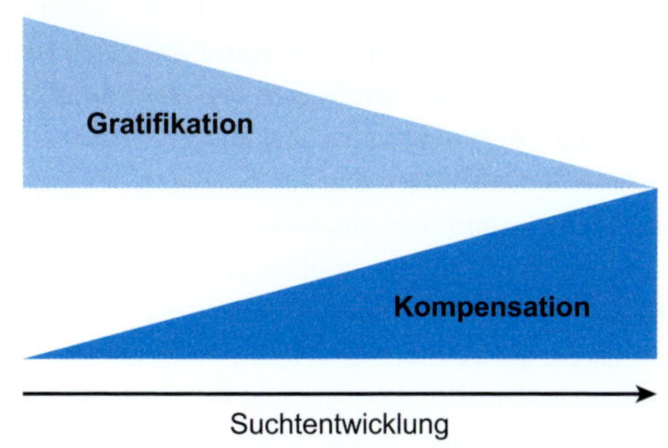

Abb. 15.3 Das Gratifikations-Kompensationsmodell der Abhängigkeit [L231] (modifiziert nach Brand et al. 2016)

Anhand dieses Models lassen sich meist die besten positiven Gründe für eine Teilabstinenz ableiten. Im Stadium der Kompensation spielen Betroffene häufig nicht mehr aus Spaß, sondern meist nur noch, um negative Gefühle zu kompensieren. Es kann ein erklärtes Ziel der Teilabstinenz sein, wieder einen freudvollen Umgang mit den digitalen Medien zu erlernen.

15.3 Stress und Entspannung

Um langfristig und nachhaltig funktional Emotionsregulation zu betreiben, ist es für Betroffene in der Regel sinnvoll, Stress abzubauen. Es empfiehlt sich die übliche **verhaltenstherapeutische triadische Herangehensweise** an das Thema:

1. **Stressverringerung** („Ich stehe einfach ein bisschen früher auf, um nicht jeden Morgen zum Bus rennen zu müssen"),
2. **Stressbewertung** („Es bringt nichts, mich über die Dinge aufzuregen, die ich nicht ändern kann, zum Beispiel den unsympathischen Mathe-Lehrer"),
3. **Stresserholung.**

Der letzte Punkt öffnet das große Themenfeld der Entspannungsverfahren, der Achtsamkeit und der positiven alternativen Aktivitäten. Zu den **Entspannungsverfahren** ist zu sagen, dass sich gerade im Altersbereich der Adoleszenten eher wenig Motivation für die Durchführung der Verfahren erwarten lässt. In der Gruppe oder im Einzelgespräch lassen sich Autogenes Training, Traumreise oder die Progressive Muskelrelaxation (PMR) nach Jacobson anleiten. Letztere wird unserer Erfahrung nach noch am ehesten von den Jugendlichen angenommen. **Achtsamkeitsübungen** sind eine sinnvolle Ergänzung, wobei hier auf den Einbau in den Alltag zu achten ist. „Der Rote Punkt" wäre zum Beispiel eine gute Übung, bei der Betroffene durch auf Gegenstände (Kaffeemaschine, Zahnputzbecher, etc.) geklebte Punkte daran erinnert werden, die Tätigkeit (Kaffee kochen, Zähne putzen, etc.) achtsam durchzuführen. Achtsames Verhalten ist meist gar nicht so weltfremd wie von vielen der Patienten angenommen. Die meisten Menschen etwa duschen bereits achtsam und bemerken einen entspannenden Effekt dabei, unter der Dusche zeitgleich nicht noch tausend andere Dinge zu erledigen.

15.4 Aufbau positiver alternativer Aktivitäten

Neben diesen sehr therapeutischen Maßnahmen gegen Stress hat der **Aufbau positiver alternativer Aktivitäten** sicherlich einen höheren Stellenwert. Man muss es in aller Deutlichkeit sagen: Jeder Patient, der sich in Behandlung einer Videospiel- und Internetabhängigkeit begibt, sollte dazu angeleitet werden, eine (nach seinen individuellen Gegebenheiten) **sportliche Aktivität** durchzuführen. Sport wirkt stressreduzierend, hat einen ausgesprochen positiven Effekt auf die somatischen Komorbiditäten (➤ Kap. 5) und schafft Tagesstruktur. Über Bouldern und andere gut geeignete Sportarten haben wir im Zuge dessen bereits berichtet. Eventuell steht am Beginn auch erst einmal das Spazierengehen; Hauptsache, die Patienten beginnen aktiv zu werden. Langfristig bieten Sportvereine die Möglichkeit des sozialen Austauschs und einer Veränderung der Peergroup (➤ Kap. 16). Neben sportlichen Aktivitäten sollten Patienten auch andere positive alternative Aktivitäten zum Konsum entwickeln. Diese können durchaus einen spielerischen Charakter aufweisen, etwa indem man sich zum gemeinsamen Brettspielabend zusammensetzt. Andere Beispiele wären etwa den Eltern bei der Gartenarbeit zu helfen, sich mit Freunden zu treffen (ohne Medien!) oder ein neues, nicht digitales Hobby zu suchen (Zeichnen, Modellbau, etc.).

Es kann zur Umsetzung dieses sehr zentralen Themas sinnvoll sein, mit sehr inaktiven Patienten Tage eng zu strukturieren und „Stundenpläne" für den Freizeitbereich zu erstellen. Entscheidend ist, dass die Medienzeit schrittweise reduziert wird und die Alternativaktivitäten an die Stelle des Konsums treten. Fortschritte lassen sich mit einem **Wochenprotokoll** (➤ Tab. 15.1) messen. Hier haben Betroffene für jeden Tag die Möglichkeit, Eintragungen vorzunehmen und für einzelne Situationen, wie bereits in ➤ Kap. 15.2 besprochen, eine Situationsanalyse vorzunehmen. Zudem liefert ein solches Wochenprotokoll eine gute Auflistung der aktuellen Spiel- bzw. Nutzungsdauer der Betroffenen.

Im Rahmen der Strukturierung eines Tages stellt sich meist die zentrale Frage nach der **Priorisierung von Pflichten und Entspannung,** etwa wenn die Frage kommt, ob im Rahmen einer Teilabstinenz erst kontrolliert gespielt oder zunächst die Hausaufgaben erledigt werden sollten. Hier sollte von Beginn an das Motto **„Wichtiges zuerst!"** umgesetzt werden. Beruf, Schule, Hausaufgaben, familiäre und haushaltliche Pflichten gehen vor und dürfen allenfalls von alternativen Aktivitäten kurzfristig (Achtung: Prokrastination!) aufgeschoben werden, sofern verantwortbar. Selbstverständlich stehen dabei manche Pflichten wie Schule, Beruf und Kinderversorgung noch vor den Alternativaktivitäten. Es muss aber nicht sofort staubgesaugt werden, wenn der Betroffene nach einem anstrengenden Tag das Bedürfnis hat, „Dampf ablassen" zu müssen. Er darf eine Runde Joggen gehen, jedoch keine digitalen Medien konsumieren. Erst nach Erledigung aller notwendigen Pflichten ist die Zeit für einen kontrollierten Konsum.

15.5 Schlaf und Prokrastination

Das kann dazu führen, dass sich das Spielen meist in den Abend verlagert, doch auch noch am Anfang einer Veränderung stehende Patienten zeigen häufig einen abendlichen oder sogar nächtlichen Konsum. Aufgrund der in ➤ Kap. 5 beschriebenen somatischen Komorbidität in Form von Schlafstörungen ist daher die Erarbeitung einer sogenannten **„Schlafhygiene"** essenziell. Nach Möglichkeit sollte, neben den anderen, im Anschluss noch näher aufgeführten Regeln, ein ausreichender Abstand zwischen dem Konsum von Bildschirmmedien und dem Einschlafen liegen. Die biologischen Grundlagen (Melatonin) dieser Schlafstörungen wurden bereits in ➤ Kap. 5 besprochen, samt der (aus unserer Sicht) nicht vollständig hilfreichen Filterapplikationen. Gerade Letztere sollten im Patientengespräch aufgegriffen werden („Ich kann doch einfach den Nachtmodus nutzen, was wollen Sie denn?"), da es ja nicht nur um die Lichtexposition als solches, sondern um die Schaffung eines neuen Schlafrituals gehen sollte.

➤ Box 15.1 listet elf Regeln zur Schlafhygiene im Überblick auf (angepasst aus Illy 2015).

BOX 15.1

Exkurs: 11 Regeln zur Schlafhygiene

1. Möglichst feste Schlafzeiten einhalten. Nach Möglichkeit sollte man von diesen Zeiten auch am Wochenende nicht übermäßig abweichen. Der Biorhythmus (der bei Videospiel- und Internetabhängigkeit häufig gestört ist) stellt sich entsprechend auf diese Zeiten ein und es fällt dem Körper dann leichter, zur Ruhe zu kommen.
2. Mittagsschlaf vermeiden.
3. Ausreichende Schlafdauer, aber auch nicht zu lange schlafen (um den Biorhythmus nicht zu gefährden). Gerade dieser Punkt ist bei der Videospiel- und Internetabhängigkeit häufig ein Thema. Betroffene zeigen häufig bereits eine Reduktion der Schlafzeit (um mehr Zeit für den Konsum zu haben) und „holen das dann an freien Tagen nach".
4. Das Bett ist, den Austausch von Zärtlichkeiten ausgenommen, einzig und allein zum Schlafen da. Im Bett zu essen oder abends Medien zu konsumieren ist absolut nicht zu empfehlen, da so der Ort des Schlafens zweckentfremdet wird. Erfahrungsgemäß wird dieser Punkt von den wenigsten Patienten berücksichtigt.
5. Kein Alkohol oder Nikotin vor dem Schlafengehen.
6. Allabendliche Rituale, die einen möglichst beruhigenden Charakter haben, etablieren. Beispielsweise einen müde machenden Tee trinken, dann waschen und Zähne putzen und noch ein paar Seiten lesen. Medienkonsum als Ritual ist natürlich nicht erlaubt.
7. Keine fetten und reichhaltigen Mahlzeiten am Abend.
8. Aktivität am Tag sorgt für abendliche Müdigkeit.
9. Schlafatmosphäre schaffen. Dazu gehört neben einer gemäßigten Temperatur (Wohlfühltemperatur der meisten Menschen im Schlafzimmer zwischen 19 und 21 °C) auch Dunkelheit. Zudem sollte man auf frische Luft im Schlafzimmer und möglichst wenig Lärm achten.

10. Nicht ins Grübeln oder in Panik verfallen, wenn es mal nicht klappen sollte mit dem Einschlafen. Eine gut sichtbare Uhr am Bett vermeiden, um sich nicht unter Druck zu setzen. Versuchen, sich mit Gedanken (das berühmte „Schäfchen zählen") abzulenken und ggf. das Einschlafritual wiederholen. Keinesfalls sollten digitale Medien konsumiert werden.
11. Die wichtigste Regel zum Schluss: Zwei Stunden vor dem Schlafengehen keine elektronischen Medien mehr konsumieren! Das Gehirn produziert unter dem Einfluss der Dunkelheit das Schlafhormon Melatonin. Sind die Augen am Abend einer hellen Lichtquelle ausgesetzt, verwirrt das das Gehirn und es wird denken, es sei Tag. Das Hormon wird nicht gebildet und der Körper kann gar nicht zur Ruhe kommen.

Als Exkurs bietet es sich für einige Patienten an, über **Prokrastination** („Aufschieberitis") zu sprechen. Dies meint das Vernachlässigen meist zeitaufwendiger Pflichten zugunsten kurzfristiger Tätigkeiten, die einen belohnenden Charakter haben. Insbesondere Videospiele und digitale Medien sind perfekt dazu geeignet, beispielsweise die Abgabe der Bachelor-Arbeit etwas nach hinten zu verschieben. Der daraus entstehende Teufelskreis lässt sich mit Betroffenen etwa wie in ➤ Abb. 15.4 erarbeiten.

Ein Lösungsansatz im Umgang mit prokrastinierendem Verhalten besteht in einem gestuften Vorgehen nach nachfolgendem Ansatz:

1. Iteration statt Perfektion. Hier ist der Verweis auf die Entwicklung eines Videospiels hilfreich, das ja ebenfalls iterierend hergestellt wird.
2. Anwendung des sogenannten **Rubikon-Modells** mit den Unterschritten:
   a) Abwägen (Motivationsbildung, ggf. Rückgriff auf Vierfeldertafel, ➤ Kap. 14.1)
   b) Planen, ggf. unter Zuhilfenahme des SMART-Models (➤ Kap. 14.2)
   c) Handeln. Dabei am besten in Etappen arbeiten, die Arbeit aufteilen, Ablenkungen (Medien) vermeiden und ausreichende Pausen (alternative Aktivitäten) einplanen.
   d) Abschließend Bewerten und Belohnen (ggf. In der Teilabstinenz auch mit kontrolliertem Konsum, besser natürlich mit einer alternativen Aktivität).

Erwartungsgemäß gibt es bei der Videospiel- und Internetabhängigkeit neben den in ➤ Kap. 10 vorgestellten Studien keine umfassende Datenlage zu einzelnen Therapiebausteinen der Verhaltenstherapie. Dass die Verhaltenstherapie als Ganzes jedoch wirk-

Widerwillen gegenüber der Aufgabe
Aufschieben der Arbeit –
Vermeidung durch weniger unangenehme Alternativtätigkeiten
Teufels-
kreis
Konsequenzen kurzfristig:
• Spannungsreduktion
• Nachlassen unangenehmer Gefühle
Konsequenzen kurzfristig:
• Angenehme Ersatztätigkeit
• Schneller Erfolg bei der Erledigung kleinerer Ersatztätigkeiten
Kurzfristig besseres Gefühl
Konsequenzen langfristig:
Leistungsrückstand,
Stress, Selbstabwertung,
schlechtere Stimmung

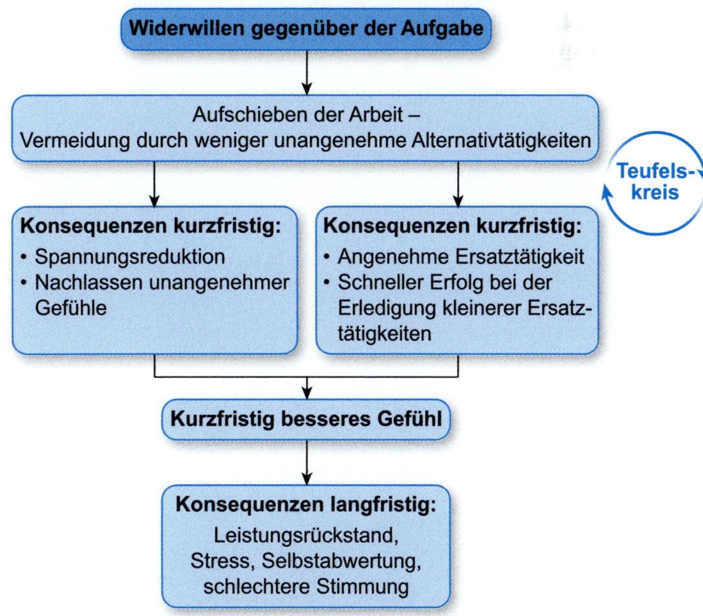

Abb. 15.4 Modell der Prokrastination [L231; G853] (Modifiziert nach: Höcker A, Engberding M, Rist F. Prokrastination [2., aktualisierte und ergänzte Auflage]. Göttingen: Hogrefe; 2017.)

sam ist, daran besteht kein Zweifel, auch wenn die Datenlage noch sehr dünn ist und Aussagen zur langfristigen Wirksamkeit oder den Einfluss auf die Spielzeit in einer Metaanalyse von 12 Studien durch Stevens et al. (2018) nicht getroffen werden konnten. Gängige Therapieverfahren, etwa das Behandlungsmanual der Gruppe um Klaus Wölfling (Wölfling et al. 2012) stellten diese Konzepte bereits 2012 vor und nutzten sie für nachfolgend durchgeführte Wirksamkeitsstudien (Wölfling et al. 2019). Die hier vorgestellte Teilabstinenzbehandlung greift viele der dort bereits etablierten Techniken auf, etwa das Wochenprotokoll. Ein weiteres Beispiel wäre das Therapiemanual „Lebenslust statt Onlineflucht" für Jugendliche von Bettina Moll und Rainer Thomasius (2019) samt der dazugehörigen Pilotstudie (Moll et al. 2014). Bezüglich des Einflusses von Prokrastination auf abhängige Jugendliche mit einer Internet Gaming Disorder gibt es eine Studie von Yeh et al. (2017). Diese sieht in der Prokrastination einen wichtigen, mit der Schwere der Abhängigkeit korrelierenden Faktor und empfiehlt die Problematik entsprechend anzugehen.

LITERATUR

Brand M, Young KS, Laier C, Wölfling K, Potenza MN. Integrating psychological and neurobiological considerations regarding the development and maintenance of specific Internet-use disorders: An Interaction of Person-Affect-Cognition-Execution (I-PACE) model. Neuroscience & Biobehavioral Reviews 2016; 71: 252–266.

Höcker A, Engberding M, Rist F. Prokrastination: ein Manual zur Behandlung des pathologischen Aufschiebens. Göttingen: Hogrefe; 2017.

Illy D. Ratgeber Depression: Hilfe für den Alltag. München: Elsevier; 2015.

Illy D, Florack J. Ratgeber Videospiel- und Internetabhängigkeit: Hilfe für den Alltag. München: Elsevier; 2018.

Moll B, Thomasius R, Thomsen M, Wartberg L. Pilotstudie zur Effektivität eines kognitiv-verhaltenstherapeutischen Gruppenprogramms mit psychoedukativen Anteilen für Jugendliche mit pathologischem Internetgebrauch. Praxis der Kinderpsychologie und Kinderpsychiatrie 2014; 63(1): 21–35.

Moll B, Thomasius R. Kognitiv-verhaltenstherapeutisches Gruppenprogramm für Jugendliche mit abhängigem Computer- oder Internetgebrauch : das „Lebenslust statt Onlineflucht"-Programm. Göttingen Hogrefe; 2019.

Prokrastinationsambulanz der Westfälischen Wilhelms-Universität Münster (2019). https://www.uni-muenster.de/Prokrastinationsambulanz/ [Aufgerufen am 03.10.2019].

Stevens MWR, King DL, Dorstyn D, Delfabbro PH. Cognitive–behavioral therapy for Internet gaming disorder: A systematic review and meta – analysis. Clinical Psychology & Psychotherapy 2018; 26(2), pp.191-203.

Wölfling K, Jo C, Bengesser I, Beutel ME, Müller KW. Computerspiel- und Internetsucht: ein kognitiv-behaviorales Behandlungsmanual. Stuttgart: Kohlhammer; 2012.

Wölfling K, Müller KW, Dreier M, et al. Efficacy of Short-term Treatment of Internet and Computer Game Addiction. JAMA Psychiatry. Published online July 10, 2019. doi:10.1001/jamapsychiatry.2019.1676.

Yeh Y-C, Wang P-W, Huang M-F, Lin P-C, Chen C-S, Ko C-H. The procrastination of Internet gaming disorder in young adults: The clinical severity. Psychiatry Research 2017; 254: 258–262.

KAPITEL

16 Suchttherapeutisch zentrierte Inhalte

Daniel Illy

16.1 Motivierende Gesprächsführung

Wie bereits erwähnt, stehen die suchttherapeutischen Inhalte unter der Schirmherrschaft der Motivierenden Gesprächsführung. Die Entwicklung dieser Art der Psychotherapie geht auf Miller und Rollnick (1992) zurück und wurde für stoffliche Süchte konzipiert. Ziel ist es, seitens des Patienten eine **intrinsische Motivation zur Änderung eines Suchtverhaltens** aufzubauen. Dies geschieht unter anderem durch die Auflösung von Ambivalenzen hinsichtlich des Konsums, etwa mit der bereits vorgestellten Vierfeldertafel (➤ Kap. 14). Die therapeutische Haltung ist dabei patientenzentriert und direktiv, das bedeutet, dass jede Veränderungsbereitschaft vom Patienten selbst ausgeht. Um dies zu erreichen, sollten Therapierende unter anderem aktives Zuhören praktizieren („reflective listening"), Akzeptanz und Bestätigung vermitteln und mittels offener Fragen auf die Vorteile einer Abstinenz hinlenken („change talk").

Um sich dem Thema der Abhängigkeit zu nähern und erste Ambivalenzen aufzudecken, kann es hilfreich sein, hinter die Abhängigkeit zu schauen und diese in verschiedene Teilaspekte aufzuteilen. Dabei leistet das **4-M-Modell** sehr gute Dienste. Es kann sehr gut im Anschluss an das eher aus ätiologischer Sicht auf die Abhängigkeit blickende Trias-Modell (➤ Kap. 13) eingesetzt werden. Gemeinsam mit dem Patienten lassen sich vier kontextuelle Teilbereiche abgrenzen: *Mensch, Milieu, Mittel* und *Markt.* Unter dem Stichwort „Mensch" sammeln Patienten dann beispielsweise eigene Persönlichkeitsmuster („Ich suche immer nach neuen Reizen") oder genetische Vorbelastungen hinsichtlich psychischer Erkrankungen in der Familie („Mein Vater war alkoholabhängig"). „Milieu" bezieht sich auf das Umfeld, das unter anderem in diesem Kapitel („Abgrenzung von meinen weiterhin spielenden Freunden") und im Hinblick auf Angehörige („Welche Rolle spielt meine Freundin?") in ➤ Kap. 18 näher beleuchtet wird. Gerade den Überbegriff „Mittel" lohnt es umfangreicher zu betrachten, da die Suchtmittel „Videospiele" und „Internet" einige Besonderheiten mit sich bringen. Ihre Allgegenwärtigkeit und die große Verfügbarkeit können den Weg zur Abstinenz entscheidend erschweren. Dies gilt insbesondere für „Free2Play-Spiele". Wie in ➤ Kap. 8 umfangreich dargelegt, werden Betroffene aktuell (im Gegensatz zu anderen Suchtmitteln) nicht

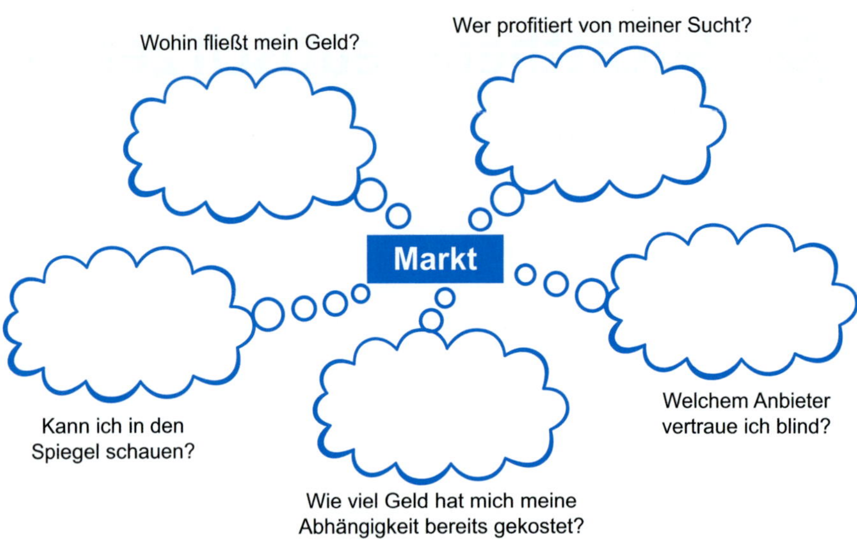

Abb. 16.1 Beispielübung zum 4-M-Modell (Auszug aus Illy & Florack, 2018) [L231]

ausreichen durch Institutionen wie die USK geschützt. Es fehlt gegenwärtig vor allem noch an gesetzlichen Grundlagen. Und selbst wenn es diese Grundlagen in Zukunft in Deutschland gäbe: Online-Spiele halten sich nicht an Ländergrenzen. Die Thematik geht meist nahtlos in die Betrachtung des letzten Oberbegriffs über: dem „Markt". Hier sollen Betroffene Ideen dazu sammeln, welche Anbieter sie konsumieren und wer an ihrer Sucht Geld verdient. Abhängige neigen dazu, diese Faktoren auszublenden, sie sind aber, von den Betroffenen selbst formuliert, ein durchaus wirksames Mittel, die Abstinenz aufrechtzuerhalten. Etwa, wenn am Beispiel einer Kokainabhängigkeit dem Betroffenen klar wird, wie viele potenzielle Menschenleben sein Konsum bislang gefordert hat. Natürlich kann man Kokain nicht mit Videospielen vergleichen (letztlich will der anständig arbeitende Gamedesigner auch nur seine Miete bezahlen), aber auch hierbei gibt es Möglichkeiten, sein Geld in dubiose Hände zu geben. Goldfarming, Online-Glücksspiele, undurchsichtige Free-2Play-Angebote oder fragwürdige Projekte auf Crowdfunding-Plattformen, um nur einige zu nennen. Die Sucht im Kontext zu sehen, schafft also Ansatzpunkte für eine Verhaltensänderung, sie zeigt mögliche Schwierigkeiten seitens des Betroffenen, aber auch seine Ressourcen auf. In ➤ Abb. 16.1 soll beispielhaft die entsprechende Übung am Beispiel des Überbegriffs „Markt" aufgezeigt werden. Im Sinne der Motivierenden Gesprächsführung ist unbedingt darauf zu achten, dass der Betroffene selbst die Fragen formuliert.

16.2 Teufelskreis der Sucht

Im Verlauf ist es empfehlenswert, die seitens des Patienten erarbeiteten Inhalte in einem anderen Zusammenhang erneut aufzugreifen und über den **Teufelskreis der Sucht** zu sprechen. Der Begriff Teufelskreis geht auf Watzlawick et al. (1967) zurück. Er beschrieb damit ursprünglich Wechselwirkungen in der zwischenmenschlichen Kommunikation. In seinem Beispiel zeigt sich eine Ehefrau unzufrieden mit der spärlichen Anwesenheit ihres Mannes und schimpft ihn deswegen. Aufgrund dessen zieht sich der Ehemann noch mehr zurück und verbringt noch weniger Zeit mit seiner Frau, ein Teufelskreis entsteht. Betroffenen ist häufig gar nicht klar, dass es auch bei einer Videospiel- und Internetabhängigkeit sich gegenseitig verstärkende Faktoren gibt, welche die Abhängigkeit weiterhin aufrechterhalten. ➤ Abb. 16.2 versucht, dies anschaulich darzustellen.

Wie man sieht, fließt das 4-M-Modell in den Teufelskreis mit ein. Der Betroffene selbst bringt einen psychischen und einen (zunächst als unveränderbar

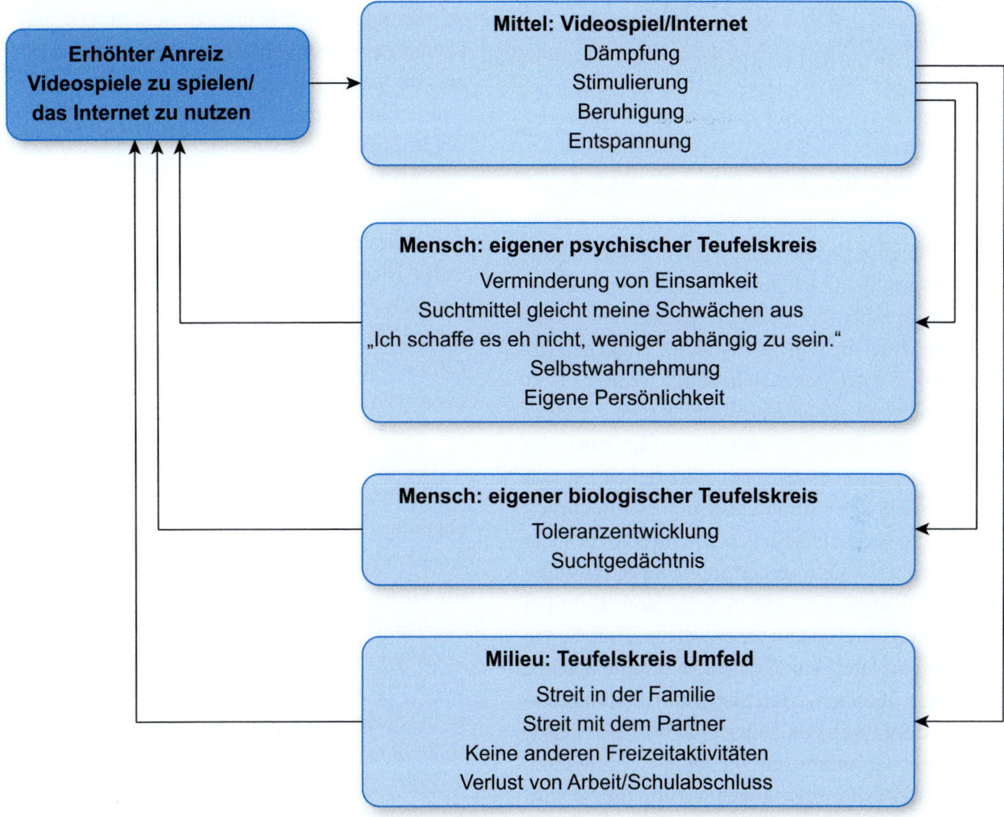

Abb. 16.2 Teufelskreismodell in Anlehnung an Küfner & Bühringer (1997) aus Illy & Florack (2018) [L231]

und bei Rückfällen häufig als entlastend empfundenen) biologischen Kreislauf mit. Letzterer lässt sich im Anschluss an die psychoedukativ (➤ Kap. 13) vermittelten Grundlagen erarbeiten. Das eigene Umfeld kann einen „Milieu-Teufelskreis" darstellen.

Im Schaubild gut erkennbar ist die Tatsache, dass alle gezeigten Teufelskreise über den Kasten „Mittel" verlaufen. Dessen zentrale Rolle und Funktion wird hier nochmals deutlich. Im Falle einer stressigen Lebenssituation schafft das Videospielen bzw. die Flucht in das Internet eine scheinbare Entspannung. Die vermeintlich positiven Effekte sind dabei sehr umfassend und wirken auch in die Gegenrichtung: Im Falle fehlender anderer Freizeitaktivitäten kann das Mittel etwa eine Stimulierung bewirken. Ebenso kann es bei entsprechender Ausprägung einer Toleranz dafür sorgen, dass durch die weitere Stimulierung (sprich: noch mehr spielen bzw. noch länger im Internet surfen) zunächst eine vermeintliche Stabilität erreicht wird. Die kurzfristigen positiven Effekte bewirken langfristig jedoch eine Zunahme der Abhängigkeit, der Betroffene steckt in einem Teufelskreis fest.

MERKE

Ein Ausweg aus dem Teufelskreis ist nur dadurch zu schaffen, dass Betroffene in Situationen, in denen sie zuvor mit vermehrtem Konsum reagiert haben, lernen, genau das Gegenteil zu tun.

Dazu sind therapeutisch vermittelbare Werkzeuge notwendig, die nachfolgend vorgestellt werden sollen.

16.3 Auswege aus dem Teufelskreis

16.3.1 Stimuluskontrolle

Die Kontrolle der Stimuli, welche die jeweiligen Suchtmittel innehaben, ist ein ganz entscheidender Faktor bei der Behandlung einer Videospiel- und Internetabhängigkeit und steht nicht umsonst an erster Stelle im Schaubild (➤ Abb. 16.2). Schaffen es Betroffene, dem Anreiz der Mittel nicht mehr (in der anfänglichen Art und Weise) nachzugeben, hat dies einen großen Effekt auf das nachgeschaltete Verhalten. Gerade bei einer Teilabstinenz sollten Patienten darauf hingewiesen werden, dass es von essenzieller Wichtigkeit ist, sich bei der Ausübung der Stimuluskontrolle selbst ehrlich gegenüber zu treten. Jeder teilabstinente Patient sollte im Rahmen der spielimmanenten Therapieinhalte (➤ Kap. 17) angeleitet werden, seine Konsummittel nach einem **Ampelsystem** zu bewerten. Rote Spiele sollten absolut tabu sein. Gelbe Spielinhalte können mit Vorsicht unter gewissen Sicherheitsmaßnahmen (Situationsanalysen) und Beschränkungen (selbst gesetzte, den Grundkonsum weiter einschränkende Zeitlimits) konsumiert werden. Grüne Spiele sind (wenn das Spielen keine Funktion übernimmt) im Rahmen des entsprechend festgelegten Zeitrahmens (in der Regel) bedenkenlos konsumierbar.

Nehmen wir aus praktischen Aspekten mal ein Beispiel zu Hand:

16

Fallbeispiel

Der Patient spielt in abhängiger Weise MMORPGs, zuletzt World of Warcraft in der „Classic-Variante“. Sein anhand der SMART-Kriterien (➤ Kap. 14) formuliertes Ziel lautet, innerhalb der nächsten vier Monate seine durchschnittliche Spielzeit von täglich sechs Stunden auf drei Stunden zu reduzieren. Zudem will er seine Ausbildung als Kfz-Mechatroniker abschließen und daher nicht mehr wegen des Spielens auf der Arbeit fehlen. Wenige Tage vor dem Therapiegespräch mit Ihnen war sein 19. Geburtstag. Er fragt, welche der nachfolgenden ihn aktuell interessierenden Spiele er von einem geschenkten Wertgutschein bedenkenlos, mit Einschränkungen oder lieber gar nicht nutzen sollte. Seinen Account bei World Of Warcraft hat er erst vor wenigen Tagen löschen lassen.

The Elder Scrolls Online
Life Is Strange 2
Borderlands 3
Vampyr

An dieser Stelle wird erneut sichtbar, warum es für Therapierende entscheidende Vorteile hat, sich mit Videospielen auszukennen. Weniger Videospielaffine bekommen jedoch auf Gaming-Webseiten oder im Rahmen von Videos auf YouTube (Let's Plays) einen ganz guten Eindruck von den Spielinhalten.

The Elder Scrolls Online ist ein MMORPG. Es bestehen zu viele Ähnlichkeiten zum gerade erst abgeschriebenen World of Warcraft. Von einem Konsum ist dringend abzuraten. Einordnung in die Rote Stufe.

Life Is Strange begegnete uns bereits in ➤ Kap. 7, als wir den ersten Teil explizit lobten. Berechtigt das bereits zur Einordnung in die grüne Stufe? Nein; eine individuelle Bewertung sollte in jedem Fall erfolgen. Der Beispielpatient war bislang vor allem von Multiplayer-Online-Rollenspielen abhängig, *Life Is Strange 2* ist ein Adventure mit Fokus auf der Erzählung. Es hat ein definiertes Ende und keinerlei Rollenspielmechanik, wir sehen daher eher keine große Gefahr: Einordnung in die Grüne Stufe.

Borderlands 3 ist ein Ego-Shooter mit Rollenspielsystemen. Sorgen machen uns Charakterprogression und einzusammelnder „Loot“. Zudem gibt es die Möglichkeit, das Spiel gemeinsam mit Freunden im Koop-Modus zu spielen. Auch wenn das Spiel also kein MMORPG ist, in der gegenwärtigen Situation würden wir dem Patienten von einem Konsum dringend abraten: Rote Stufe.

Vampyr ist ein Action-Rollenspiel und stammt vom gleichen Team wie *Life Is Strange.* Grünes Licht also? Nein, in der individuellen Betrachtung machen uns ein starker Fokus auf die Erzählung und die fehlenden Multiplayer-Modi zwar weniger Sorgen, allerdings hat das Spiel einige Rollenspielelemente, auf die unser Patient ansprechen könnte: Einordnung in die gelbe Stufe und Konsum unter bestimmten (gemeinsam erarbeiteten) Auflagen. Dies solle zum Beispiel eine zeitliche Beschränkung auf max. eine Stunde / Tag sein unter Beachtung der langfristigen Ziele (Abschluss der Ausbildung, Schlafen, etc.).

Wichtig ist an dieser Stelle zu erwähnen, dass die Auswahl für einen anderen Patienten auch ganz anders ausfallen könnte. Es mag bestimmt auch Menschen geben, denen man davon abraten sollte *Life Is Strange 2* zu spielen. Eine therapeutisch fundierte Aussage zum Ampelsystem kann nur in der (gemeinsamen) individuellen Beurteilung erfolgen.

Neben der Einschränkung spezieller Spieletitel kann (gerade bei der reinen Internetabhängigkeit) auch die Einschränkung spezieller Plattformen sinnvoll sein, etwa Sozialer Netzwerke oder von Videoportalen wie „YouTube“ oder „Twitch“. Zu beachten ist auch eine **Suchtverschiebung** vom aktiven Spielen zum passiven Konsumieren. Beim eben besprochenen Patienten wären zum Beispiel auch Let's Plays von MMORPGs in die Rote Stufe einzuordnen. **Kleinere Tricks** wie beispielsweise der Verzicht auf Desktopverknüpfungen oder eine entsprechend bereinigte Spielebibliothek helfen, das Ampelsystem auf Dauer umzusetzen.

Zur **Reduktion der Nutzungszeit** der als gelb oder grün eingeordneten Medieninhalte bieten sich weitere Stimuluskontrolltechniken an. Es kann sinnvoll sein, die Medienzeit einteilende Kinderschutzprogramme zu installieren, einen Wecker zu stellen oder die Stromzufuhr von PC oder Konsole mit einer Zeitschaltuhr zu versehen. Alle diese Maßnahmen sollten jedoch vom Betroffenen selbst initiiert werden, nicht von den Angehörigen. Wer aufgrund der Spielstruktur Schwierigkeiten hat, mit Minuten zu hantieren, für den empfiehlt sich ein Glas mit Murmeln. Jede der Murmeln steht für eine noch zur Verfügung stehende Spielpartie.

Gerade bei einer generellen Internetabhängigkeit sind **kontextuelle Beschränkungen** wichtig. Beruf, Schule und Studium verlangen vielfach Online-Recherche. Die Verlockung ist groß, beim Recherchieren für die Hausarbeit doch wieder im Sozialen Netzwerk zu landen. Abhilfe schaffen etwa eine Bibliothek oder die Nutzung des Internets auf der (meist bereits um Inhalte regulierten) Arbeitsstelle. Greifen Betroffene auf Smartphone-Inhalte zurück, so lohnt sich der Kauf eines alten Mobiltelefons ohne entsprechende Funktionen.

Natürlich bleibt als „Ultima Ratio“ auch immer die (zeitlich begrenzte) **Totalabstinenz.** Die gönnen sich heutzutage immer mehr, auch nicht abhängige Menschen in unserer schnelllebigen Welt, in der man jederzeit erreichbar sein muss („Digital Detox“). Für eine gewisse Menge an Patienten ist die Totalabstinenz des süchtig machenden Mediums sicherlich eine sinnvolle Maßnahme, sie verhindert allerdings auch Lernerfahrungen und damit einen alltagstauglichen und unproblematischen Umgang mit eben jenen Medien und sollte daher nur eine „Ultima Ratio“ sein. Dies gilt insbesondere für Nutzungsformen, auf die man in Zukunft aller Voraussicht nach nicht verzichten kann, also z. B. eine allgemeine Internetabhängigkeit.

16.3.2 Alternative Aktivitäten

Die (positiven) alternativen Aktivitäten sind zentraler Bestandteil der verhaltenstherapeutischen Methoden und wurden bereit in ➤ Kap. 15 besprochen. Sie sollen im Prinzip an die Stelle des bislang genutzten Mittels treten und haben daher vor allem Effekte auf diesen Bereich. Die zentrale Frage zur Findung eines geeigneten Mittels für Betroffene aus Sicht des Teufelskreises lautet: „Welche alternative Tätigkeit gibt mir am ehesten ein ähnliches Gefühl, wie das bislang verwendete Mittel?“

16.3.3 Selbstkontrolle

Die Selbstkontrolle hat Einfluss auf die Bereiche „Mensch“ und „Milieu“ und besteht im Wesentlichen aus den ebenfalls in ➤ Kap. 15 vorgestellten verhaltenstherapeutischen Methoden wie der Situationsanalyse und dem Aufbau einer funktionalen Emotionsregulation. Auf den Umgang mit der Peergroup bzw. Gleichgesinnten wird nachfolgend noch ausführlich eingegangen. Betroffenen sollte vermittelt werden, dass selbst ein jahrelang „fehlprogrammiertes“ Gehirn in der Lage ist, sein Suchtgedächtnis aufzubrechen und „neue Wege“ zu gehen. Ein gewisses Anspringen auf Suchtreize wird vermutlich ein Leben lang fortbestehen, aber entscheidend ist das jeweilige Handeln

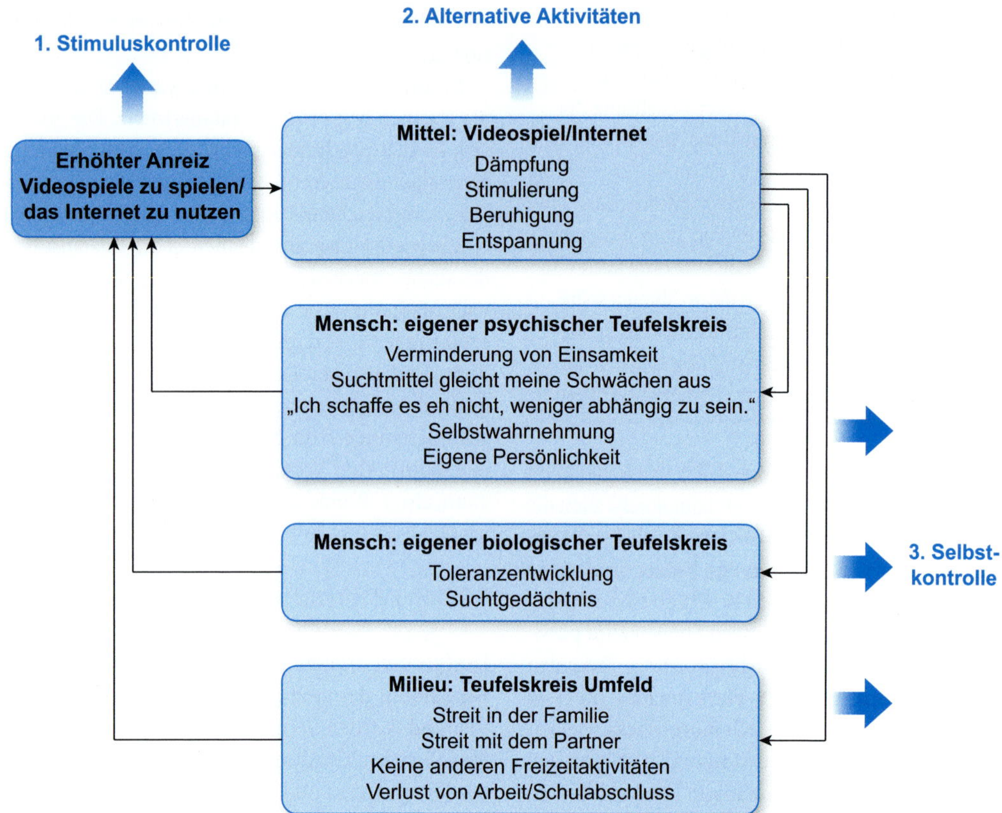

Abb. 16.3 Teufelskreismodell in Anlehnung an Küfner & Bühringer (1997) mit Auswegen, modifiziert aus Illy & Florack (2018) [L231]

der betroffenen Person. Die Förderung von Selbstwirksamkeit ist ein zentraler Punkt bei diesem Ausweg aus dem Teufelskreis.

Zusammengefasst und auf das Teufelskreismodell angewandt, lassen sich die Auswege daraus wie in ➤ Abb. 16.3 gezeigt darstellen.

Ein Sonderaspekt der Selbstkontrolle soll hier nochmal umfassend aufgegriffen werden: Der **Umgang mit der Peergroup bzw. Gleichgesinnten.** Die Veränderung des Einflussfaktors „Milieu" wird von vielen Patienten (auch solchen mit hoher Selbstkontrolle) häufig als sehr schwierig beschrieben. Dies wird bereits durch die Definition des Begriffs „Peergroup" deutlich: Er bezeichnet eine Gruppe von Menschen mit gemeinsamen Interessen. Meist ähneln sich die Mitglieder dieser Gruppe noch in weiteren Aspekten, etwa dem Alter oder der Herkunft. Das für die Suchtbehandlung herausstechende Merkmal ist jedoch das gemeinsame Interesse: in diesem Fall also beispielsweise Videospiele. Nicht selten bilden sich (gerade im Jugendalter) ganze Freundesgruppen um ein bestimmtes Spiel. Man „zockt" abends gemeinsam, hat vielleicht sogar bestimmte Tage, an denen „Training" ist, und selbst wenn gerade nicht gespielt werden kann, so diskutiert man in der Schule oder im WhatsApp-Chat gemeinsame Taktiken. Dieser Gruppe im Rahmen der Teilabstinenz den Rücken zu kehren, das kann eine Herausforderung sein. Eine, die Behandelnde therapeutisch seit vielen Jahren auch im Bereich der stofflichen Süchte begleiten, etwa wenn der Patient neue Freizeitkontakte aufbauen muss, um die Kneipe an der Ecke zu vermeiden.

Um die soziale Isolation (und damit möglicherweise einen weiteren Grund zu konsumieren zu vermeiden), empfiehlt sich ein gestuftes Vorgehen. Im Rahmen von Einzelgesprächen lässt sich zudem der

Wert von Freundschaften definieren und erarbeiten. Die zentrale Frage dabei lautet: „Ist ein Freund jemand, mit dem ich nur spielen kann, oder bin ich ihm als Mensch so wichtig, dass er bereit wäre, alternative Tätigkeiten mit mir zu unternehmen in dem Wissen, dass mir die ursprüngliche Tätigkeit sogar schadet?"

Da viele videospiel- und internetabhängige Patienten ein eher selbstunsicheres Verhalten zeigen und den Weg des geringsten Widerstandes (man spielt einfach weiter) gehen würden, empfiehlt es sich, solche Thematiken im Rahmen der Gruppentherapie zu erarbeiten. Mit Hilfe eines **sozialen Kompetenztrainings** etwa können Patienten im Rollenspiel lernen, ihre Interessen so durchzusetzen, dass sich Freundeskreis und Therapiefortschritt nicht im Weg stehen. Dies kann eine große Herausforderung sein, schließlich tragen viele spielimmanente Faktoren (➤ Kap. 17) dazu bei, dass virtuelle Welten den Aufbau eines (mitunter rein dort stattfindenden) Freundeskreises ermöglichen. Man kann online so ziemlich alles teilen: Freundschaft, Liebe, Sexualität, und für mit digitalen Medien Aufgewachsene sind solche Beziehungen in der Regel auch ein wichtiger Teil ihres Soziallebens. Schwierig ist lediglich eine Exklusivität. Die virtuellen Freunde mögen einen durchaus besser verstehen, sie können am besten nachvollziehen, wie es in einem drin aussieht, sie können Verständnis zeigen und für einen da sein. Wenn es allerdings schwierig wird, dann braucht man (auch) „echte" Freunde, die vorbeikommen, bei Suizidgedanken den Krankenwagen rufen und Betroffene auch physisch begleiten. Solche realen Freundschaften lassen sich zum Beispiel in Sportvereinen finden, die ein probates Mittel sind, um alternative (positive) Aktivitäten (➤ Kap. 15) zu etablieren.

16.4 Suchtverschiebung und Rückfälle

Im Zuge der Reduktion eines abhängigen Verhaltens (aber natürlich auch bei stofflichen Süchten) kann es zur sogenannten **Suchtverschiebung** kommen, bei der das ursprüngliche Verhalten dann durch ein anderes (auf lange Sicht ebenfalls abhängig machendes) Verhalten ersetzt wird. Diese Problematik kann sich auf andere Spiele (siehe das bereits besprochene Ampelsystem, ➤ Kap. 16.3.1) bzw. Applikationen (zum Beispiel durch Nutzung eines anderen Sozialen Netzwerks), aber auch auf andere Nutzungsformen beziehen. Bereits angesprochen wurde die relativ häufig anzutreffende Suchtverschiebung vom aktiven Konsum auf den passiven in Form von Let's Plays. Die Verschiebung muss aber nicht immer etwas mit dem primär zugrundeliegenden Inhalt zu tun haben, etwa wenn Betroffene statt Videospielen fortan Serien bei Netflix in abhängiger Weise konsumieren. Auch eine Verschiebung in den Bereich der stofflichen Süchte ist denkbar (Cannabis, Alkohol, etc.).

Die Suchtverschiebung ist eine der großen Hürden beim **Transfer** der im Rahmen der Therapie erreichten Veränderungen **in den Alltag.** Bei der Gestaltung des hier berichteten Programms wurde bereits große Sorgfalt auf eine möglichst alltagsnahe Ausarbeitung der Inhalte aufgewendet, dennoch stellt die Umsetzung im Alltag Betroffene vor eine zusätzliche Herausforderung. Patienten sollte klar gemacht werden, dass eine langfristige Verhaltensänderung nur durch konsequentes Anwenden der neu zu lernenden Verhaltensweisen zu bewerkstelligen ist. Neben der bereits ausführlich besprochenen Gefahr einer Suchtverschiebung hat der **Umgang mit Rückfällen** einen hohen Stellenwert. Die beste Prophylaxe eines Rückfalls ist es, diesen rechtzeitig zu erkennen. Hilfreich dabei ist das in ➤ Kap. 15 vorgestellte Wochenprotokoll. Insbesondere die Nutzungsdauer und etwaige Gründe für einen Konsum sind dabei gute Indikatoren für einen sich anbahnenden Rückfall. Betroffene sollten ihre individuellen **Frühwarnzeichen** (zum Beispiel Missachtung der Regel, am Abend nicht mehr zu spielen) kennen und diese in einen möglichst handlungszentrierten **Krisenplan** mit Gegenmaßnahmen aufnehmen. Dieser sollte Betroffenen leicht zugänglich und in analoger Form sein (etwa als Karteikarte im Geldbeutel). ➤ Box 16.1 zeigt eine entsprechende Vorlage.

BOX 16.1

Exkurs: Vorlage für einen Krisenplan

Wenn ich wieder anfangen sollte, vermehrt zu spielen / im Internet zu surfen, oder die nachfolgenden Frühwarnzeichen (*XYZ*) zeigen sollte, werde ich meine bisherigen Erfolge nicht kampflos aufgeben. Ich weiß, dass ich selbst dazu beitragen kann, nicht wieder in alte Verhaltensmuster zurückzufallen.

16

Ich werde
- *XYZ* anrufen (bester Freund, Vertrauensperson) und mit ihm / ihr über meinen Rückfall sprechen.
- versuchen, das Verlangen zu spielen / im Internet zu surfen zu reduzieren, indem ich das Spiel deinstalliere / den Datenträger entsorge / den Router wegschließe / etc. Wenn ich das alleine nicht schaffen sollte, bitte ich meinen Freund / meine Freundin / meinen Partner / meinen Bruder / meine Schwester / meine Eltern um Hilfe.
- die Liste meine alternativen Freizeitaktivitäten anwenden und joggen gehen / mich mit Freunden verabreden / Musik hören / etc.
- mir professionelle Unterstützung holen, indem ich meinen Therapeuten / meine Selbsthilfegruppe anrufe (Tel.: 1234) / bzw. aufsuche (Therapiezeiten XX Uhr jeden XXtag), bzw. da ich noch keine professionelle Behandlung habe, wähle ich die Nummer meines zuständigen Krisendienstes (Tel. 1234) und versuche im Anschluss eine professionelle Behandlung zu vereinbaren.

16

Der Krisenplan ermöglicht Betroffenen in der konkreten Situation ein gestuftes Vorgehen und ist unterteilt nach eigenen Möglichkeiten, Einflussnahme durch Angehörige sowie professioneller Hilfestellung. Letzteres kann die aktuell zuständige psychotherapeutisch behandelnde Person oder die Gruppentherapie sein. In akuten Notfällen ist es für Patienten hilfreich zu wissen, welche psychiatrische Klinik für sie zuständig wäre.

Generell sollten Therapierende die Haltung vermitteln, dass Rückfälle Teil der meisten Abhängigkeitserkrankungen sind und trotz aller Therapiemotivation und der getroffenen Vorsichtsmaßnahmen vorkommen können. Sich als Patient in der Situation abzuwerten oder gar Vorwürfe zu machen, führt in der Regel nur zu weiterer Instabilität und in der Folge zur Wiederaufnahme des Konsums. Jeder Rückfall bietet letztlich auch die Chance einer langfristigen Veränderung und kann in der Folge wieder „wettgemacht“ werden. Hilfreich sind dabei die drei nachfolgend vorgestellten „W“-Fragen:

1. Warum kam es zu dem Rückfall?
2. Was muss ich in Zukunft anders machen?
3. Wie kann ich dieses Ziel erreichen?

In jedem Fall gelangen Betroffene zu neuen Erkenntnissen. Eventuell ist da bislang ein unbekannter Auslöser für den Konsum gewesen? Oder es braucht doch die Mithilfe von Angehörigen bei der Umsetzung der Stimuluskontrolle? Wichtiger als die Tatsache der Abwesenheit von Rückfällen ist es, dass Betroffene ehrlich zu sich selbst sind und Bagatellisierungen („Ach, die paar Stündchen PlayStation“) vermeiden oder Rückschritte gar komplett ignorieren. Die Werkzeuge dazu (zum Beispiel die Situationsanalyse aus ➤ Kap. 15.2) haben Betroffene zur Verfügung, es liegt an uns Therapierenden, sie zum Gebrauch derselbigen zu motivieren.

Erwartungsgemäß gibt es bei der Videospiel- und Internetabhängigkeit keine umfassende Datenlage zu Therapieelementen aus der Motivierenden Gesprächsführung. Ein positiver Einfluss bei Umsetzung der Gesprächstechniken ist jedoch anzunehmen (Loton & Lubman 2016), auch aufgrund der positiven Erfahrungen bei anderen Abhängigkeitserkrankungen.

LITERATUR

Illy D, Florack J. Ratgeber Videospiel- und Internetabhängigkeit: Hilfe für den Alltag. München: Elsevier; 2018.

Küfner H, Bühringer G. Alkoholismus. In: Hahlweg K, Ehlers A (Hrsg.): Psychische Störungen und ihre Behandlung. Enzyklopädie der Psychologie. Göttingen: Hogrefe; 1997.

Loton D, Lubman DI. Just one more level: Identifying and addressing internet gaming disorder within primary care. Australian family physician 2016; 45(1): 48–52.

Miller WR, Rollnick S. Motivational interviewing: preparing people to change. New York: The Guilford Press;1992.

Watzlawick P, Bavelas JB, Jackson DD, Norton W. Pragmatics of human communication: a study of interactional patterns, pathologies, and paradoxes. New York / London: W.W. Norton & Company; 1967.

KAPITEL

17

Daniel Illy

Spielimmanente Faktoren

17.1 Notwendigkeit eigener Kenntnisse

Über spielimmanente, abhängigkeitsrelevante Faktoren ließe sich wahrscheinlich ein eigenes Buch schreiben, daher versteht sich dieses Kapitel als grober Überblick. Wie bereits in ➤ Kap. 12 dargelegt, ist es mit Sicherheit hilfreich, als therapierende Person selbst eine gewisse **Medienaffinität** mitzubringen oder bestenfalls, wie der Autor dieser Zeilen, selbst Videospiele zu spielen. Natürlich muss keine suchttherapeutisch tätige Person Heroin ausprobiert haben, um Heroinabhängigen helfen zu können. Doch selbst bei diesem bewusst drastisch gewählten Beispiel ist es im Sinne der Motivierenden Gesprächsführung hilfreich, über Darreichungsformen und Applikationsarten der Betroffenen Bescheid zu wissen. Ein **Basiswissen** ist beim Thema „Games" insbesondere vor dem Hintergrund der Beziehungsgestaltung mit einer überwiegend jungen Gruppe von Betroffenen essenziell. Da wir es bei der Videospiel- und Internetabhängigkeit nicht mit einem, sondern mit einer unüberschaubar großen Anzahl an Mitteln zu tun haben, ist dieser Punkt gerade im Unterschied zu den stofflichen Süchten von besonderer Relevanz.

17.2 Spiele-Genres

Das fängt bei den **Genre-Bezeichnungen** der Videospiele an.

BEWERTUNG

Selbst auf Fachvorträgen treffen wir immer wieder auf Vortragende, die beispielsweise ein Echtzeitstrategiespiel als Ego-Shooter bezeichnen, weil darin geschossen wird. Die eigene Leidenschaft für das Thema Videospiele mal beiseitegelassen: Betroffene reagieren sehr empfindlich darauf, wenn man den Eindruck vermittelt, sich in ihrem Gebiet nicht auszukennen. Und ein Echtzeitstrategiespiel und ein Ego-Shooter sind nun einmal so grundverschieden wie Heroin und Kokain.

An dieser Stelle könnte ein Problem der Glaubwürdigkeit entstehen, das Betroffene am Expertenstatus der in ihrer Not konsultierten Person zweifeln lässt. ➤ Tab. 17.1 schafft ein wenig Übersichtlichkeit,

Tab. 17.1 Übersicht verschiedener Spiele-Genres samt wichtiger Vertreter und suchttherapeutisch relevanter Inhalte

Genre	Wichtige Vertreter	Suchttherapeutisch relevante Inhalte
Online-Spiele		
Massively Multiplayer Online Role-Playing Games (MMORPGs)	World of Warcraft (WoW), The Elder Scrolls Online, Destiny, Final Fantasy XIV	Persistente Welt (Spielfortschritt bleibt beim Ausloggen erhalten), zentraler Stellenwert eines Avatars samt Charakterfortschritt (Stufen), soziale Aspekte (Gilden), zufällige Belohnungen, teilweise Grind-Mechaniken (repetitive Tätigkeiten)
Multiplayer-Online-Battle-Arena-Spiele (MOBAs)	League of Legends (LoL), Defense of the Ancients (DotA), Heroes of the Storm (HotS)	In der Regel Free2Play-Modell, mitunter starke Progression durch Erreichen verschiedener Spielränge, beliebt im E-Sport, soziale Aspekte, da grundsätzlich nur im Team spielbar
Survival-Spiele	Minecraft, Ark: Survival Evolved, Terraria	Mitunter starke Progression durch langwieriges Crafting und Charakterentwicklung, kein eindeutiges Spielziel, teilweise auf Servern spielbar, auf denen das Spiel nie „gestoppt" wird, sondern auch nach dem Ausloggen weiterläuft
(Ego-)Shooter (online)	Call of Duty, Battlefield, Overwatch, Team Fortress, Counter-Strike	Teilweise Free2Play-Modell, mitunter starke Progression durch Erreichen verschiedener Spielränge, beliebt im E-Sport, soziale Aspekte, da grundsätzlich nur im Team spielbar, einige Titel haben Lootboxen
Battle-Royal Spiele	Playerunknown's Battlegrounds (PUBG), Fortnite, Apex Legends	Überwiegend Free2Play-Modell, mitunter starke Progression durch Erreichen verschiedener Spielränge oder speziell erwerbbare Pässe, beliebt im E-Sport, soziale Aspekte, da meist im Team gespielt, einige Titel haben Lootboxen
Sonstige Wettbewerbs-Online-Spiele	Hearthstone, Dota Auto Chess, Fifa (Ultimate Team), GTA Online, Rocket League	Teilweise Free2Play-Modell, mitunter starke Progression durch Erreichen verschiedener Spielränge, beliebt im E-Sport, soziale Aspekte, da viele der Spiele nur im Team spielbar sind, einige Titel haben Lootboxen
(Überwiegend) Offline-Spiele		
(Ego-)Shooter	Far Cry, Metro, Borderlands, Wolfenstein, Call of Duty, Doom	Viele der Titel bieten einen Multiplayer-Modus (siehe oben). Ansonsten sind Shooter meist eine lineare und zeitlich limitierte Einzelspielererfahrung. Teilweise haben sie Rollenspielelemente, die Progressionseffekte hinzufügen.
Sonstige Action-Spiele	Uncharted, Resident Evil, Dark Souls, A Plague Tale, Ori And The Blind Forest	Bunte Restkategorie, in die etwa auch Jump-and-Runs fallen (alles, was actionreich ist, aber kein Egoshooter), meist zeitlich limitierte Spielerfahrung, Souls-like-Spiele bestechen durch ihren hohen Schwierigkeitsgrad und haben ein sehr forderndes Progressionssystem
Echtzeitstrategie	Warcraft, Command and Conquer, Iron Harvest, Total War (Rundenstrategie in Kampagne)	Viele der Titel bieten einen Multiplayer-Modus. Ansonsten bieten Echtzeitstrategiespiele meist eine lineare und zeitlich limitierte Einzelspielererfahrung (Kampagne). Die Schlachten werden meist narrativ eingebettet.
Rundenstrategie	X-COM, Stellaris, Civilization, Total War (in Kampagne)	Meist sehr vielschichtige und umfangreiche Spiele. Da sie rundenweise gespielt werden, (wie klassische Brettspiele) lassen sich gut Pausen bzw. Stimuluskontrolltechniken etablieren. Einige Titel haben Rollenspielelemente wie Charakterprogression.
Aufbauspiele	Anno, Parkitect, Planet Zoo, Sim City, Cities: Skylines, Factorio	Meist sehr vielschichtige und umfangreiche Spiele mit teilweise ausufernden Waren- oder Produktionsketten. Ein Credo des Game-Designs von Aufbauspielen ist es, dem Spieler immer (noch) eine Aufgabe zu geben.
Rollenspiele	The Outer Worlds, The Elder Scrolls, Cyberpunk 2077, Vampire: The Masquerade, The Witcher	In der Regel erzähllastige Spiele mit Charakterprogression. Teilweise Zufallsbelohnungen durch in der Spielwelt zu findende Gegenstände. In aller Regel keine Multiplayer-Optionen.
Adventures	Life Is Strange, The Outer Wilds, Monkey Island	Meist sehr erzähllastige Spiele mit Rätseln und Kombinationsaufgaben. Vom Medium her am nächsten an Filme angelehnt.

Tab. 17.1 Übersicht verschiedener Spiele-Genres samt wichtiger Vertreter und suchttherapeutisch relevanter Inhalte *(Forts.)*

Genre	Wichtige Vertreter	Suchttherapeutisch relevante Inhalte
Simulationen	Landwirtschaftssimulator, Kerbal Space Program, Die Sims	Je nach Themengebiet mehr oder weniger detaillierte Simulation z. B. einer bestimmten Tätigkeit. Eher Nischen-Titel, allerdings mit dann sozial agierenden Communitys. Werden gelegentlich zur Befriedigung von Sonderinteressen genutzt.
Sport- und Rennspiele	Dirt, Forza, Fifa, Trials, F1	Simulation des jeweiligen (Renn-)Sports. Lootboxen und Progressionssysteme bei manchen der Titel.

ersetzt jedoch nicht die nähere Beschäftigung mit dem Thema, auch um Therapieinhalte wie das in ➤ Kap. 16.3.1 vorgestellte Ampelsystem adäquat vermitteln zu können. Ideal zur Vertiefung eignen sich Webseiten, die sich mit dem Thema Gaming auseinandersetzen, Zeitschriften, das sehr empfehlenswerte, da Meta-Themen aufgreifende Bookazine „WASD", Podcasts oder Let's Plays. Gerade Letztere stehen über YouTube wirklich jedem leicht zur Verfügung und vermitteln einen sehr guten Eindruck von der Spielmechanik oder der Faszination eines Titels. Bei den Offline-Titeln fokussiert sich die Tabelle auf 2019 erschienene und (zum Zeitpunkt der Entstehung dieses Buches) im Jahr 2020 erscheinende Titel bzw. die wichtigsten früheren Vertreter eines Genres. Bei Serien wird jeweils nur der Kern-Name genannt. In der Regel lassen sich einfach Jahreszahlen (z. B. *Fifa 2020, F1 2020*) oder Fortsetzungszahlen (z. B. *Dirt 4*) anhängen. Genre-Zuordnungen können nicht immer eindeutig getroffen werden, die Auflistung erfolgt generell aufgrund einer persönlichen Auswahl. Der Schwerpunkt liegt auf PC- und Konsolenspielen, Mobile-Vertreter (Spiele-Apps für Smartphones) werden nicht genannt. Letztere haben i.d.R. ein Free2Play-Modell (meist mit Mikrotransaktionen) und sind im Rahmen dieses Buches aufgrund der Schnelllebigkeit und Aktualität schwer zu katalogisieren. Die wichtigsten (beständigen) Vertreter der letzten Jahre sollen jedoch dennoch in ➤ Box 17.1 kurz zur Sprache kommen.

BOX 17.1

Eine Auswahl bei Entstehung des Buches aktueller bzw. bedeutsamer Mobile-Spiele

- **Brawl Stars:** Ein Echtzeit-Strategie-Actionspiel, in dem Spielfiguren („Brawler") in Teams oder alleine gegeneinander antreten. Free2Play-Modell mit Rollenspielelementen und Mikrotransaktionen.
- **Candy Crush Saga:** Ein Puzzle-Spiel und wichtiger Pionier der sogenannten Match-3-Spiele. Ziel in solchen Spielen ist es, verschiedenfarbige Objekte (in diesem Fall Süßigkeiten) so zu platzieren, dass sich Kombinationen ergeben und man den Punktescore nach oben treibt. Erlaubt mittels Mikrotransaktionen Wartezeiten abzukürzen.
- **Clash of Clans:** Mehrspieler-Online-Strategie-Aufbauspiel mit Tower-Defense-Elementen. Wird ebenfalls durch Mikrotransaktionen finanziert und erreichte seit seiner Veröffentlichung 2012 im App-Store von Apple Einnahmen in Höhe von 4 Milliarden US-Dollar. Damit war das Free2Play-Spiel im Jahr 2018 auf iOS wesentlich erfolgreicher als der Streaming-Anbieter Netflix (Schwan 2018).
- **Coin Master:** Im Wesentlichen „simuliertes" Glücksspiel in Form einer in eine bunte Comic-Welt verpackten Slot Machine, um das im Herbst 2019 völlig zu Recht eine durch Jan Böhmermann befeuerte öffentliche Diskussion (Der Standard 2019) entbrannte. So wurde zum Beispiel die Bewerbung durch Influencer einer minderjährigen Zielgruppe gegenüber kritisiert. Echtgeldzahlungen erleichtern den Spielfortschritt.
- **Pokémon Go:** Kreaturen-Sammelspiel. Pokémon Go lässt Spieler in einer sogenannten AR-Umgebung virtuelle Kreaturen fangen, trainieren und diese dann in Kämpfen gegeneinander antreten. Seit seinem Erscheinen 2016 über 1 Milliarde Downloads (Simon 2019). Free2Play-Modell mit Rollenspielelementen und Mikrotransaktionen. Um das Spiel entbrannten gesellschaftliche Diskussionen rund um „Massentreffen" Spielender, „Gefahren im Straßenverkehr" und positiver Aspekte durch „vermehrte Bewegung".

MERKE

Die suchttherapeutisch relevanten Inhalte sollten bei der Menge an unterschiedlichen Suchtmitteln (und ➤ Tab. 17.1 ist lediglich eine Auswahl und fasst viele Aspekte zusammen) also individuell auf die jeweiligen Konsummuster des Betroffenen abgestimmt werden.

Etwas allgemeiner wird es dann beim Thema **Free2Play**, das kein eigenes Genre, sondern ein Vertriebsmodell bezeichnet. Wie bereits in ➤ Kap. 7 dargelegt, sind diese Gratis-Spiele gerade für Kinder und Jugendlich attraktiv. Über sogenannte Mikrotransaktionen (➤ Kap. 8) wie z. B. Lootboxen verdienen Hersteller jedoch mit nachträglich verkaufen (Zufalls-)Items Geld. Ein typisches spielimmanentes Feature der Free2Play-Spiele ist eine meist langwierige Charakter- oder Spielprogression, die sich durch den Einsatz von Echtgeld beschleunigen lässt. An dieser Stelle setzen die Hersteller die entsprechenden Kaufreize, die ihnen das Spiel finanzieren. Es gibt natürlich auch fairere Free2Play-Spiele, dennoch handelt es sich um ein weit verbreitetes Feature. Vielfach wurde in den letzten Jahren der Begriff des **„Service-Games"** geprägt. Damit werden Spiele bezeichnet, die einen möglichst langen Lebenszyklus durch nachfolgende Mikrotransaktionen haben sollten. In der Regel sollten Abhängige von Free2Play-Spielen zunächst auf den Konsum solcher Spiele verzichten. Aufgrund des Monetarisierungskonzeptes sind selbst bei anderen Genres zu viele Ähnlichkeiten mit den die Abhängigkeit triggernden Spielen zu erwarten.

17.3 E-Sport

E-Sport, also die Teilnahme an Wettkämpfen mit Videospielen, begeistert viele und wird gerade von Jugendlichen als ernstgemeintes Berufsziel angegeben. Diese Events werden im Internet (etwa über Twitch) live gesendet und erreichen hohe Zuschauerzahlen. Zuletzt fand etwa im August 2019 das Dota-2-Turnier „The International" statt. Austragungsort war die Mercedes-Benz-Arena in Shanghai, weltweit schauten laut githyp.com (Curtin 2019) über 1,1 Millionen Menschen zu. Bemerkenswert war jedoch vor allem das Preisgeld. Laut dem Hersteller Valve Corporation (2019) wurden insgesamt 34.330.068 US-Dollar Preisgeld ausgeschüttet. Das Gewinnerteam ging mit über 15,6 Millionen Dollar nach Hause. Der Hersteller warb auf seiner Website zudem damit, dass 25 % aller Erlöse durch sogenannte „Battle-Pass"-Verkäufe (eine Mikrotransaktion, die Spielern entsprechende Items zur Verfügung stellt) in das Preisgeld mit einfließen würde. Tatsächlich sind laut einem Artikel der *WELT* (WELT 2019) nur 1,6 Millionen Dollar vom Hersteller als Ausgangs-Preisgeld vorgesehen, der ganze Rest stammt also von einem Viertel der Verkäufe durch Mikrotransaktionen. Man kann sich vorstellen, mit welchen Gesamtsummen im Geschäftsfeld des E-Sport hantiert wird, denn beim „The International" handelt es sich zwar um das am besten dotierte, aber längst nicht das einzige E-Sport-Event. Inzwischen unterhalten Sportvereine wie Schalke 04 eigene E-Sports-Abteilungen, auch wenn der Deutsche Olympische Sportbund (DOSB), wie die *ZEIT ONLINE* erst im August 2019 berichtete, durch ein Rechtsgutachten die elektronischen Wettkämpfe nicht offiziell als Sport anerkennt.

Man kann zu der Frage, ob E-Sport denn nun Sport sei oder nicht, sicherlich geteilter Meinung sein. Ganz sicher jedoch, und das bemerken wir immer wieder bei unseren Patienten, haben Meldungen wie „16-Jähriger gewinnt Fortnite-WM und 3 Millionen US-Dollar" der Website GameStar.de (Rüther 2019) einen Effekt auf Jugendliche. Der wegen des Spielens versäumte Schulbesuch wird damit gerechtfertigt, dass man ja trainieren müsse, um E-Sports-Star zu werden. Diese Stars trainieren hart, und wer ihnen beim Spielen mit dem entsprechenden Hintergrundwissen um die Inhalte zuschaut, versteht auch deren Leistungen. Ob diese Millionen von Dollar wert sind ist, wie bei Fußballspielern auch – eine ganz andere Frage. Eine Abhängigkeit liegt bei solchen professionellen Spielern in der Regel nicht vor. Dafür erfordert der „Job" zu viel von ihnen und hinter dem „Zocken" steht ein straffes Trainingsprogramm, das zur Minderung von körperlichen Schäden auch konventionellen Sport beinhaltet. Das aber wissen die Kinder und Jugendlichen, die ihren Vorbildern nacheifern wollen, nicht. Für sie scheint der Traum vom E-Sports-Star zum Greifen nah, auch wenn er so unrealistisch ist, wie der nächste Cristiano Ronaldo zu werden. In der Therapie muss auf solche Aspekte unbedingt eingegangen werden.

MERKE

Es gilt das alte Mantra (das seit Generationen gegen Wünsche, Astronaut oder Tänzerin zu werden, eingesetzt wurde): „Erst die Schule, dann E-Sports-Star."

17.4 Let's Plays

Einen weiteren Berufswunsch Betroffener finden wir bei den **Let's Plays.** Um damit reich zu werden, muss man nicht einmal der Beste sein. „Let's Player" (vor allem YouTube) oder Streamer (live, vor allem bei Twitch) spielen Videospiele, kommentieren diese und verdienen damit (und mit Werbeverträgen) ihr Geld. Die richtig Bekannten von ihnen durchaus nicht wenig. Der Fortnite-Streamer „Ninja" hat im Jahr 2018 eigenen Angaben zufolge etwa 10 Millionen US-Dollar verdient, wie die Spiele-Website GameStar.de (Köhler 2019) berichtete. Manche unserer Patienten haben eigene YouTube-Kanäle und hoffen auf den ganz großen Durchbruch (bei 20 Aufrufen pro Video). Zum Vergleich: Die erste Folge des Minecraft Let's Plays des sicherlich bekanntesten deutschen YouTubers „Gronkh" hat seit seinem Erscheinen 2010 über 15 Millionen Aufrufe (Range 2010). Analog zu den bereits im Rahmen des E-Sports angesprochenen Aspekten für die therapeutische Arbeit mit Patienten ist der Berufswunsch, YouTuber zu werden, sicherlich kein Grund, die Schule abzubrechen. Wichtig ist der Konsum von Let's Plays auch bei einer möglichen Suchtverschiebung (➤ Kap. 16) im Rahmen der Abstinenz vom aktiven Spielen.

17.5 Gewaltaspekte und Kunstbegriff

Gewaltaspekte wurden im Rahmen der „Killerspiel"-Diskussion schon hinreichend in ➤ Kap. 8 besprochen. Trotz aller Notwendigkeit, hier vor allem meist überzogene Befürchtungen äußernde Eltern zu beruhigen („Nein, ihr Sohn wird nicht wegen *Counter-Strike* Amok laufen!"), ist es uns doch noch einmal ein Anliegen zu sagen, dass das Thema „Gewalt und Aggression" innerhalb der Therapie seinen Platz finden sollte. Spielt ein Betroffener viele gewalttätige Spiele, so ist die Funktion hinter diesem Verhalten zu erfragen. Was fasziniert ihn an der Darstellung? Hat er reale Gewaltfantasien? Gibt es eigene Gewalterfahrungen (als Ausübender oder Empfänger)? Hat der Betroffene zum Beispiel mit Hilfe von Leveleditoren reale Orte (Schule, Arbeitsplatz) nachgebaut, um dort virtuell Gewalt auszuüben? Manche Patienten berichten auch davon, nach längeren Spielsessions Schwierigkeiten zu haben, Realität und Spiel zu unterscheiden. Wer liebend gerne in *Grand Theft Auto* Fußgänger überfährt, sollte sich unmittelbar danach nicht unbedingt an das Steuer eines Fahrzeuges setzen.

Es sind aber nicht immer die gewalttätigen Spiele oder die Multiplayer-Service-Games, die Spieler in die Abhängigkeit treiben. Man kann sich auch in einem **kunstvollen** (und als solchem vielleicht zunächst unbedenklich erscheinendem) **Spiel** (➤ Kap. 8) verlieren. Es gibt leider zu wenig Studien darüber, welche Genres besonders bedenklich sind. Die meisten unserer Patienten schildern Multiplayer-Spiele, viele davon sind Free2Play-Spiele, aber dabei handelt es sich lediglich um eine kleine Fallzahl. Eine Annäherung an dieses Thema haben wir bereits mit der ➤ Tab. 17.1 unternommen. Es gibt natürlich einige Hinweise, etwa die bereits erwähnte Studie von Dreier et al. (2017), die sogar einen Zusammenhang zwischen den Geldausgaben in solchen Spielen und dem Grad der Abhängigkeit nachweisen konnten (➤ Kap. 8). Dennoch, bevor es keine umfassenden Studien gibt, wäre es falsch, ganze Spiel-Genres unter Generalverdacht zu stellen (zumal die Free2Play-Spiele wie bereits erwähnt ja kein Genre darstellen). Ganz bewusst wurde daher darauf verzichtet, der ➤ Tab. 17.1 „Grade" der Abhängigkeitsgefahr hinzuzufügen und beispielsweise zu sagen, dass es vor allem die MOBAs seien, die problematisch wären. Ein Patient mit komorbid bestehendem Autismus etwa (aber nicht nur der) kann sich auch vollends in einem Landwirtschaftssimulator verlieren.

MERKE

Die Beantwortung eines Risikos im Rahmen eines weiteren Konsums innerhalb der Teilabstinenz kann daher nur individuell beantwortet werden.

17.6 Fallbeispiele

Warum diese individuelle Therapie so wichtig ist, sollen zwei nachfolgende Fallbeispiele zeigen.

17

Fallbeispiel

Der 16-jährige Patient berichtet in der Gruppentherapie über seine Spielerfahrungen in dem Titel „GTA Online". Er praktiziere dort ein sogenanntes „Roleplay". Dabei schlüpfe er seit einigen Monaten schon in die Rolle eines Polizisten. Diesem habe er den Namen „Martin Rust" gegeben, eine Zusammensetzung aus dem Namen seines vor zwei Jahren verstorbenen Onkels und Figuren seiner Lieblingsserie. „Officer Rust", wie er von den anderen Teilnehmern des Servers genannt werde, ist seines Zeichens ein erstklassiger Verbrechensbekämpfer. Er verdiene „richtig viel Kohle", etwa indem er Bankräuber stelle. Zuletzt habe das Stellen einiger Verbrecher viele Tage in Anspruch genommen. „Officer Rust" war es schließlich, der mittels Hubschrauber-Verfolgung die entscheidenden Hinweise geben konnte. Jüngst habe er innerhalb des Spiels mit einer „gescheiterten Tänzerin" angebandelt. In der Realität fühle er sich außerhalb des Spiels jedoch häufig sehr einsam. Komorbid besteht bei dem Patienten eine depressive Erkrankung mit deutlicher Exazerbation seit dem plötzlichen Unfalltod des Onkels vor zwei Jahren.

17

An dieser Stelle wird abermals sichtbar, wie wichtig es sein kann, sich in der Therapie auf die Spielebene zu begeben und eben nicht pauschale Verurteilungen zu treffen. Der Patient lebt gewissermaßen ein zweites Leben in der virtuellen Welt und kompensiert so den schmerzhaften Verlust des Onkels. Es finden sich Lebensmotive wie Stärke, Wohlstand und Erfolg, die der Patient über die fiktive Figur auslebt. Ein Therapieziel wäre es nun, diese Motive in das reale Leben herüberzuholen, etwa durch eine Trauerarbeit und antidepressive Psychotherapie oder das Abschließen der Schule mit anschließender Ausbildung bei der Polizei.

Fallbeispiel

Der 20-jährige Student erzählt im Einzelgespräch von seinem aktuellen Konsum. Er spiele zurzeit wieder sehr viel *World of Warcraft* (WoW), obwohl das neue Semester begonnen habe. Online fühle er sich einfach „sicherer" als in der realen Welt. Ob er sein Studium der Geowissenschaften wirklich abschließe, das wisse er noch nicht. Es falle ihm einfach zu schwer in Seminare zu gehen und dort Wortmeldungen zu tätigen oder gar einen Vortrag zu halten. Er habe einen engen Freund aus der Schulzeit, mit dem er zusammen *WoW* in einer Gilde spiele. Eine Beziehung habe er noch nie gehabt, stehe aber, da sei er sich sicher, auf Frauen. Der Konsum pornografischer Filme (ca. 3x / Woche) wird bejaht. Innerhalb der Gilde (für die er als Schatzmeister die Finanzen verwalte) habe er seit zwei Wochen mit einer Mitspielerin angebandelt, es sei auch zu „CS" (Cybersex) gekommen. Nun habe die Mitspielerin vorgeschlagen, sich auch mal in der Realität zu treffen, was ihn gerade „gedanklich aus der Bahn werfe".

Hier sehen wir bei dem Patienten eine zugrundeliegende Soziale Phobie, die im Rahmen der virtuellen Welt eines MMORPGs einigermaßen gut kompensiert scheint (Schatzmeister, sexuelle Kontakte). Therapieziel wäre es nun, an die Stelle des gewissermaßen vorgeschobenen Charakters zu treten. Dazu müssen Schwächen, die dieser virtuell kompensiert, benannt und therapeutisch aufgegriffen werden („Er traut sich sofort Menschen anzusprechen"). Der Transfer in die Realität kann dann mittels Rollenspielen und kleinen Expositionsübungen erfolgen, um insbesondere die sich anbahnende Beziehung mit der Mitspielerin nicht zu gefährden. Kommt es zu einer engeren Beziehung, so wäre bei bestehender Abhängigkeit von *WoW* jedoch auch das Thema Abgrenzung diesbezüglich zu bedenken.

BEWERTUNG

Es wurde hoffentlich deutlich, wie wichtig insbesondere die therapeutische Haltung (➤ Kap. 12) für das adäquate Aufgreifen spielimmanenter Faktoren und damit ein erfolgreiches Gelingen der Psychotherapie ist. Aus diesem Grund sehen wir eine pauschalere, vorverurteilende Herangehensweise, wie sie von manchen Kollegen (➤ Kap. 5) propagiert wird, höchst kritisch. Selbstverständlich muss man nicht selbst Videospieler sein, um die spielimmanenten Faktoren adäquat in der Therapie berücksichtigen zu können. Eine gewisse Einarbeitung durch Let's Plays oder andere Medien erscheint uns jedoch unabdingbar, ebenso wie die generelle Haltung zum Thema.

LITERATUR

Curtin P. Dota 2's The International 9 was the Game's Most Watched Event Ever with Over 1 Million Viewers on Twitch. 2019. https://www.githyp.com/dota-2s-the-international-9-was-the-games-most-watched-event-ever-with-over-1-million-viewers-on-twitch/ [Aufgerufen am 3.10.2019].

Der Standard. Böhmermann nimmt sich glücksspielähnliche App „Coin Master" vor. 2019. https://www.derstandard.de/story/2000109767814/jan-boehmermann-nimmt-sich-gluecksspielaehnliche-app-coinmaster-vor [Aufgerufen am 28.02.2020].

Dreier M, Wölfling K, Duven E, Giralt S, Beutel ME, Müller KW. Free-to-play: About addicted Whales, at risk Dolphins and healthy Minnows. Monetarization design and Internet Gaming Disorder. Addictive Behaviors 2017; 64: 328–333.

Köhler S. Fortnite–Twitch-Star Ninja verrät sein Einkommen für 2018. 2019. https://www.gamestar.de/artikel/10-millionen-dank-fortnite-twitch-star-ninja-verraet-wie-viel-geld-er-2018-verdient-hat,3338856.html [Aufgerufen am 03.10.2019].

Range E aka Gronkh. Let's Play Minecraft #001 [Deutsch] [HD]–Alles auf Anfang. YouTube; 2010. https://www.youtube.com/watch?v = DM52HxaLK-Y [Aufgerufen am 03.10.2019].

Rüther R. 16-Jähriger gewinnt Fortnite-WM und 3 Millionen US-Dollar. 2019. https://www.gamestar.de/artikel/16-jaehriger-gewinnt-fortnite-wm,3347116,kommentar4303416.html [Aufgerufen am 03.10.2019].

Schwan B. „Clash of Clans": Ein App-Store-Spiel generierte 4 Milliarden US-Dollar. 2018. https://www.heise.de/mac-and-i/meldung/Clash-of-Clans-Ein-App-Store-Spiel-generierte-4-Milliarden-US-Dollar-4097859.html [Aufgerufen am 28.02.2020].

Simon T. Pokémon GO. Download-Zahlen erreichen unfassbaren Meilenstein. 2019. https://www.gameswelt.de/pokemon-go/news/download-zahlen-erreichen-unfassbaren-meilenstein,297873 [Aufgerufen am 28.02.2020].

Valve Corporation. Dota 2 - The International. 2019. http://www.dota2.com/international/overview/?l = german [Aufgerufen am 03.10.2019].

WELT. Dota 2, The International: Höchstes Preisgeld der E-Sport-Geschichte. 2019. https://www.welt.de/sport/article198522163/Dota-2-The-International-Hoechstes-Preisgeld-der-E-Sport-Geschichte.html [Aufgerufen am 03.10.2019].

ZEIT ONLINE, dpa. Server statt Spielfeld: Rechtsgutachten des DOSB: E-Sport ist kein Sport. 2019. https://www.zeit.de/news/2019-08/27/rechtsgutachten-des-dosb-e-sport-ist-kein-sport [Aufgerufen am 03.10.2019].

KAPITEL

18 Angehörige

Daniel Illy

18.1 Die Not der Eltern

Der wichtige Therapiebaustein **„Elternarbeit“** wurde bereits in ➤ Kap. 10 aufgegriffen und soll nun noch einmal im Zuge des hier vorgestellten Therapieregimes beleuchtet werden. Die überwiegende Anzahl der Erstvorstellungen in der Sprechstunde für Jugendliche mit Videospiel- und Internetabhängigkeit erfolgen fremdmotiviert durch die Eltern. In ihrer Not greifen die Erziehungsberechtigten dabei teilweise zu drastischen Mitteln. Da war schon einmal von einem vorgeschobenen Zahn- oder Hausarztbesuch die Rede und dann sitzen einem völlig verdutzte Jugendliche gegenüber und denken: „Mit dem soll ich jetzt über Videospiele reden?“

An dieser Stelle steht nun die schwierige Aufgabe an, innerhalb des auf 90 Minuten ausgelegten Erstvorstellungsgesprächs dem Jugendlichen klarzumachen, dass es um ihn und nicht um die Eltern geht. Dass man eine entsprechende Diagnostik anbieten kann, um nachzuschauen, ob sein Konsum die Kriterien seiner von den Eltern befürchteten Abhängigkeit erfüllt. Wenn, dann besteht die Möglichkeit für ihn, im Rahmen der Einzel- und Gruppentherapietermine an dem Konsum zu arbeiten. Das alles erfolgt auf Basis seiner eigenen Motivation. Man ahnt schon, dass hierbei die Erwartungshaltung mancher Eltern gedämpft wird. Der Autor dieser Zeilen nutzt vielfach diesen Umstand, um dem Jugendlichen klarzumachen, dass er „auf seiner Seite“ ist, etwa dadurch, dass Aussagen wie „Er spielt Counter-Strike und wird Amok laufen!“ mit „Ich spiele auch Counter-Strike“ gekontert werden.

Die Lösung des mitunter jahrelang brodelnden Eltern-Kind-Konflikts kann nur sein, eine **gemeinsame Medienkompetenz** zu erwerben, und das fängt in diesen ersten 90 Minuten an.

Dennoch ist es natürlich wichtig, die Eltern nicht völlig vor den Kopf zu stoßen. Sie kommen schließlich mit großen Sorgen und ebenso großen Erwartungen und haben meist schon eine jahrelange Odyssee mit ihrem nur noch vor dem Rechner sitzenden Sohn hinter sich. Es ist dabei hilfreich, die **Perspektive der Eltern** einzunehmen. Vielfach sind beide berufstätig und wenn sie nach einem langen Arbeitstag nach Hause kommen und die wenige Freizeit, die sie mit ihrem Kind hätten, damit verbringen, festzustellen, dass es lieber vor dem Bildschirm sitzt, so hinterlässt das Spuren. Dieser Umstand der in ihren Augen nicht nachvollziehbaren Freizeitgestaltung paart sich dann mit Zukunftssorgen, etwa den weiteren schulisch-beruflichen Weg oder das soziale Netz des Kindes betreffend.

18.2 Die Arbeit mit Eltern

Die Arbeit mit Eltern gliedert sich grob in drei Teilbereiche.

18.2.1 Beratung

Die allgemeine Beratung betrifft zunächst einmal eine Aufklärung über die leistbaren Schritte einer Behandlung des vorgestellten Patienten und die Vorstellung des Therapiekonzepts. Viele Eltern haben die falsche Vorstellung, dass eine hohe Spielzeit automatisch auf ein süchtiges Verhalten hindeutet. Am Anfang und generell muss daher die Frage geklärt werden, ob überhaupt eine Abhängigkeit vorliegt. In der Sprechstunde nutzen wir dazu die CSAS (Rehbein 2015) in der Fremd- und Eigenbeurteilung, wobei zur Diagnosevergabe letztlich die Eigenbeurteilung entscheidend ist. Diese weist oft deutliche Unterschiede zur Fremdbeurteilung durch die Eltern auf. Diese unterschiedliche Wahrnehmung muss angesprochen und thematisiert werden. Liegt keine Abhängigkeit vor oder stellt sich im Rahmen der ersten Gespräche bereits heraus, dass der Hauptgrund für den inadäquat wahrgenommenen Konsum eine unzureichende Steuerung durch die Eltern ist, so bieten sich Beratungsthemen wie **Medienzeiten, konsequente Erziehung** oder **Verstärkerpläne** an. Als grobe Faustregel hat sich in unserer Arbeit herauskristallisiert, dass bei Kindern unter 14 Jahren meist lediglich ein hoher Beratungsbedarf besteht.

Liegt eine Abhängigkeit vor, so können Eltern von den bereits angesprochenen **Psychoedukations-Themen** (➤ Kap. 13) profitieren. Die dort vorgestellte Studie von González-Bueso et al. (2018) konnte eine höhere Abbruchrate bei Verzicht auf psychoedukative Inhalte für die Eltern verzeichnen. Weitere Themen wären zudem Altersfreigaben durch die USK und Gewaltaspekte (➤ Kap. 8).

Eine **Stärkung der Medienkompetenz** erreicht man durch die gemeinsame Nutzung mit dem Betroffenen. Es ist teilweise erschreckend, wie wenig sich Eltern mit den Medien auskennen, die von ihren Kindern konsumiert werden („Irgendwas mit Schießen"). Natürlich hat dieser Punkt je nach persönlichem Interesse und Alter der Eltern gewisse Grenzen. Uns fällt aber auf, dass Eltern, die sich mit den Medien ihrer Kinder auseinandergesetzt haben, im Rahmen der Teilabstinenz häufig bessere Unterstützung anbieten können. Hier schließt sich der Kreis, den wir bei der therapeutischen Haltung in ➤ Kap. 12 begonnen haben. Pauschalisierung und Ablehnung sind gerade im Umgang mit Kindern und Jugendlichen eher weniger hilfreich. Vielmehr bedarf es Wertschätzung und klarer Regeln im Umgang mit digitalen Medien.

18.2.2 Unterstützung des Patienten

Die Unterstützung des jugendlichen Patienten sieht zunächst einmal vor, dass dieser das weitere Tempo vorgibt. Nicht die Eltern geben initial Spielzeiten vor oder schließen den Controller der PlayStation ein, sondern der Patient selbst. Bei Kindern kann dieses Selbstmanagement meist nicht vorausgesetzt werden, ebenso gibt es manche Jugendliche, die ein stringenteres Setting benötigen. Die Eltern werden prinzipiell dazu angeleitet, unterstützend tätig zu sein. Das bedeutet, dass sie **Hilfestellung** leisten können, wenn der Betroffene den Eindruck hat, bestimmte Ziele nicht aus eigener Kraft erreichen zu können („Mama, kannst du bitte ab 19 Uhr den Controller einsammeln, damit ich es schaffe, abends nicht mehr zu spielen?".) Das mag auf den ersten Blick unrealistisch klingen und viele Eltern zweifeln an der Umsetzbarkeit, es funktioniert jedoch, vorausgesetzt der Betroffene hat einen entsprechenden Veränderungswunsch. Vielfach lassen sich mit Eltern hierzu eigene Abhängigkeitsbeispiele besprechen, etwa das Ignorieren der Bitten des Umfelds, doch endlich mit dem Rauchen aufzuhören. Der Impuls muss auch hier vom Betroffenen selbst kommen (etwa im Falle des Rauchens durch einen hartnäckigen Husten oder den Krebstod eines Freundes), um wirklich nachhaltig zu sein. Eltern müssen erkennen, dass sie bei ihren mitten in der Pubertät steckenden Kindern nur dann erfolgreich landen können, wenn sie es schaffen, ein **gegenseitiges Vertrauen** zu etablieren. Der 16-Jährige kann immer zu einem Freund fahren und dort Ego-Shooter spielen. Das wird er auch immer dann tun, wenn er sich zu Hause nicht angenommen fühlt. Wenn man sich als Elternteil allerdings die Mühe macht, hinter das Verhalten zu blicken, und

18

versucht, die Faszination an dem Spiel zu ergründen („Ich verstehe, dass dich das taktische Vorgehen mit deinen Freunden reizt"), bringt dies mehr, als das Verhalten von vorneherein abzulehnen („Du und deine scheiß Baller-Spiele!"). Das bedeutet nicht, dass man seine elterliche Autorität aufzugeben braucht. Das WLAN kann ab 21 Uhr selbstverständlich ausgeschaltet werden, schließlich zahlen die Eltern die Rechnung. Man kann von einem 16-Jährigen auch fordern, dass er beim Essen keine Medien konsumiert oder dass er im Haushalt mithilft. Das Aufstellen von **Familienregeln** schafft Struktur und gewährt dem Betroffenen Freiräume. Wenn er seine Aufgaben und Pflichten (Schule, Haushalt, Familie) erledigt hat, spricht nichts dagegen, dass er im Rahmen der Teilabstinenzbehandlung kontrolliert spielt. Wer hingegen als Elternteil auf Konfrontationskurs geht, zieht bei Jugendlichen oft den Kürzeren. Generell sollte eine **Eskalation** vermieden werden. Heimlich den Spielaccount zu löschen, die Konsole zu verkaufen oder Maus und Controller zu konfiszieren bringt den Abhängigen in eine sehr unangenehme Situation: Der Kopf will Konsum, aber die Mittel sind nicht da. Wenn das Ganze dann noch nach einem stressigen Vormittag in der Schule passiert, ist die Eskalation vorprogrammiert, es kann zu Fremd- oder Eigenaggression kommen, da sich die Betroffenen nicht anders zu helfen wissen. Sie stecken im Entzug. Abermals lohnt sich der Vergleich zu den stofflichen Süchten. Hier würde auch kein Familienmitglied eines Alkoholabhängigen die Schnapsflaschen vor seinen Augen in den Ausguss schütten, ohne mit Gegenwehr zu rechnen. Bei Verhaltenssüchten sprechen wir von ähnlichen biochemischen Grundlagen (➤ Kap. 2), trotzdem verorten viele Eltern die Videospiel- und Internetabhängigkeit ihrer Kinder als Alltagsproblem, als Nebenerscheinung der Pubertät oder ein Problem, das nur durch „hartes Durchgreifen" in den Griff zu bekommen sei. Alles stimmt ein bisschen, digitale Medien sind längst Alltag geworden. Die Pubertät bringt gewisse Besonderheiten mit sich (➤ Kap. 7), und auch das harte Durchgreifen kann sinnvoll sein. Am besten allerdings in einem Rahmen, den beide, Eltern und Kinder, gemeinsam entschieden haben. Dass Eltern dabei trotz eines Entgegenkommens nicht ihre Erziehungskompetenz und die Wünsche an ihr Kind aufzugeben brauchen, das müssen sie vielfach erst lernen.

18.2.3 Eigene Anteile

Diese Lernerfahrungen müssen Eltern teilweise auch in Bezug auf ihren eigenen Medienkonsum machen. Im Rahmen der Arbeit mit den Betroffenen ist es unerlässlich, auch auf den **Medienkonsum der Bezugspersonen** zu schauen. Vielfach schauen sich Kinder ein solches Verhalten von ihren Eltern ab. Dieser wird dann manchmal anders begründet („Papa muss am Rechner arbeiten!"), immer wieder mal ist man jedoch erstaunt, wie selbstverständlich und in welchem zeitlichen Umfang Eltern Medieninhalte in der Freizeit konsumieren, von ihren Kindern aber gleichzeitig erwarten, draußen spielen zu gehen.

Kinder- und Jugendliche können auch als sogenannte Indexpatienten fungieren. Das bedeutet, dass sie ein psychisch auffälliges Verhalten (etwa eine Videospiel- und Internetabhängigkeit) zeigen, die vermeintlich gesunden Eltern jedoch ebenfalls psychisch erkrankt sind. Gerade die Depression und Angsterkrankungen verlaufen vielfach schleichend und unbemerkt von den Menschen, die tagtäglich mit dem Betroffenen zu tun haben. Im Rahmen der Behandlung von abhängigen jugendlichen Patienten sollte daher immer auf **mögliche psychische Erkrankungen der Eltern** geschaut werden. Besteht eine Erkrankung, so ist die Indikation auf die Aufnahme einer Psychotherapie zu prüfen.

Es müssen aber nicht immer manifeste psychische Erkrankungen der Eltern sein, die eine Videospielabhängigkeit des Kindes begünstigen. Vielfach reichen auch **partnerschaftliche Konflikte oder sonstige Stressoren** (zum Beispiel pflegebedürftige eigene Eltern), um lediglich mit einem Auge auf den Medienkonsum der Kinder zu schauen.

Neben der Beratung profitieren Eltern daher zum Beispiel vom Austausch mit anderen Eltern (Elternabende) oder einer Erziehungs- und Familienberatung (durch die Jugendämter). Es gibt auch erste umfassendere Projekte, die sich dem Thema widmen. Das Tübinger **„Training für Angehörige von Betroffenen mit Internet- und Computerspielsucht"** rund um die geschätzte Kollegin Isabel Brandhorst etwa richtet sich an Eltern und nahe Bezugspersonen von Kindern, Jugendlichen und jungen Erwachsenen, deren Internetnutzung zum Problem geworden ist. Das Training findet in Gruppen von 4–7 Familien an sechs Abenden statt. Eine Sitzung dauert dabei 90 Minuten. Die vier Bausteine des Trainings sind: Informationsvermittlung, Kommunikation, Analysieren & Verändern sowie Grenzen & Bedürfnisse. Erste Erfahrungen aus der Pilotstudie wurden beim DGKJP-Kongress 2019 in Mannheim vorgestellt (Brandhorst 2019). In der Evaluation der Inhalte gaben die Eltern an, vor allem von der Psychoedukation sowie den Themen zur Kommunikation und alternativen Freizeitgestaltung profitiert zu haben. Als weniger hilfreich empfanden sie Informationen zu technischen Möglichkeiten der Grenzsetzung und das Führen eines Medienprotokolls. Auch die Lieblingsanwendung der Betroffenen zu präsentieren fiel ihnen schwer, was auf eine Aversion gegenüber den Spielinhalten hinzudeuten scheint. Gegenwärtig stehen noch Wirksamkeitsstudien zur Überprüfung von Trainingseffekten im randomisierten und kontrollierten Design aus.

Wie zu erwarten, ist die Studienlage zu diesem Thema sehr dünn. In einem systematischen Review konnten Schneider et al. (2017) einige familienbedingte Faktoren bei Adoleszenten ausmachen. Sie sahen eine Zunahme der Schwere einer Abhängigkeit bei schlechterer Beziehung. Insbesondere die väterliche Beziehung scheint einen gewissen Einfluss zu haben. Eine aktive Teilnahme der Eltern in der Therapie sehen sie als sehr hilfreich an, auf eine Isolierung der Jugendlichen von den Eltern (im Rahmen der Behandlung) sollte verzichtet werden. Bereits im Rahmen dieses Buches angesprochen wurden zudem systemische Erklärungsmodelle wie (➤ Kap. 2.4) und der Baustein „Elternarbeit" (➤ Kap. 10).

18.3 Partner und andere Angehörige

Selbstverständlich sind viele der vorgestellten Inhalte auch für andere Angehörige interessant. Der als Partner unter dem Konsum des Betroffenen leidende Angehörige bringt im Unterschied zu den Eltern die Besonderheit einer eigentlich frei gewählten Beziehung mit. Mitunter lassen sich hier abhängige Partnerschaftsstrukturen herausarbeiten. So ist etwa vorstellbar, dass viele am abhängigen Partner festhalten, aus Angst, dann alleine zu sein. Auch eigene (stoffliche) Süchte sind gelegentlich zu finden. Häufig wird die eigene Beziehung als Bedingung an eine Veränderung des abhängigen Verhaltens gekoppelt („Wenn du nicht endlich aufhörst zu zocken, verlasse ich dich!"). Analog zum Vorgehen mit den Eltern eines jugendlichen Betroffenen lassen sich über die Einzelschritte Beratung, Anleitung zur Unterstützung des Patienten sowie die Bearbeitung eigener Anteile Veränderungen erwirken.

LITERATUR

Brandhorst I. S-35 Internetbezogene Störungen im Jugendalter. Erste Ergebnisse eines Trainings für Angehörige von betroffenen Jugendlichen und jungen Erwachsenen mit Internet - und Computerspielsucht. DGKJP-Kongress 2019 in Mannheim. 11.04.2019.

González-Bueso V, Santamaría J, Fernández D, Merino L, Montero E, Ribas J. Association between Internet Gaming Disorder or Pathological Video-Game Use and Comorbid Psychopathology: A Comprehensive Review. International Journal of Environmental Research and Public Health 2018; 15(4): 668.

Rehbein F. Computerspielabhängigkeitsskala CSAS; ein Verfahren zur Erfassung der Internet Gaming Disorder nach DSM-5. Göttingen: Hogrefe; 2015.

Schneider LA, King DL, Delfabbro PH. Family factors in adolescent problematic Internet gaming: A systematic review. Journal of Behavioral Addictions 2017; 6(3): 321–333.

KAPITEL

19 Aspekte aus anderen Therapieprogrammen

Daniel Illy

19.1 Einleitung

Abschließend sollen (unserer Kenntnis nach) alle bis dato verfügbaren deutschen Therapiemanuale zur Behandlung einer Videospiel- und Internetabhängigkeit vorgestellt werden. Der Schwerpunkt dieses Kapitels liegt in der Schilderung von Unterschieden zu dem im Zuge der letzten Kapitel (➤ Kap. 12, ➤ Kap. 13, ➤ Kap. 14, ➤ Kap. 15, ➤ Kap. 16, ➤ Kap. 17, ➤ Kap. 18) vorgestellten Teilabstinenz-Programm (dessen Manual im Frühjahr 2021 beim Elsevier-Verlag erscheint).

19.2 Computerspiel- und Internetsucht: ein kognitiv-behaviorales Behandlungsmanual

Das Therapiemanual von Wölfling et al. (2012) richtet sich schwerpunktmäßig an **erwachsene Patienten.** Es stellt eine verhaltenstherapeutische Kurzzeitintervention (15 Sitzungen) dar und ist in drei Phasen gegliedert: Psychoedukation und Motivation (Sitzungen 1–3), Intervention (Sitzungen 4–11) und Transfer und Stabilisierung (Sitzungen 12–15). Es handelt sich um ein Programm zum Erreichen der **Vollabstinenz.** Die Wirksamkeit ist im Rahmen einer randomisierten, kontrollierten Studie nachgewiesen (Wölfling et al. 2019). Gegenüber der Wartelistengruppe zeigten die behandelten Patienten eine deutlich höhere Remissionsrate (69,4 % vs. 23,9 %).

Die erste Phase besteht im Schwerpunkt aus einer **störungsspezifischen Psychoedukation,** von der viele Inhalte bereits in ➤ Kap. 13 vorgestellt wurden. Unter anderem werden das Trias-Modell und ein SORCK-Schema (siehe Situationsanalyse in ➤ Kap. 15.2) etabliert. Die Motivationsbildung zur Vollabstinenz erfolgt mittels Kosten-Nutzen-Analyse (vergleichbar der Vierfeldertafel aus ➤ Kap. 14). Im Unterschied zur Teilabstinenzbehandlung gibt die Vollabstinenzbehandlung das Ziel sehr viel stärker vor, sodass ein großer Teil der hier bereits vorgestellten Techniken (z. B. SMART) nicht zum Einsatz kommen muss. Die Interventionssitzungen nutzen unter anderem die bereits in

➤ Kap. 15 vorgestellten Wochenprotokolle, Situationsanalysen und den Aufbau von alternativen Aktivitäten. Das Manual gibt an dieser Stelle als Therapieziel eine Steigerung des Selbstwertes vor und widmet diesem sogar eine eigene Sitzung, in der unter anderem das Konzept des „inneren Kritikers“ und „wohlwollenden Begleiters“ vorgestellt werden. Entscheidend sind auch die Biografie (Lebenslinie) des Patienten und die Funktion des abhängigen Verhaltens zur Steigerung des Selbstwertgefühls in der Vergangenheit.

Der wohl augenscheinlichste Unterschied zu dem in den vorherigen Kapiteln vorgestellten Programm, das eine Teilabstinenz zum Ziel hat, ist aber die **Exposition mit Reaktionsverhinderung** (Sitzung 8). Solche Therapieverfahren werden z. B. bei der Behandlung von Angsterkrankungen regelmäßig mit großem Erfolg eingesetzt. In der Suchtbehandlung kennt man solche Therapieverfahren bei der Alkoholabhängigkeit oder der Glücksspielsucht. Im Falle einer Videospielabhängigkeit schauen sich Betroffene Screenshots ihrer individuellen Spiele an (vorzugsweise mitsamt des eigenen, stark emotional besetzten Avatars) und müssen lernen, dem steigenden Verlangen zu spielen nicht nachzugeben. Der therapeutische Effekt besteht in einer Habituation des Drangs und der Erkenntnis, dass Betroffene in der Lage sind, diesen zu kontrollieren. Ein individuell verfasstes „Notfallkärtchen“ erinnert im Anschluss an die Gründe, den Konsum aufzugeben. Die Expositionsübungen in der Suchtbehandlung zielen auf das Wirkprinzip der Problemaktivierung ab und stellen nach Grawe (1998) neben der Ressourcenaktivierung, Problemklärung und Problembewältigung einen wichtigen Bestandteil jeder psychotherapeutischen Behandlung dar.

Im Rahmen der dritten Phase werden **Rückfallprophylaxe** und **Notfallplan** (➤ Kap. 16) besprochen, ferner wird der Therapieerfolg anhand aufgetretener Veränderungen reflektiert.

BEWERTUNG

Das Programm von Wölfling et al. ist ein, unserer Meinung nach, konkurrenzloser Therapieansatz zum Erreichen der Vollabstinenz für erwachsene Patienten und gilt zu Recht als deutschsprachiger Goldstandard. Gegebenenfalls kann zunächst auch über den Einsatz eines hier vorgestellten Teilabstinenz-Ansatzes nachgedacht werden. Der Einsatz von Expositionstechniken könnte bei starkem Verlangen zu konsumieren auch im Teilabstinenzprogramm erfolgreich sein. Allerdings wäre dann generell die Indikation zur Vollabstinenz zu prüfen.

19.3 Das Manual zum „Lebenslust statt Onlineflucht“-Programm

Das Manual zum „Lebenslust statt Onlineflucht“-Programm von Moll & Thomasius (2019) bietet ein **kognitiv-verhaltenstherapeutisches Gruppenprogramm** für Jugendliche mit abhängigem Computer- oder Internetgebrauch. Therapieziel ist die „gesunde Nutzung“ der zur Verfügung stehenden Medien. Es handelt sich also primär, analog zum im Rahmen der letzten Kapitel vorgestellten Programm, um ein Teilabstinenzmanual mit der bedarfsweisen Ausweitung auf die Vollabstinenz. Die 14- bis 19-Jährigen durchlaufen acht Module à 90 Minuten. Die Wirksamkeit ist in zwei Pilotstudien nachgewiesen worden und zeigte sich in einem reduziertem CIUS-Summenwert und einer Reduktion der Nutzungszeit. Die Erkenntnisse aus der ersten Pilotstudie wurden nicht extern publiziert, sie werden aber im Manual beschrieben. Die zweite Pilotstudie wurde veröffentlicht (Moll et al. 2014).

Insgesamt ist das Manual dreigeteilt: „Schrittweise!“, „Gemeinsam!“ und „Dauerhaft!“ lauten die Überschriften der jeweiligen Phasen. Die Inhalte des Programms sind im weitesten Sinne deckungsgleich mit den bereits vorgestellten Methoden. Es finden sich unter anderem Module zur Motivationsbildung (➤ Kap. 14), psychoedukative Inhalte (➤ Kap. 13) oder Übungen zur Abgrenzung von der Peergroup (➤ Kap. 16). Gerade bei diesen interaktionellen Themen sticht das Manual hervor: Ein ganzes Modul (Nummer 5) widmet sich dem sozialen Kompetenztraining und dem Erlernen eines selbstsicheren Verhaltens.

BEWERTUNG

Das Programm von Moll et al. ist ein durchaus sinnvoller Therapieansatz zum Erreichen der Teilabstinenz für jugendliche Patienten. Die aus unserer Sicht so wichtigen spielimmanenten Inhalte (➤ Kap. 17) finden jedoch keine Berücksichtigung. Generell wirkt das Programm im Vergleich zu dem hier Vorgestellten direktiver und weniger auf Augenhöhe mit den Betroffenen. Warum etwa sollen sich die Jugendlichen (die ab 16 Jahren aus uns nachvollziehbaren, aber im Gesamtkontext extrem unpassenden Gründen gesiezt werden) mit Tieren vorstellen und nicht, wie wir es machen würden, mit ihren Lieblingsspielen und deren Helden? Die Stimuluskontrolltechniken werden unserer Meinung nach zu oberflächlich behandelt und der wichtige Therapiebaustein „Angehörige" wird gänzlich ausgespart. Nun ist es mit noch nicht veröffentlichtem Manual natürlich einfach zu sagen, dass wir den Eindruck haben, dass dieses in Zukunft dann besser zur Zielgruppe passe. Gegenwärtig können wir das Manual von Moll empfehlen, vorausgesetzt die Therapierenden schweifen an der ein oder anderen Stelle zu den uns so wichtigen Exkursen ab.

19.4 Spaßfaktor Realität – zurück aus der virtuellen Welt

Das Therapiekonzept und Behandlungsmanual von Pruin (2012) richtet sich schwerpunktmäßig an Jugendliche und junge Erwachsene und besteht aus 22 Modulen, aufgeteilt in vier Phasen. Im Unterschied zu den beiden bereits vorgestellten Manualen wird hier das Vorgehen in einer **Einzeltherapie** geschildert. Ziel ist, analog zum hier ausführlich vorgestellten Programm, eine **Teilabstinenz.** Einen wissenschaftlichen Wirksamkeitsnachweis dieses Programms konnten wir in den Recherchen nicht finden. Auf der 5. Berliner Mediensucht-Konferenz im November 2015 gab der Autor selbst im Rahmen eines Workshops jedoch an, bei Betroffenen eine spürbare Entlastung in den Familien festgestellt zu haben und zumindest in den Hauptproblemfeldern eine deutliche positive Veränderung verzeichnen zu können (Pruin 2015).

Phase 1 beschäftigt sich mit der Diagnostik, der Psychoedukation und der Motivationsbildung und Zielsetzung (➤ Kap. 14). Die Inhalte sind sehr praxisnah und eng an der Zielgruppe orientiert gestaltet. So nutzt Pruin etwa die Methode „Magisches Denken", eine Impact-Technik, bei der mit Spielkarten gearbeitet wird. Die zweite Phase setzt sich mit der eigenen Identität und dem Medium Internet auseinander. Zudem werden komorbide Störungen angesprochen. Ziel ist, deckungsgleich mit unserem Ansatz, ein „kontrollierter, sinnvoller und eigenverantwortlicher Umgang mit dem Computer". Die eigene Identität wird relativ ausführlich bearbeitet, ebenso hat der Abschied von der virtuellen Identität einen zentralen Stellenwert. Die dritte Phase schafft Kompetenzen zum Umgang mit Alltagsanforderungen in der realen Welt. Mit der Gefühlsregulation, den alternativen Aktivitäten, der Stressverarbeitung und Entspannungstechniken werden klassische verhaltenstherapeutische Techniken angesprochen (➤ Kap. 15). Wie beim Manual von Moll et al. (2019) haben das soziale Kompetenztraining und das Erlernen von Selbstsicherheit einen wichtigen Stellenwert. Ein aus unserer Sicht bei Moll et al. fehlender Aspekt wird ebenso umfangreich aufgegriffen: Die Beziehung zu den Eltern (➤ Kap. 18). Pruin nutzt hier Familienstellen und Rollenspiele und schildert viele praktische Ansätze. Das letzte Modul (Modul 22) ist ausschließlich als Therapiestunde gemeinsam mit den Angehörigen konzipiert. Etwas befremdlich, da sehr auf den Aspekt eines virtuellen Daseins ausgelegt (es mag der Entstehungszeit des Manuals geschuldet sein), sind Achtsamkeitsübungen zum „Spüren" in der Realität. An dieser Stelle könnte man sich vorstellen, dass gerade eine jugendliche Zielgruppe eher mit Widerstand reagiert. Die vierte Phase schließlich beschäftigt sich mit der Rückfallprophylaxe (➤ Kap. 16), der Selbstbeobachtung und einer Technik, die im Manual von Wölfling et al. (2012) ebenfalls aufgegriffen wird: dem sogenannten „Computerablehnungstraining". Hierbei kann in sensu und in vivo in Form von Expositionstrainings mit dem Betroffenen gearbeitet werden. Zum Abschluss baut der Betroffene seine ganz persönliche Firewall auf, ehe das bereits angesprochene abschließende Modul mit den Angehörigen das Programm abschließt.

BEWERTUNG

Zusammenfassend ist zu sagen, dass das Programm von Niels Pruin sehr hilfreich ist und viele praktische Übungen und Arbeitsblätter bietet. Es kommt dem hier vorgestellten Ansatz am nächsten, und man hätte sich gewünscht, es nicht erst bei der Recherche für dieses Kapitel entdeckt zu haben. Für die Einzeltherapie mit jugendlichen Betroffenen ist es durchaus empfehlenswert. Aufgrund der inzwischen verstrichenen Zeit seit seinem Entstehen wirkt es an einigen Stellen etwas „altbacken", etwa wenn Betroffene Schokolade essen sollen, um der virtuellen Welt zu entfliehen. Eine stärkere Einbeziehung der Eltern erscheint uns bei jüngeren Patienten ebenso empfehlenswert. Auf spielimmanente Inhalte (➤ Kap. 17) wird kaum eingegangen; trotz des Teilabstinenzansatzes entsteht so eine gewisse Diskrepanz mit dem Medium, die in unserer heutigen Zeit die „Altbackenheit" unterstreicht. Und natürlich fehlen aufgrund des Settings die vor allem in der Gruppe umsetzbaren Inhalte. Dennoch: Es bietet einige sehr gute Übungen, die auszuprobieren sich definitiv lohnt und die sich auch für eine Gruppentherapie eignen dürften.

19.5 Pathologischer PC- und Internet-Gebrauch – Eine Therapieanleitung

Die Therapieanleitung von Schuhler & Vogelgesang (2012) beschreibt fünf Therapieeinheiten, die im Rahmen einer Psychotherapie zur spezifischen Behandlung angewandt werden können. Das Programm richtet sich an **Erwachsene in Einzeltherapie** und arbeitet vor allem mit verbalen, Bild- und Objektmetaphern. Einen wissenschaftlichen Wirksamkeitsnachweis dieses Programms konnten wir bei der Recherche nicht finden. Die Therapieeinheiten sind jeweils auf mehrere Stunden ausgelegt.

Die erste Therapieeinheit erstreckt sich über 10–12 Stunden und hat die folgenden Inhalte: Aufbau von Krankheitseinsicht, Veränderungsmotivation und emotionale Aktivierung in realen Bezügen. Die Autorinnen stellen anfangs die Funktionalität der jeweiligen Nutzungsformen sehr schön gegenüber. In Gestalt der „Riesenrad-Bilder", der „Jahori-Bildkarten" oder einer Übung namens „Sekundenkleber und Kleister" wird bereits in der ersten Therapieeinheit der Fokus auf Metaphern sichtbar. So etwas muss man mögen; wir können uns vorstellen, dass gerade Jugendliche und junge Erwachsene sich nicht darauf einlassen können. Es finden sich aber auch klassische therapeutische Inhalte wie das Ampelmodell (➤ Kap. 16) oder die Zielvereinbarung mittels Vertrag (➤ Kap. 14). In der zweiten Therapieeinheit geht es um eine adäquate Selbstwertregulierung und die Handlungsmotivation in Bezug auf die Realität. Die Autorinnen schlagen 12–14 Therapiestunden vor und starten mit einigen Übungen zur Selbstwertregulierung, etwa Bildern von einem Kätzchen und einem Löwen. Es folgen schematherapeutische Verfahren und Übungen zur Dichotomie im Selbsterleben. Erneut ist der starke Fokus auf Metaphern zu bemerken. Da wird auch schon mal ein Pappbecher mit Loch befüllt, um das nicht auf Dauer bestehende Selbstwertgefühl durch die Abhängigkeit zu illustrieren. Es finden sich ferner klassische Inhalte wie die Vierfeldertafel (➤ Kap. 14) oder ein psychoedukativer Exkurs zur Komorbidität depressiver Störungen (➤ Kap. 13). In der dritten Therapieeinheit, die auf 8–10 Stunden ausgelegt ist, findet sich im Prinzip die Darlegung eines sehr ausführlichen sozialen Kompetenztrainings (➤ Kap. 16). Es werden, erneut sehr anschaulich, unter anderem soziale Ängste und Nähe- / Distanz-Erfahrungen aus der Kindheit thematisiert. Die praxisnahe Umsetzung wird an der Stelle, an der vier bemalte Holzstelen von einem Meter Höhe aufgestellt werden sollen, etwas schwierig, dennoch finden sich auch hier viele interessante Ansätze. Die vierte Therapieeinheit (6–8 Stunden) soll das Interesse des Patienten an der Realität stärken. Nacheinander werden die vier Sinne Riechen, Sehen, Tasten und Hören angesprochen. Die Einheit schließt mit einem Exkurs zur Funktion von Gefühlen als Signalfunktion und der Definition einer „Lebensenergie" ab. Hier ist ebenfalls zu vermuten, dass viele der Patienten dem leicht ins Esoterische gehenden Ansatz skeptisch gegenüberstehen dürften. Unbestreitbar gibt es bei den Patienten jedoch große Defizite in der realitätsbezogenen Wahrnehmung der eigenen Gefühle. Die abschließende Therapieeinheit, für die 8–10 Stunden veranschlagt werden, nutzt erneut viele Metaphern (Glaskugel, Tüte voller Leben), um Rückfallprophylaxe (➤ Kap. 16) zu betreiben. Diese wirkt an dieser Stelle jedoch wenig spezifisch auf das zugrundeliegende Problem abgestimmt. Als Besonderheit (gerade in jener Zeit) werden im Manual, neben einer umfangreichen Vorstellung des Krankheitsbildes auch genderspezifische Aspekte und der Konsum durch Frauen besprochen.

BEWERTUNG

Die Anleitung von Schuhler & Vogelgesang ist aufgrund der Komplexität der Thematik sicherlich nicht als vollwertiges Therapiemanual zu begreifen. Dazu fehlen (aus heutiger Sicht) zu viele spezifische Inhalte zum Beispiel zur Stimuluskontrolle, den Angehörigen oder den spielimmanenten Faktoren (➤ Kap. 17). Dennoch bietet das Programm einige interessante Ansatzpunkte. Vorausgesetzt, die Betroffenen können sich auf die vielen Metaphern einlassen und es können so bestimmte Therapieinhalte noch einmal in anderer Form vermittelt werden, etwa die Übungen zu sozialen Ängsten. Es werden ziemlich viele und mitunter sehr große Materialien (Holzstelen) benötigt, sodass die Frage nach der praktischen Umsetzbarkeit im Raum steht. Jugendliche und junge Erwachsene könnten Probleme mit dem teilweise deutlich durchklingenden esoterischen Anstrich haben. Einige der Übungen klingen aber so interessant, dass wir sie in unserer täglichen Arbeit ausprobieren wollen.

19.6 The Quest – Kompetenztraining für einen selbstbestimmten PC-/Internetkonsum

Bei dem Programm „The Quest" handelt es sich um ein Trainingsprogramm für Fachkräfte (ohne therapeutische Zugangsbeschränkung, also auch für Fachkräfte der Sozialen Arbeit und pädagogische Fachkräfte), das eine Schulung voraussetzt und anschließend, nach Aushändigung des Manuals, zur Durchführung des Programms berechtigt. Es eignet sich für Gruppen und Einzelgespräche und umfasst die Themenbereiche PC- und Internetkonsum. Primäre Zielgruppe dieses dann eher als Präventions- denn als Therapieprogramm einzuordnenden Trainings sind **problematische bzw. exzessive User,** nicht Abhängige. Das Ziel ist, analog zu dem hier vorgestellten Teilabstinenz-Gruppenpsychotherapie-Programm (dessen Manual zum Zeitpunkt des Erscheinens dieses Praxishandbuchs wie bereits beschrieben in Arbeit ist) der selbstbestimmte Medienkonsum der Teilnehmer. Es handelt sich also ebenfalls um einen **Teilabstinenz-Ansatz,** wobei das Therapieziel jeweils eine Einzelfallentscheidung darstellt.

Per E-Mail-Kontakt berichtete uns Autor Andreas Gohlke (seines Zeichens Diplom-Sozialarbeiter und systemischer Therapeut) zudem, dass ihm die Einbeziehung der Eltern bzw. Angehörigen sehr wichtig sei. Damit erscheint uns sein Vorgehen sehr nah an dem zu sein, was wir in unserer täglichen psychotherapeutischen Arbeit befürworten. Einen wissenschaftlichen Wirksamkeitsnachweis dieses Programms gibt es nicht, allerdings existiert das Programm seit 2008 und wurde vom Autor, eigenen Angaben zufolge, immer wieder überarbeitet.

Herr Gohlke und sein Kooperationspartner, die GK Quest Akademie in Heidelberg (GK Quest Akademie 2019), konnte uns zwar nicht das (nicht öffentlich publizierte) Manual selbst, wohl aber ein Inhaltsverzeichnis zur Verfügung stellen. Mit seinem Einverständnis dürfen nachfolgend ein wenig aus „The Quest" berichten.

Das Programm beinhaltet insgesamt zehn Sitzungen. Es unterteilt sich in vier Blöcke. Im ersten, „Log In" genannten Block werden unter anderem Medienbiografien besprochen und psychoedukatives Hintergrundwissen vermittelt. Es geht also im Schwerpunkt um die Beschäftigung mit der Entstehung der Abhängigkeit und der Planung des weiteren Konsums. Der zweite Block, „The Quest" getauft, fokussiert auf die Aufrechterhaltung und thematisiert unter anderem die Freizeitgestaltung. Ferner werden Schutz- bzw. Risikofaktoren ermittelt. Der optionale dritte Block nennt sich „KomBat" und beinhaltet unter anderem das Ampelmodell als Stimuluskontrolltechnik, ferner beschäftigt er sich mit dem Themenfeld der Kommunikation im Sinne eines sozialen Kompetenztrainings. Der vierte und letzte Block „Log Out" beinhaltet nur ein Modul: Darin werden die Fortschritte herausgearbeitet und ein Blick in die Zukunft geworfen.

Der Ansatz sei, so Andreas Gohlke, sehr an das Verhalten in Spielen bzw. Sozialen Netzwerken angelehnt. Er nutze zum Beispiel „Talentkarten" zu Eigenschaften und Verhaltensmustern der Teilnehmer, welche diese dann in der Gruppe bzw. den Einzelgesprächen vorzeigen könnten. Außerdem gibt es ein „Level-Up"-System. Das klingt aus der Ferne für uns sehr spannend, da Gamification-Ansätze in der Therapie für diese Zielgruppe sehr logisch klingen. Auch in dem von uns propagierten Ansatz wurde deutlich, wie wichtig die Therapie auf Augenhöhe unter Einbeziehung spielimmanenter Faktoren ist. Herr Gohlke scheint dabei jedoch weniger auf die individuellen Spielinhalte der Teilnehmer einzugehen. The Quest scheint vielmehr einen gamifizierten therapeutischen Nebenschauplatz zu eröffnen.

19

BEWERTUNG

Das klingt, wie gesagt, sehr spannend und (sofern durch uns aus der Ferne ohne entsprechende Schulung und mit fehlendem Manual beurteilbar) nach einem funktionalen Konzept. Wir können an dieser Stelle aufgrund der genannten Einschränkungen keine umfassende Bewertung von „The Quest" abgeben, kennen jedoch Fachkräfte, die nach entsprechender Schulung erfolgreich Inhalte aus dem Programm anwenden.

LITERATUR

GK Quest Akademie GmbH. Seminare von Andreas Gohlke. 2019. https://www.gk-quest.de/Seminare/Referent/3640/Andreas-Gohlke [Aufgerufen am 11.11.2019].

Grawe K. Psychologische Therapie. Göttingen: Hogrefe; 1998.

Moll B, Thomasius R, Thomsen M, Wartberg L. Pilotstudie zur Effektivität eines kognitiv-verhaltenstherapeutischen Gruppenprogramms mit psychoedukativen Anteilen für Jugendliche mit pathologischem Internetgebrauch. Praxis der Kinderpsychologie und Kinderpsychiatrie 2014; 63(1): 21–35.

Moll B, Thomasius R. Kognitiv-verhaltenstherapeutisches Gruppenprogramm für Jugendliche mit abhängigem Computer- oder Internetgebrauch: das „Lebenslust statt Onlineflucht"-Programm. Göttingen: Hogrefe; 2019.

Pruin N. Spaßfaktor Realität - zurück aus der virtuellen Welt; Therapiekonzept und Behandlungsmanual bei exzessivem und pathologischem Internetkonsum für Suchtfachambulanzen; mit 88 Arbeits- und Informationsblättern sowie Verträgen und ca. 40 Methoden. Göttingen: Cuvillier; 2012.

Pruin, N. Spaßfaktor Realität – Zurück aus der virtuellen Welt – Workshop. 5. Berliner Mediensucht-Konferenz am 13.11.2015. Folien unter: http://www.fv-medienabhaengigkeit.de/fileadmin/images/Dateien/MSK_2015/Workshop_Pruin_MSK2015.pdf [Aufgerufen am 03.10.2019].

Schuhler P, Vogelgesang M. Pathologischer PC- und Internet-Gebrauch – Eine Therapieanleitung. Göttingen: Hogrefe; 2012.

Wölfling K, Jo C, Bengesser I, Beutel ME, Müller KW. Computerspiel- und Internetsucht: ein kognitiv-behaviorales Behandlungsmanual. Stuttgart: Kohlhammer; 2012.

Wölfling K, Müller KW, Dreier M, et al. Efficacy of Short-term Treatment of Internet and Computer Game Addiction. JAMA Psychiatry 2019. Published online July 10, 2019. doi:10.1001/jamapsychiatry.2019.1676.

19

KAPITEL

20 Ausblick

Daniel Illy

Am Ende dieses Buches ist es Zeit, nach vorne zu sehen. Auch wenn die aktuelle wissenschaftliche Datenlage an vielen Stellen sehr dünn ist, gelang es uns hoffentlich, einen anschaulichen und praxisnahen Querschnitt durch die Thematik der Videospiel- und Internetabhängigkeit zu geben.

In den kommenden Jahren muss das im Vorwort zitierte „Bauchgefühl" an den ein oder anderen Stellen dann wissenschaftlichen Erkenntnissen weichen. Die Aufnahme in die ICD-11 ist dabei ein wichtiger Schritt. Die Möglichkeit, Betroffenen auch ohne komorbide Diagnose spezifisch helfen zu können, begrüßen wir sehr. Zeitgleich gibt es aber noch viel zu tun. Insbesondere die Ausbildung von Therapierenden sollte vorangetrieben werden, um eine flächendeckende Versorgung sicherstellen zu können. Der Bedarf an spezifischer Behandlung wird vermutlich eher zunehmen.

Unsere Haltung zu dem Thema haben wir in den zurückliegenden Kapiteln bereits dargelegt. Auf Grundlage des hier zuvor sehr umfangreich Dargelegten (➤ Kap. 12 bis ➤ Kap. 18) wird nun im zweiten Schritt ein Therapiemanual zur Teilabstinenzbehandlung adoleszenter Patienten verfasst. Eines, das die Besonderheiten unserer Arbeit (Therapie auf Augenhöhe, Berücksichtigung spielimmanenter Faktoren, Arbeit mit Angehörigen) mit berücksichtigt. In Zukunft wird sich dann zeigen, ob unser Bauchgefühl richtig war und diese Art der Psychotherapie auch wissenschaftlich überprüfbar eine effektive ist.

Auf der politisch / gesellschaftlichen Ebene stehen die Schaffung spezifischer Behandlungsangebote, die wertfreie und nicht pauschalisierende Darstellung der Thematik und die Modernisierung des Jugendschutzes (durch die USK) auf unseren Wunschzetteln.

Und natürlich hoffen wir, dass dieses Praxishandbuch bei Ihnen auf Interesse gestoßen ist und ebenfalls eine Zukunft hat. In einer kommenden Auflage dann zurückzuschauen und noch einmal in die Anfänge einzutauchen, das stellen wir uns sehr reizvoll vor. Wer weiß, was die nächsten Jahre für Erkenntnisse bringen werden?

Wir bleiben auf jeden Fall am Ball und hoffen, Ihr Interesse am Thema geweckt, gefestigt oder bestätigt zu haben.

Herzliche Grüße
Dr. med. Daniel Illy
im Auftrag aller Autorinnen und Autoren dieses Buches

Register